아나토미
종합격투기운동 가이드

Musculation pour le fight et les sports de combat
by Frédéric Delavier, Michael Gundill

All rights reserved by the proprietor throughout the world
in the case of brief quotations embodied in critical articles or reviews.
Korean Translation Copyright © 2016 by Samho Media Co., Seoul
Copyright © 2012 by Éditions Vigot, Paris
This Korean edition is published by arrangement with
Éditions Vigot, Paris through Bestun Korea Literary Agency Co, Seoul

이 책의 한국어판 저작권은 베스툰 코리아 출판 에이전시를 통해 저작권자와의 독점 계약으로 삼호미디어에 있습니다 .
저작권법에 의해 한국 내에서 보호를 받는 저작물이므로 무단 전재와 무단 복제를 금합니다.

아나토미
종합격투기 운동가이드

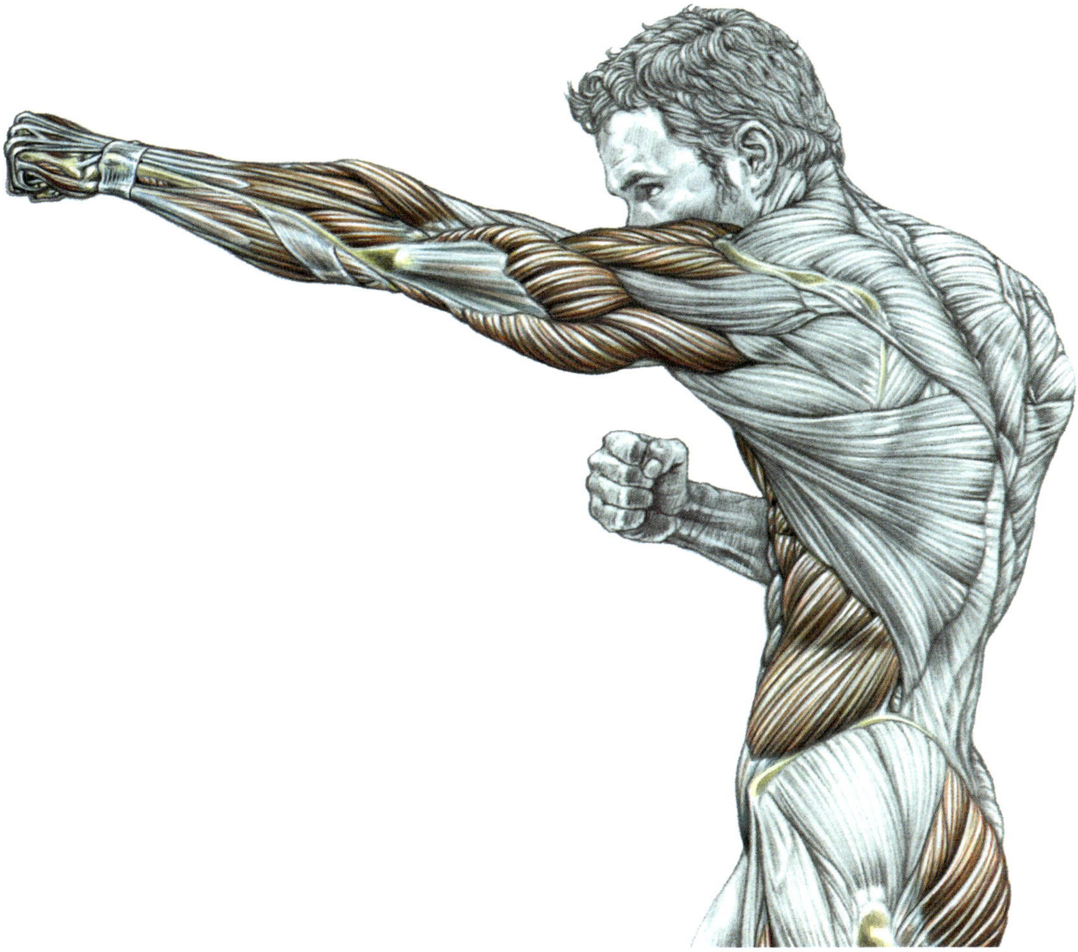

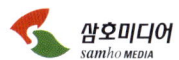

CONTENTS

머리말 : 격투기 선수에게 근력운동이 필요한 이유는 무엇인가? ... 8
추천사 ... 10

PART 1 근력 트레이닝의 원칙

01 나만의 프로그램을 만들자 ... 17
트레이닝 프로그램을 구성하기 위한 20가지 질문 ... 17
주기화 이론 ... 33

02 근력과 순발력 향상을 위한 테크닉 ... 35
격투기에 대비해 근육을 단련할 때 고려해야 할 8가지 ... 35
격투기에서 주로 사용되는 5가지 유형의 근력 ... 35
파괴력 있는 타격의 비밀 ... 38
근력 트레이닝 중의 호흡법 ... 39
격투기에 맞는 근력 트레이닝 실시하기 ... 40

03 컨디셔닝과 지구력 향상을 위한 테크닉 ... 44
근력과 컨디셔닝 : 근육이 갖고 있는 정반대의 특성 2가지 ... 44
근력과 지구력을 동시에 발달시키기 위한 5가지 원칙 ... 44
컨디셔닝 향상을 위한 서킷 프로그램 구성하기 ... 45

04 유연성 향상을 위한 테크닉 ... 47
유연함과 뻣뻣함: 근육의 두 가지 특성 ... 47
스트레칭이 필요할 때 ... 49
스트레칭하는 방법 ... 51

05 회복과 부상 예방을 위한 테크닉 ... 52
몸 풀기 ... 52
정리 운동 ... 53
폼 롤러를 사용한 마사지 ... 55
부상을 초래하는 근력의 불균형 ... 56

부상 회복을 돕는 교차 훈련 57
회복을 돕는 보충제 복용법 57

PART 2 격투기 선수를 위한 근력 트레이닝

01 목 · 승모근 · 턱 60

목 운동 64
1. 넥 플렉션 64
2. 넥 익스텐션 66
3. 레터럴 넥 플렉션 68

턱 강화하기 69

거대한 승모근으로 목을 보호하기 70
1. 쉬러그 71

02 복벽 74

복벽 운동 75
1. 싯업 75
2. 스탠딩 케이블 크런치 78
3. 트위스트 크런치 80
4. 풀업 바에서 실시하는 레그 로테이션 83
5. 플랭크 85

03 펀치와 엘보 스트라이크 87

파괴력 향상을 위한 운동 88
1. 내로우 그립 벤치프레스 88
2. 탄력밴드와 풀리를 사용한 펀치 및 엘보 스트라이크 92
3. 메디신 볼 던지기 95

전완 96

전완 운동 97
1. 리스트 익스텐션 97
2. 리스트 컬 99

스탠스 강화하기 ··· 101
    1 부분반복 스쿼트 ··· 101
    2 스탠딩 카프 레이즈 ··· 103

04 킥과 니 스트라이크 ··· 105

요근의 패러독스 ··· 106
근력 향상을 위한 운동법 ··· 107
    1 스탠딩 레그 리프트 ··· 107
    2 풀업 바에서 실시하는 레그 리프트 ··· 109
    3 그라운드 니킥 ··· 110

05 잡기 · 당기기 · 조르기 ··· 111

잡기 · 당기기 · 조르기 운동법 ··· 111
    1 풀업 ··· 111
    2 파워 트라이셉스 푸시다운 ··· 113
    3 풀업 바에 매달리기 ··· 114
    4 해머 컬 ··· 116

06 초크와 반격기 ··· 117

지구력 향상을 위한 운동법 ··· 117
    1 스트랩에 매달리기 ··· 117
    2 아이소메트릭 어덕션 ··· 119
    3 전체가동범위를 사용한 레그프레스 ··· 121
    4 시티드 스쿼트 ··· 122
    5 라잉 레그 컬 ··· 123
    6 리버스 카프 레이즈 ··· 125
    7 브릿지 ··· 126

호흡근이 지구력에 미치는 영향 ··· 128
호흡근 단련을 위한 운동법 ··· 129
    1 중량을 사용한 라잉 립 케이지 익스팬션 ··· 129

유연한 골반의 중요성 ··· 130
골반 운동법 ··· 130
    1 고관절회전근 스트레칭 ··· 130

07 들어 올리기와 던지기 132

들어 올리기와 던지기 운동법 132
1. 컨벤셔널 데드리프트 132
2. 스트레이트-레그 데드리프트 135
3. 덤벨 클린 137
4. 로우 139

PART 3 트레이닝 프로그램

01 초보자를 위한 전신 근력 향상 프로그램 144
- 근력 트레이닝에 익숙해지기 144
- 운동량 늘리기 144
- 초보자를 위한 최종 관문 145

02 격투기에 특화된 프로그램 146
- 기초적인 특화 프로그램 146
- 중급자를 위한 특화 프로그램 146
- 상급자를 위한 특화 프로그램 147

03 세분화된 프로그램 148
- 복싱 프로그램 148
- 킥 프로그램 149
- 그라운드 파이팅 프로그램 149
- 근접전 프로그램 150

04 컨디셔닝 서킷 151
- 초보자용 서킷 151
- 중급자용 서킷 151
- 상급자용 서킷 152

05 세분화된 서킷 153
- 복싱 서킷 153
- 킥 서킷 153
- 그라운드 파이팅 서킷 154
- 근접전 서킷 154

06 집에서 실시할 수 있는 서킷 155
- 목 보호를 위한 서킷 155
- 복벽 강화를 위한 서킷 156

07 부상 예방을 위한 서킷 156
- 어깨 통증 예방하기 156
- 허리 통증 예방하기 157
- 목 통증 예방하기 157
- 골반 통증 예방하기 158
- 무릎 통증과 슬굴곡근 파열 예방하기 159

INTRODUCTION

격투기 선수에게 근력 운동이 필요한 이유는 무엇인가?

근력 운동은 이제 종합격투기 선수들에게 필수적인 매우 중요한 운동이며, 격투기 선수에게 근력 운동이 꼭 필요한 이유는 다음과 같다.

1. 타격이 더 강해진다.
2. 지구력과 맷집을 키워준다.
3. 동작의 가동범위를 넓혀준다(예를 들면 킥의 범위).
4. 상대의 타격을 견뎌내는 갑옷이 생긴다.
5. 과다 사용으로 인한 부상이 예방된다. 격렬한 타격을 반복적으로 수행하다 보면 근육과 관절이 쉽게 손상된다. 근력 운동을 하면 이런 충격이 감소해서 불필요한 부상을 피할 수 있다.

중요한 것은 운동 효과다

근력 운동에만 수십 시간을 투자할 여유가 있는 격투기 선수는 많지 않다. 인간의 회복 능력은 제한적이기 때문에 근력 운동에 투자하는 시간만큼 격투 기술을 갈고닦는 시간은 줄어들기 마련이다.

따라서 근력 트레이닝 프로그램을 구성할 때에는 다음과 같은 방식으로 핵심적인 요소에만 집중해야 한다.

1. 가장 효과적인 운동에만 시간을 집중 투자하라. 대중에게 인기가 많다고 하더라도 사실은 시간낭비에 불과한 운동이 많다. 격투기가 요구하는 것과 다른 방식으로 신경근을 자극하기 때문이다.
2. 최대한 자신의 필요에 맞게 트레이닝 프로그램을 설계하라.

이 책은 독자들이 최단 시간 안에 최고의 성과를 낼 수 있도록 다음과 같은 두 가지 포인트를 중심으로 저술되었다.

간결함이 생명이다

근력과 격투 기술을 단련하기 위한 운동 기구나 장비는 수없이 많다. 하지만 특정 운동 기구가 인기가 있다고 해서 반드시 효과가 있으리란 보장은 없다. 오히려 중량 바와 덤벨만 있어도 훌륭한 근력 트레이닝을 할 수 있다. 이 책에 수록된 운동 프로그램도 바벨과 덤벨 중심으로 설계되어 있다. 바벨과 덤벨은 누구나 쉽게 구할 수 있고, 운동 효과도 가장 뛰어나기 때문이다.

격투기에 적합한 인체 해부형태학적 방식으로 근력 트레이닝하자

과거에 무술을 수련하는 사람들은 자신의 체형에 맞지 않는 격투 기술까지 억지로 습득할 수밖에 없었다. 이종격투기의 장점은 나의 체형에 맞는 테크닉만 골라 습득함으로써 자신만의 스타일을 개발할 수 있다는 것이다.

 근력 트레이닝을 할 때도 이러한 점을 염두에 두어야 한다. 주위에서, 혹은 챔피언이 하는 운동 프로그램을 무작정 따라 해서는 안 된다. 사람은 저마다 체형이 다르기 때문에 최고의 격투기 선수가 되기 위해서는 자신의 체형적인 특징을 반드시 인지하고 있어야 한다. 이에 따라 이 책은 각자 자신의 체형에 맞게 근력 운동을 할 수 있도록 구성하였다.

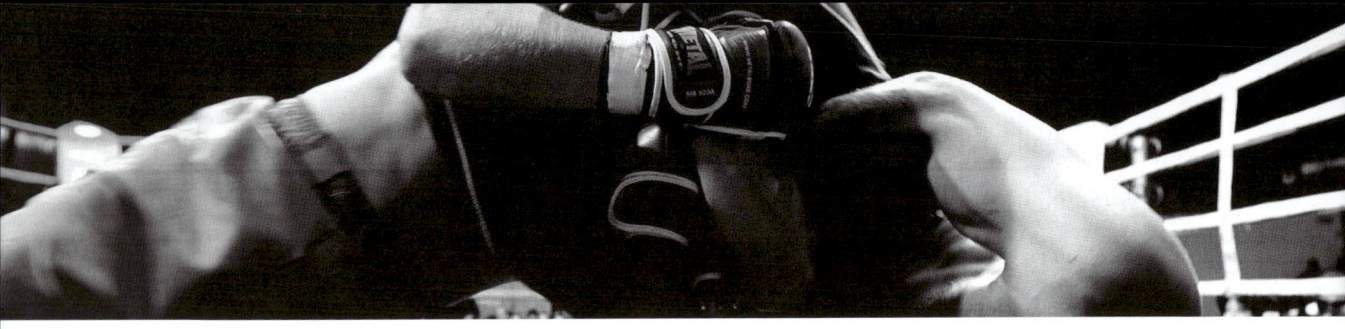

RECOMMENDATION

　　　　　　　　　　남자라면 누구나 어느 한 분야의 최고가 되고 싶은 꿈이 있을 것이다. 그것이 부와 명예에 대한 것일 수도 있고 일에 대한 것일 수도 있겠지만, 무엇보다 '강함'에 대한 로망이 가장 크지 않을까 싶다. 사람들의 이러한 열망을 가장 잘 표현하는 스포츠 중 하나가 바로 UFC라고 생각한다. 격투기 선수들은 단 15분의 시합을 준비하기 위해 엄청난 훈련을 소화하고 피나는 노력으로 체중을 감량하기도 한다. 그리고 상대선수와의 시합에서 승리함으로써 자신의 한계를 극복한다. 이처럼 UFC는 자신과의 싸움을 하면서 세계 선수들과 힘을 겨루는 멋진 스포츠다.

　　　　　　　　　　평소 운동을 취미로 삼아왔던 사람들도 종합격투기는 생소한 종목일 것이다. 종합격투기는 서있을 때나 누워있을 때나 어떤 자세에서도 겨뤄볼 수 있어서 매번 새로운 기술을 배울 수 있기 때문에 지루할 틈이 없다. 하지만 종합격투기를 위한 운동은 일반적인 운동과는 다르고 체력 소모가 엄청나게 많다. 일반적인 운

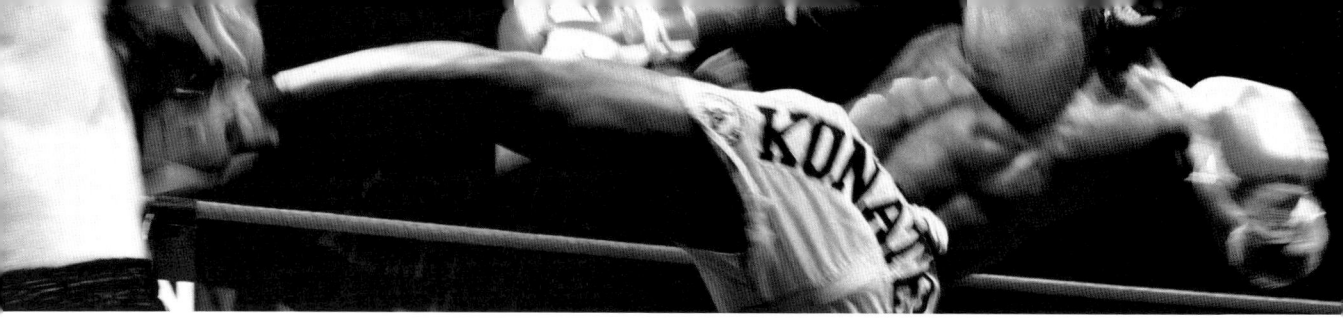

동이 체지방을 줄이고 근육량을 늘려 단지 몸을 보기 좋게 하기 위한 운동이라면, 종합격투기를 위한 운동은 말 그대로 격투기를 위한 실전형 근육을 주로 단련한다.

이번에 삼호미디어에서 출간된 《아나토미 종합격투기 운동 가이드》는 상세한 컬러 사진과 해부도를 통해 종합격투기 선수에게 필요한 120가지 이상의 운동을 배워볼 수 있다. 또한 근육이 주변에 있는 관절이나 골격과 어떻게 상호작용을 하는지 알아보고, 이를 통해 다양한 격투 기술도 배울 수 있다. 이 책에 수록된 운동 프로그램을 확실하게 터득한다면 자신의 약점을 보완하고 강점을 강화해서 입식 타격부터 그라운드 파이팅까지 다양한 기술의 수준을 향상시킬 수 있을 것이다. 또한 부상 예방을 위한 운동과 근육 회복을 돕는 폼롤러 운동법까지 수록되어 있어 안전하게 운동을 할 수 있도록 도움을 준다.

최근 종합격투기에 대한 관심이 뜨거운 것에 비해 그에 대한 자료는 많지 않다. 《아나토미 종합격투기 운동 가이드》로 인해 사람들이 종합격투기에 대해 더 많은 관심을 갖게 되고, 아울러 국내에서 종합격투기의 발전에 도움이 되길 바란다.

이종격투기 선수
김 동 현

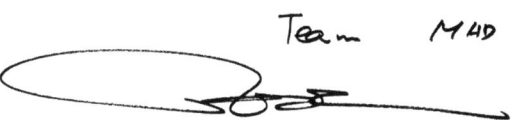

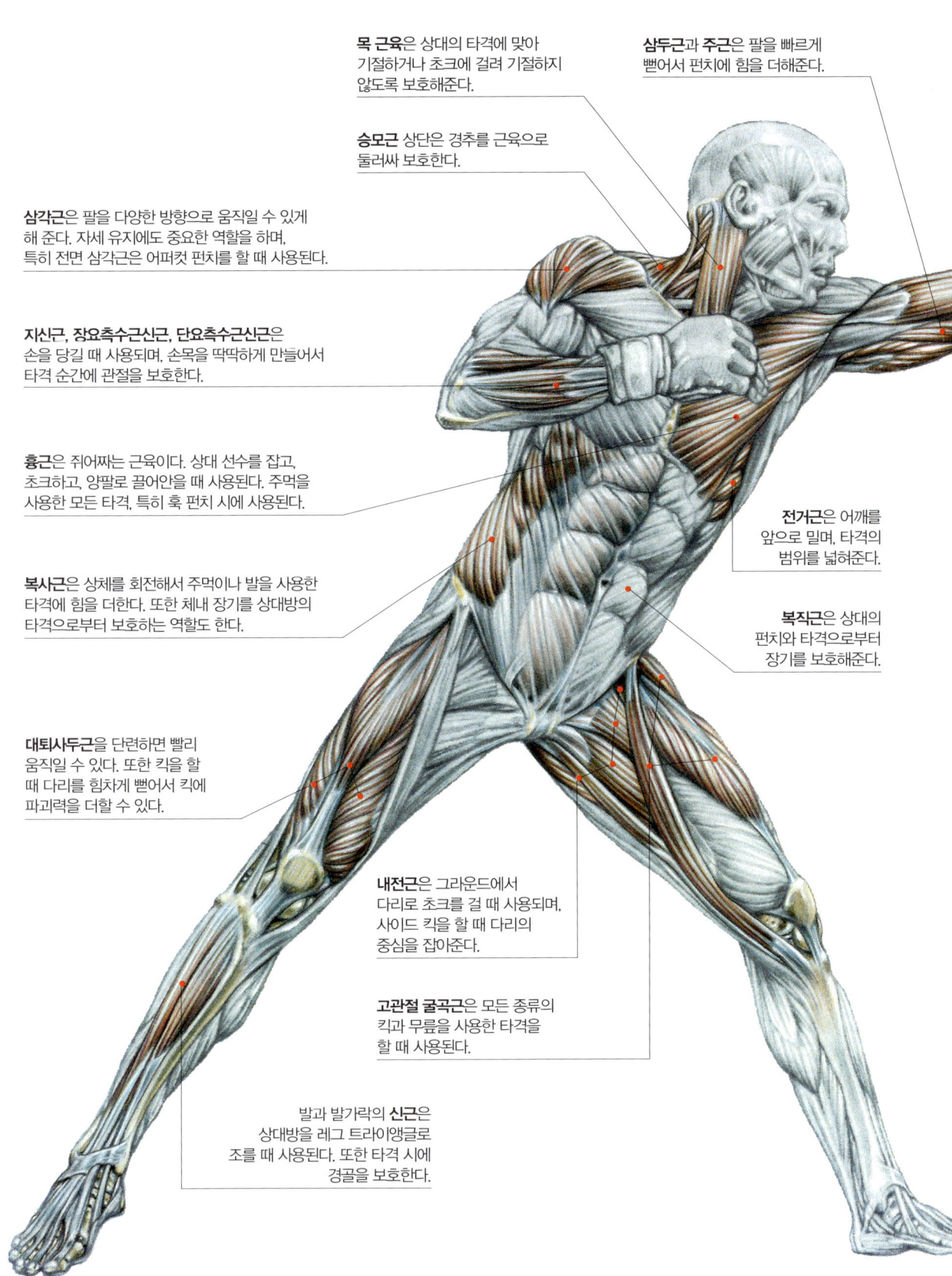

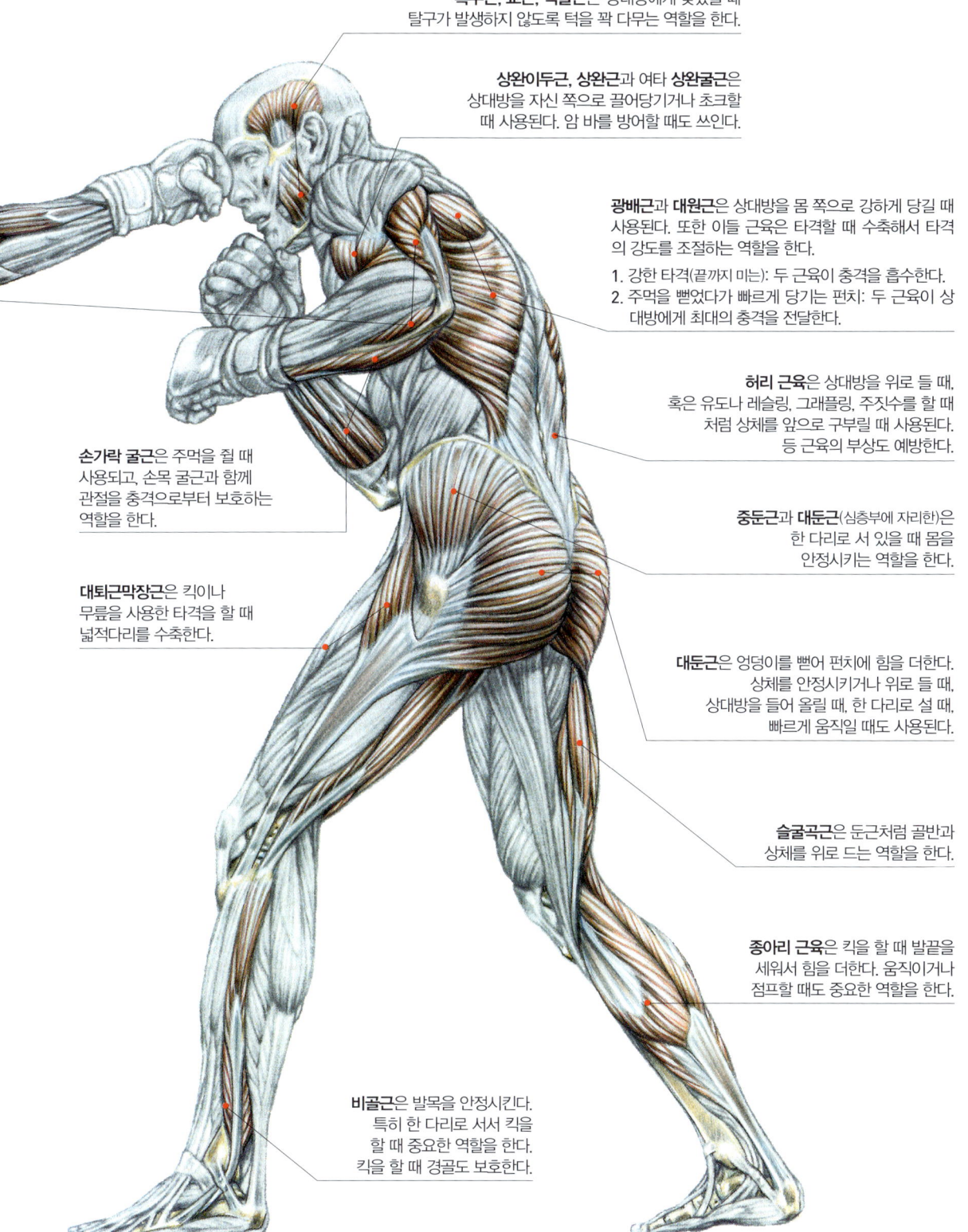

PRINCIPLES OF STRENGTH TRAINING

01	나만의 프로그램을 만들자 17
02	근력과 순발력 향상을 위한 테크닉 35
03	컨디셔닝과 지구력 향상을 위한 테크닉 44

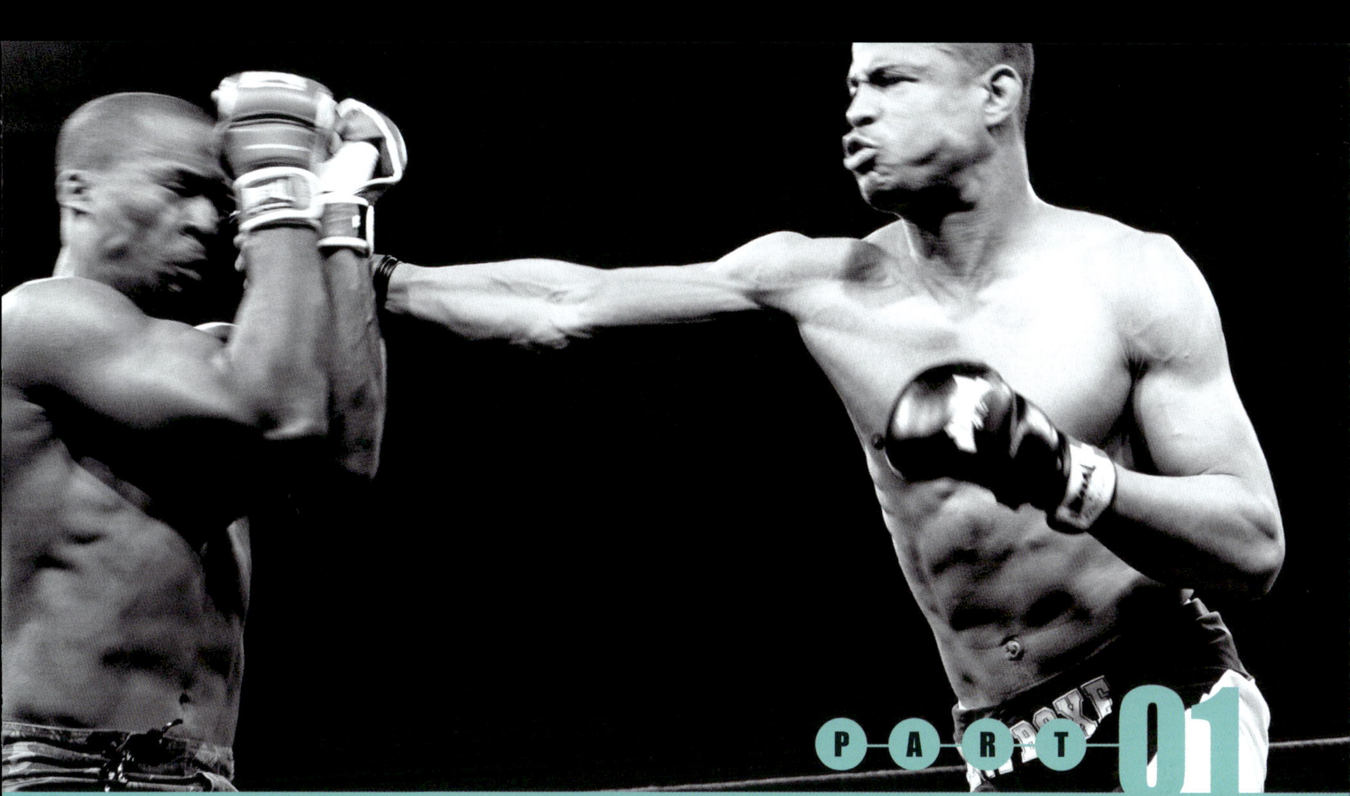

PART 01

근력 트레이닝의 원칙

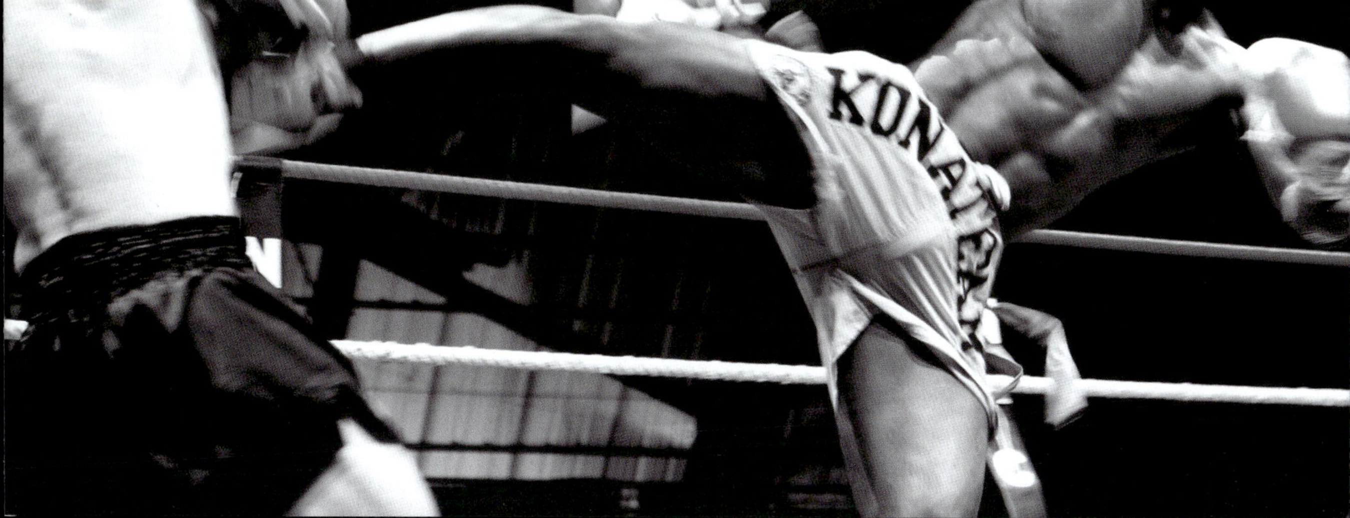

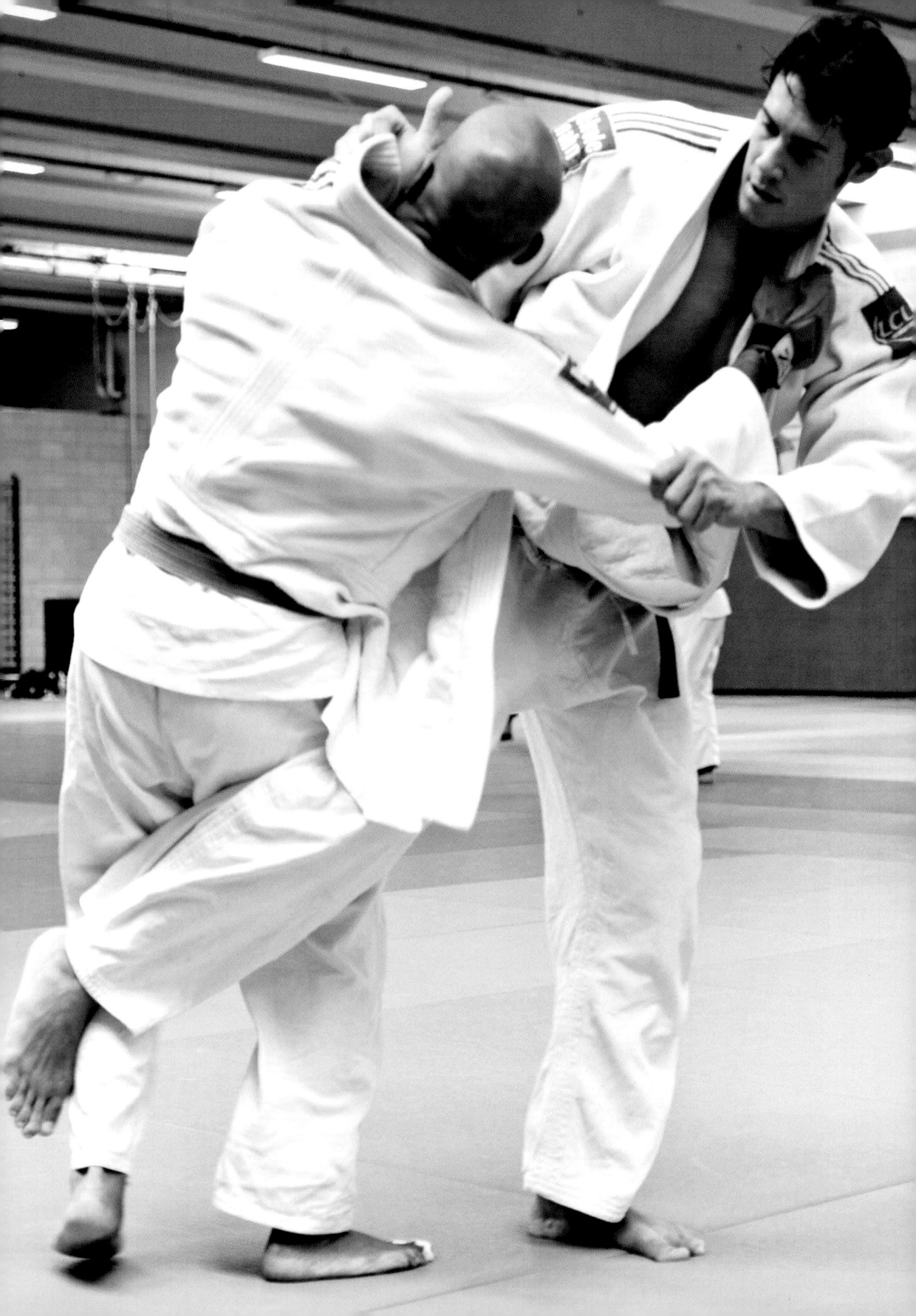

01 나만의 프로그램을 만들자

트레이닝 프로그램을 구성하기 위한 20가지 질문

자신만의 근력 트레이닝 프로그램을 만들기 위해서는 몇 가지 기본적인 원칙부터 이해해야 한다. 이를 위해 20가지 질문을 준비해 봤다. 이 질문들에 하나씩 답하다 보면, 나만의 근력 트레이닝 프로그램을 구성하기 위한 모든 준비를 마치게 될 것이다.

1 목표를 정의하라

근력 트레이닝 프로그램을 구성하는 첫 번째 단계는 목표를 명확히 설정하는 것이다.

나의 목표는 무엇인가?
- 근력 키우기
- 순발력 향상
- 특정한 신체부위 강화하기
- 타격기의 파워 향상
- 심폐지구력 향상
- 전신 강화

목표는 여러 가지일 수도 있다. 따라서 목표를 명확히 하지 않으면 제대로 된 프로그램을 만들기 힘들다. 목표에 따라 필요한 트레이닝 테크닉이 저마다 다르기 때문이다. 이후에는 목표를 수량화한다. 예를 들면 다음과 같다.

- 1개월 안에 양팔로 5kg의 중량을 더 들기
- 10분 동안 반복할 수 있는 세트 수를 2배로 늘려서 15일 동안 지구력 키우기
- 2개월 안에 목둘레를 1.5cm 늘리기

목표 달성에 필요한 시간과 목표의 크기에는 현실성이 있어야 한다. 조급해 한다고 목표를 빨리 달성할 수 있는 것은 아님을 명심하자. 정체기에 도달했다고 불평하는 사람이 많지만, 좋은 운동 프로그램만 있으면 정체기는 쉽게 타파할 수 있다. 목표를 정의하고, 목표를 달성하기 위한 단계를 세밀하게 설정하면 자신의 성장 속도를 쉽게 측정할 수 있다. 한 단계를 마칠 때마다 트레이닝에 대한 동기 부여도 더 강해질 것이다.

기초적인 운동 프로그램은 3장에서 소개하고 있다(142쪽). 이를 참조해서 각자의 목표에 맞는 프로그램을 만들어보자.

2 매주 몇 회씩 트레이닝해야 할까?

이것은 각자의 스케줄에 따라 달라진다. 안타깝게도 바쁜 스케줄 때문에 운동 시간이 부족해 허덕이는 경우가 많다. 하지만 일주일에 한 번밖에 트레이닝할 수 없더라도 아예 트레이닝하지 않는 것보다는 낫다. 조금이라도 성장할 수 있기 때문이다. 만약 이제 막 운동을 시작한 격투기 선수라면 매주 한 번씩 트레이닝하는 것만으로 충분하다.

하지만 일반적으로는 주당 2회 정도 트레이닝하는 것이 적당하다. 3회 이상 트레이닝하면 근력이 손실될 위험을 감수해야 한다. 아무리 많아도 주당 4회

이상은 좋지 않다. 오버트레이닝은 언더트레이닝보다 성장에 해롭다. 주당 4회 이상 운동해서 효과를 볼 수 있는 것은 엘리트 수준의 운동선수뿐이다.

시간에 따른 변화

처음 1~2개월은 주당 1~2회만 트레이닝한다. 그러다가 준비가 됐다고 느껴지면 주당 3회로 늘리자. 초보자는 주당 3회를 넘기지 않는다. 3~6개월간 꾸준히 트레이닝했다면 이제 주당 4회 운동해도 괜찮다.

> ⚠️ 근력 트레이닝을 처음 시작할 때에는 열의와 에너지가 넘치기 마련이다. 하루라도 빨리 성장하기 위해서 매일이라도 트레이닝하고 싶을 것이다.
> 하지만 열정이 지나치면 운동에 환멸을 느끼거나 몸에 피로가 쌓여서(오버트레이닝) 운동에 대한 동기가 상실될 수 있다. 근력 트레이닝으로 최상의 성과를 거두기 위해서는 노력의 강도를 적당히 조절할 줄 알아야 한다. 하루아침에 달라질 것을 기대하지 말고 인내심을 갖자.

3 일주일 중 어느 날에 운동해야 할까?

주 1회 운동 시
일주일 중 언제든 트레이닝해도 좋다.

주 2회 운동 시
웨이트트레이닝 사이에 최대한 시간적 간격을 둔다. 월요일과 목요일, 혹은 화요일과 금요일이 좋은 예다. 운동 사이에 최소한 하루는 쉬어야 한다. 물론 예외는 있다. 오직 주말에만 운동할 수 있다면 이틀 연속 운동하라. 비록 이상적인 스케줄은 아니지만 주중에 회복하면 된다.

주 3회 운동 시
하루 운동하고 하루 휴식하는 게 좋다. 예를 들면 월요일, 수요일, 금요일에 운동한다. 그러면 주말은 완전히 쉴 수 있다. 주말에 이틀 연속 트레이닝하고 수요일에 하루 더 운동해도 좋지만, 이건 웬만하면 피하는 게 좋다. 3일 연속 트레이닝하는 것은 최악이다. 스케줄이 정말 빡빡하지 않은 이상 이런 운동법은 피해야 한다.

주 4회 운동 시
휴식할 수 있는 날이 적기 때문에 이틀 연속 트레이닝해야 할 수도 있다.
예를 들면 다음과 같다.
- 월요일, 수요일, 금요일, 일요일
- 월요일, 화요일, 목요일, 토요일

만약 스케줄이 허락한다면 4회의 트레이닝 세션을 7일이 아닌 8일에 걸쳐 배분해도 좋다. 그러면 하루 운동하고 하루 휴식할 수 있고, 회복도 극대화된다. 하지만 매주 운동하는 날이 달라진다는 단점이 있다.

> ⚠️ 운동 스케줄을 구성한다는 것은 일주일 중 언제 휴식할 지를 결정하는 것과 같은 문제다.
> 근육은 운동 중이 아니라 운동을 마치고 휴식할 때 성장하기 때문에 운동만큼 휴식도 중요하다.
> 아무리 운동해도 근력이나 지구력이 그대로라면 근육에 더 많은 회복 시간을 주는 게 좋다. 성장 속도가 느리다는 것은 휴식이 부족하다는 확실한 신호다.

4. 각 세션마다 몇 가지 근육을 단련해야 할까?

이 질문에 답하기 위해서는 근육 매스를 위한 트레이닝(보디빌딩)과 격투기를 위한 트레이닝의 차이부터 알아야 한다. 보디빌더는 최대한 모든 근육무리를 고립한다. 예를 들면, 하루는 상체를, 다른 하루는 하체를 운동하는 식이다.

격투기 선수가 이런 분할법에 따라 운동하는 것은 커다란 실수다. 격투기 선수로서 성장하려면 하루에 모든 근육을 동시에 트레이닝해야 한다. 시합 중에는 근육이 따로 사용되는 것이 아니라 동시에 사용되기 때문이다.

유일한 예외라면, 신체의 특정 부위를 강화할 필요가 있을 때이다(예를 들면 목이나 복부).

5. 특정한 순서에 따라 근육운동을 해야 할까?

인체는 주로 6곳의 주요 부위로 나뉜다(다음 쪽의 삽화 참조).
- 팔(이두근, 삼두근, 전완)
- 등(목, 승모근, 광배근, 허리근육)
- 어깨
- 흉근
- 복근
- 넓적다리와 종아리(대퇴사두근, 슬굴곡근, 둔근, 정강이, 종아리)

이 6가지 근육무리를 다양한 방식으로 조합해서 트레이닝할 수 있지만, 이때 지켜야 할 몇 가지 원칙이 있다. 운동 시에 실수할 가능성을 줄이기 위해 기본적인 원칙부터 설명할 것이다.

근육의 운동 순서를 정할 때에는 다음과 같은 사항을 고려해야 한다.
- 반드시 지켜야 할 몇 가지 상식적인 원칙들
- 자신이 우선순위를 부여한 근육무리들
- 몸이 성장함에 따라서 유연하게 운동 순서 조정하기

1. 지켜야 할 원칙들

대부분의 격투기 선수가 지켜야 할 원칙이 몇 가지 있다.
- 흉근, 어깨, 등 근육을 운동하기 전에는 팔 운동을 하지 않는다. 흉근, 어깨, 등을 트레이닝할 때에는 팔 힘이 필요하다. 팔이 지친 상태에서 상체를 운동해서는 안 된다.
- 하체를 트레이닝할 때에는 종아리를 항상 맨 마지막에 운동한다. 종아리가 지친 상태에서 대퇴를 운동하면 다리가 도중에 덜덜 떨릴 수 있다. 그러면 운동능력이 감소할 뿐만 아니라 부상을 당할 수도 있다.
- 상체 운동 한 가지를 실시했으면 하체 운동 한 가지를 실시한다. 그리고 나서 다시 상체 운동을 한다. 예를 들면, 흉근, 대퇴사두근, 어깨, 슬굴곡근, 등 근육의 순서로 실시하는 것이다. 그러면 하체를 운동하는 동안 상체가 회복되고, 이후에는 더 무거운 중량을 들 수 있다.

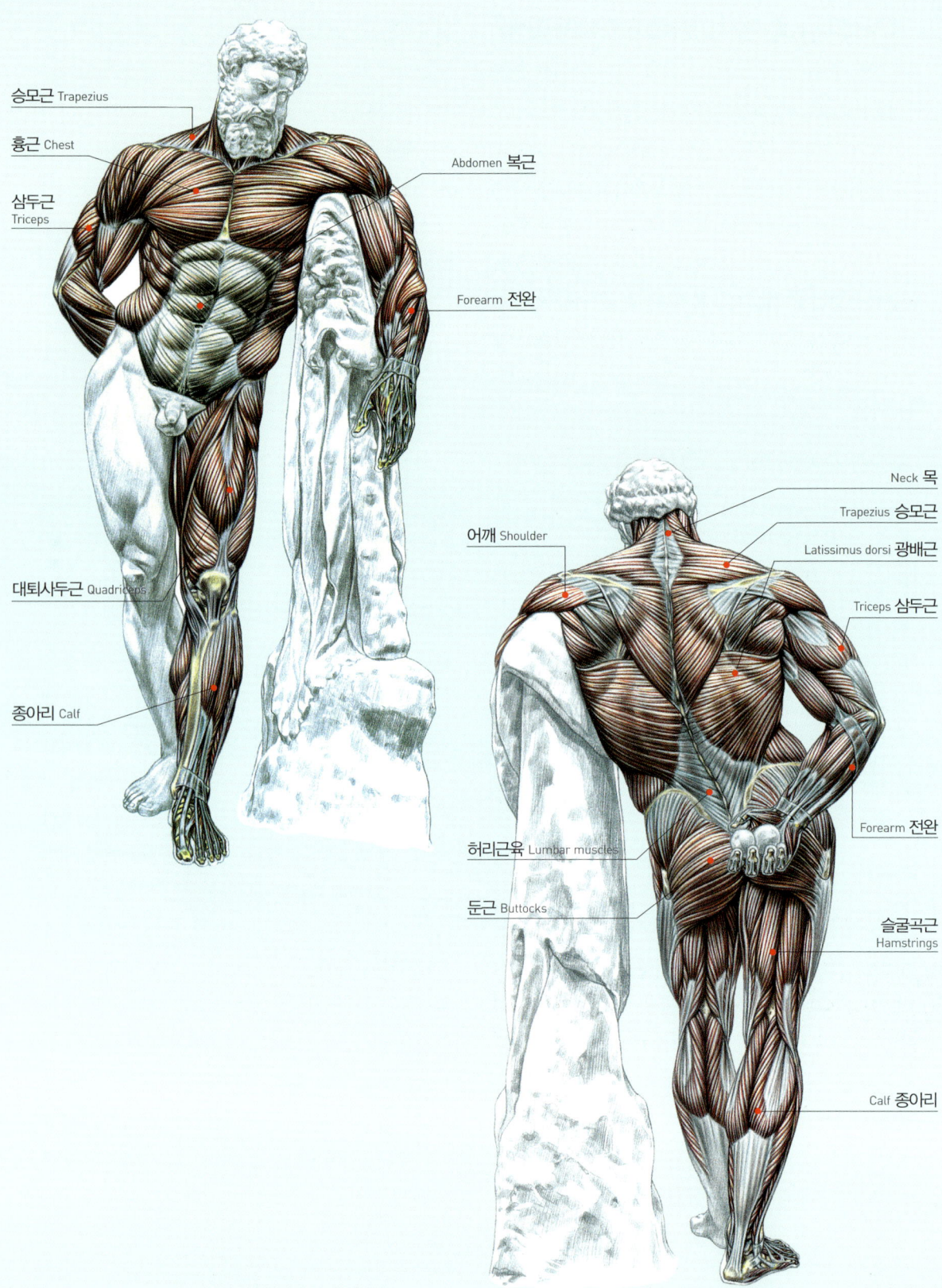

2. 운동의 우선순위

운동 순서를 결정하는 두 번째 기준은 각자의 우선순위다. 즉, 모든 근육이 중요하지는 않다는 뜻이다.

자신의 우선순위에 맞춰 트레이닝 프로그램을 구성해야 한다. 사람의 운동능력에는 한계가 있기 때문에, 특정한 근육을 집중적으로 운동하면 자연스럽게 다른 근육들을 운동하는 데에는 소홀해지기 마련이다. 격투기 선수는 자신의 격투 스타일에 맞게 각 근육무리에 우선순위를 부여해야 한다. 예를 들어, 복서라면 어깨와 팔, 복부가 특히 중요하다.

킥복싱 선수라면 등 상단보다는 대퇴사두근 발달에 집중해야 한다. 상체를 집중적으로 자극하느라 대퇴사두근을 방치하면 상체가 더 빠른 속도로 성장할 수밖에 없다. 약점(예를 들면 복부)이 있다면 모든 트레이닝을 실시하기 전에 복근 운동을 해서 몸을 푸는 것도 좋다. 하지만 이미 강한 부위나 나의 격투 스타일에 그다지 필요하지 않은 근육은 세션 마지막까지 남겨 둔다. 이런 부위는 다른 모든 부위의 운동을 마치고 남은 체력과 시간만 투자해도 충분히 강하게 자극할 수 있다.

3. 성장 상황에 맞게 프로그램 조정하기

하지만 우선순위는 고정적인 게 아니라 끝없이 바뀐다. 몸이 성장할수록 새로운 환경에 맞게 프로그램을 수정해야 한다. 예를 들면, 격투기 초보자는 숙련된 파이터와 달리 펀치할 때 다음과 같은 힘에 주로 의존한다(Filimonov, 1985)

- 팔의 힘 38%(반면에 숙련된 파이터는 25%)
- 상체 회전력 45%(숙련된 파이터는 37%)
- 뒷다리의 추진력 17%(숙련된 파이터는 38%)

따라서 초보자는 펀치력을 향상시키고 싶더라도 숙련된 파이터처럼 하체 운동에 집중할 필요가 없다. 하체 운동에 시간을 낭비하는 대신에 팔의 힘과 상체 회전력을 키우는 데 힘써야 한다. 즉, 자신의 격투기 스타일에 트레이닝을 맞춰야 한다.

파이터로서 성장할수록 펀치의 힘이 하체에서 나오게 된다. 즉, 각 근육에 부여되는 우선순위가 끊임없이 바뀐다는 것이다. 따라서 근력 트레이닝 프로그램도 이에 맞춰 수정해 나가야 한다.

6 각 운동을 몇 세트씩 반복해야 할까?

> **세트**란 실패지점에 도달할 때까지 동일한 운동을 반복해서 실시하는 것을 말한다.

운동당 세트 수는 성장에 중요한 변수다. 너무 많은 세트를 실시하면 오버트레이닝이 돼서 성장이 방해된다. 이와 반대로 세트 수가 부족하면 자극이 부족해서 근육이 빨리 성장하지 못한다. 운동당 세트 수는 운동에 대한 숙련도에 따라 달라진다.

- 초보자: 운동당 3세트 이상 실시하지 않는다.
- 트레이닝 경력 1개월: 운동당 4세트 이상 실시하지 않는다.
- 트레이닝 경력 2개월: 운동당 5세트 이상 실시하지 않는다.
- 트레이닝 경력 3개월: 운동당 6세트 이상 실시하지 않는다.
- 3개월 이후: 각자의 회복력과 목표에 맞게 운동당 세트 수를 결정하면 된다.

⚠️ 건성으로 반복해서 세트 숫자만 채우는 식의 운동은 아무런 의미가 없다. 차라리 총 세트 수를 줄이는 한이 있더라도 매 세트마다 전력을 다하는 게 낫다. 만약 위에서 정해준 세트 수를 채우는 게 너무 쉽다면 근육이 충분히 강하게 수축하지 못한다는 뜻이다. 근육을 강하게 수축하려면 트레이닝 경험을 쌓는 수밖에 없다. 근육의 수축력은 하루아침에 성장하지 않는다.

운동량을 조정하는 방법

운동량을 조정할 때 가장 먼저 고려해야 할 변수는 세트 수다. 처음부터 무작정 운동의 가짓수부터 변경하는 것보다는 세트 수에 변화를 주면서 시험해 보는 게 좋다. 근력이 더 세지고, 준비가 됐다고 느껴지면 여러 운동의 세트 수를 조금씩 늘려보자.

세트 수를 결정하는 가장 좋은 방법은 근육에 관심을 집중하는 것이다. 만약 한 세트를 마치고 다음 세트를 실시할 때 근력이 갑자기 줄어들었다면 주목해 봐야 한다. 근력이 급작스럽게 줄었다는 것은 세트 수가 너무 많다는 뜻이다.

완수할 수 있는 세트 수는 날마다 달라진다. 컨디션이 좋은 날은 몇 세트 더 하고 싶은 욕심이 생길 수도 있다. 하지만 몸이 피곤한 날에는 세트 수를 줄여서 몸이 방전되는 것을 방지한다.

NOTE
웜업 세트는 일반 세트보다 쉽기 때문에 총 세트 수를 셀 때 포함시키면 안 된다.

7 매 세션마다 몇 세트를 실시해야 할까?

각자의 체력 수준, 스케줄, 목표에 따라 세션당 실시할 세트 수를 결정해야 한다.

근력 트레이닝을 위한 일반적인 가이드라인

- 초보자: 세션당 10세트 이상 실시하지 않는다.
- 트레이닝 경력 1개월: 세션당 12세트 이상 실시하지 않는다.
- 트레이닝 경력 2개월: 세션당 15세트 이상 실시하지 않는다.
- 트레이닝 경력 3개월: 세션당 20세트 이상 실시하지 않는다.

컨디셔닝을 위한 일반적인 가이드라인

- 초보자: 세션당 12세트 이상 실시하지 않는다.
- 트레이닝 경력 1개월: 세션당 15세트 이상 실시하지 않는다.
- 트레이닝 경력 2개월: 세션당 20세트 이상 실시하지 않는다.
- 트레이닝 경력 3개월: 세션당 25세트 이상 실시하지 않는다.

8 언제 운동 루틴에 변화를 줘야 할까?

근육이 성장함에 따라 운동 프로그램에도 끊임없이 변화를 주어야 한다. 초보자는 빠르게 성장한다. 특히 매주 똑같은 루틴만 반복한다면 말이다. 특정한 루틴으로 효과를 보고 있다면 굳이 변화를 줄 필요가 없다. 루틴에 너무 자주 변화를 주면 운동 학습 속도가 느려지고, 운동 강도를 점진적으로 높이는 데도 방해가 된다.

새로운 운동을 배울 때에는 근육이 최대한의 힘을 발휘하지 못한다. 운동 학습기를 거쳐야 힘을 모두 발휘할 수 있다. 또한 몇 번의 세션에 걸쳐 눈에 띄는 성장을 경험할 수 있는 것도 이 때문이다. 처음부터 바닥에서 출발했기 때문이다.

근력 트레이닝에 익숙하지 않은 초보자가 처음부터 근력을 최대한 출력하는 것은 무리다. 초보자가 운동 강도를 높이는 최고의 방법은, 지난번에는 10회를 반복했으므로 오늘은 좋은 자세를 유지하면서 최소한 11회를 반복하자고 마음먹는 것이다.

운동에 너무 자주 변화를 주면 근육에서 최대한의 힘을 끌어낼 시간이 부족하다. 많은 시간을 들여 새로운 운동을 터득하고 나면, 이후에는 손쉽게 근력을 키울 수 있다. 하지만 운동을 끊임없이 바꾸면 학습 시간만 길어지므로 비효율적이다.

그러나 최근 성장 속도가 눈에 띄게 느려졌다면 프로그램에 변화를 줘야 한다. 일단 프로그램에 포함된 운동의 종류부터 바꿔보자.

9 각 세트마다 몇 회를 반복해야 할까?

> **반복 횟수**란 한 세트(세트의 정의는 21쪽 참조) 내에서 특정한 동작을 반복한 총 횟수를 말한다. 운동 동작은 세 단계로 구분한다:
> 1. 포지티브 동작: 근육을 사용해서 중량을 든다.
> 2. 정적 수축: 몇 초 동안 수축 상태를 유지한다.
> 3. 네거티브 동작: 근육을 사용해서 중량을 천천히 내린다.

세트당 몇 회를 반복해야 할지가 가장 궁금하겠지만, 여기에 마법의 공식 같은 것은 없다. 반복 횟수보다 중요한 것은 수축 강도다. 반복 횟수를 조정하는 것은 성장하기 위한 한 가지 수단일 뿐이지, 그 자체가 목적은 아니다. 가장 좋은 방법은 각자의 목표에 맞게 반복 횟수에 변화를 주는 것이다.

목표: 근육 매스와 체중 증량

일반적으로 8~12회를 반복하면 근육 매스가 성장한다. 하지만 12회를 넘어 13회까지 할 수 있다면 중단하지 말고 계속하자! 단, 다음 세트에서는 중량을 늘려야 한다.

목표: 근력 향상

근력을 키우려면 3~6회를 반복해야 한다.

목표: 순발력 향상

순발력을 키우려면 폭발적인 동작(플라이오메트릭 운동)을 세트당 8~10회씩 반복해야 한다. 플라이오메트릭 운동을 할 때에는 운동 속도가 눈에 띄게 줄어들면 세트를 중단해야 한다.

| 목표: 등척성 지구력 향상 | 목표: 근지구력 향상 |

등척성 혹은 정적 운동은 세트당 3~6회를 반복해야 한다. 근접전에서는 등척성 지구력이 더 센 사람이 유리하다.

지구력을 키우려면 최소한 15회 반복하는 서킷 운동을 해야 한다.

10 동작을 얼마나 빠르게 반복해야 할까?

근력 트레이닝을 막 시작한 사람

근육을 수축하는 방법을 올바르게 터득하려면 일단 중량을 천천히 드는 법부터 익혀야 한다. 초보자가 중량을 들 때 저지르는 최악의 실수는 상체를 격렬하게 비틀거나 반동을 사용하는 것이다. 이렇게 생긴 나쁜 습관은 고치기 쉽지 않다. 또한 치팅하면 성장 속도가 느려지며, 심지어 부상을 당할 수도 있다! 그러므로 서두르지 말고 항상 천천히 동작하라.

고중량을 사용할 때에는 반동 없이 근육의 힘만으로 중량을 들어야 한다.

- 1~2초에 걸쳐 중량을 들어 올린다.
- 1~2초에 걸쳐 천천히 중량을 내린다.

즉, 1회 반복하는 데 총 2~4초를 소요해야 한다. 이보다 빠르게 운동하면 무거운 중량을 사용하더라도 근육의 힘을 완전히 끌어낼 수 없다.

중급자와 상급자

고급 운동법을 시도하기 전에 기초적인 테크닉부터 익히는 것이 매우 중요하다. 격투기 선수는 일단 근육을 수축하는 법만 제대로 터득하고 나면 운동 속도를 높여서 순발력을 쉽게 키울 수 있다.

순발력을 키우겠다고 무작정 치팅하라는 말은 아니다. 플라이오메트릭 트레이닝과 치팅은 다르다. 따라서 플라이오메트릭 운동을 하기 전에 일단 근육을 수축하는 법부터 완전히 익혀야 한다.

플라이오메트릭 운동은 격투기를 할 때 사용하는 동작들과 잘 맞는다. 격투기 선수는 보디빌더처럼 느리고 천천히 움직이지 않는다. 오히려 최대한 빨리 움직이려 한다. 플라이오메트릭 트레이닝의 목적은 이러한 스피드를 키우는 것이다.

일단 몇 주 동안 기초적인 테크닉을 익히고 나면 목표에 따라 운동 속도를 조정해도 좋다.

| 목표: 근육 매스와 체중 증량 |

신체 반동이 아니라 근육의 힘만으로 중량을 들어야 한다.

- 2초에 걸쳐 중량을 들어 올린다.
- 2초에 걸쳐 중량을 내린다.

즉, 1회 반복에 총 4초가 소요된다. 만약 더 많이 반복하기 위해서 빠른 속도로 운동하고 있다면 근육의 힘이 아니라 신체 반동을 사용하고 있다는 뜻이다.

| 목표: 근력 향상 |

반복 속도를 약간 높여야 한다.

- 1~2초에 걸쳐 중량을 들어 올린다(몸을 비틀거나 반동을 주지 말고).
- 1~2초에 걸쳐 중량을 천천히 내린다.
- 선택 사항: 운동 중간에 5~10초 휴식해서 근력을

회복해도 좋다(운동 도중 휴식하는 방법은 40쪽 참조). 즉, 1회 반복에 총 2~4초가 소요된다(운동 도중의 휴식 시간은 제외).

목표: 순발력 향상

순발력을 키우려면 반복 속도를 한층 더 높여야 한다.
- 1초에 걸쳐 중량을 든다.
- 1초에 걸쳐 중량을 내린다.
- 선택 사항: 운동 중간에 3~5초 휴식해서 근력을 회복해도 좋다. 즉, 1회 반복에 총 2초가 소요된다(운동 중간의 휴식 시간은 제외).

목표: 등척성 지구력 향상

등척성 운동을 할 때에는 모든 힘을 쥐어짜내야 한다. 등척성 지구력이 향상되면 다음과 같은 효과를 볼 수 있다.
- 상대를 아래에 깔고 앉은 자세에서 빠르게 서브미션 기술을 거느냐, 혹은 상대가 도망치도록 놔두느냐의 차이가 결정된다.
- 아래에 깔린 자세에서 상대의 홀드를 풀고 나올 수 있다.

1회 반복할 때, 수축 상태를 최소 30초는 유지해야 한다. 이것이 쉬워지면 중량을 늘린다.

목표: 근지구력 향상

반복할 수 있는 횟수를 늘리고 싶다면 약간의 반동을 사용한다(지나치지 않게). 각 동작은 역동적으로 실시한다.
- 1초 내에 중량을 들어 올린다.
- 1초 내에 중량을 내린다.
- 즉시 다음 동작을 개시한다.

즉, 1회를 반복하는 데 시간이 2초도 걸리지 않아야 한다. 그러면 근육이 항상 수축 상태를 유지하게 되고 잠시도 쉴 수 없다. 번즈되는 느낌이 너무 심해지면 중량을 내리고 몇 초 휴식해도 좋다. 젖산이 분해됐으면 운동을 재개한다. 다시 힘들어지면 휴식했다가 운동을 재개한다.

11 운동의 가동범위는 어떻게 조정해야 할까?

각자의 목표에 맞게 운동의 가동범위를 조절할 줄 알아야 한다.

목표: 근육 매스와 체중 증량

최대한 넓은 가동범위를 사용해야 한다. 하지만 근육을 지나치게 늘리면 부상을 당할 수 있으니 주의해야 한다.

반복하는 세트 수나 중량을 늘리고 싶다면 세트 초반에는 가동범위를 약간 좁혀야 할 수도 있다.

목표: 근력 향상

무거운 중량을 들 때에는, 중량을 아래로 내릴 때 근육이 부상에 노출된다.

세트가 진행될수록 정점에서 수축하는 시간을 점차 줄여 나가도 좋다. 그러면 몇 회 더 반복할 수 있다.

목표: 순발력 향상

운동의 가동범위를 격투기에서 요구하는 가동범위에 맞춰야 한다. 근육을 지나치게 늘리면 부상을 당

목표: 등척성 지구력 향상	목표: 근지구력 향상
이를 위해 따로 정해진 가동범위가 없다. 경기 중에 상대를 붙잡을 때의 자세와 최대한 유사하게 운동의 가동범위를 조정한다.	근육의 지구력을 최대로 끌어올리려면 전체가동범위를 사용해서 운동한다.

12 적절한 운동 시간은 얼마인가?

트레이닝의 목적은 최단 시간 안에 근육을 최대한 자극하는 것이다. 따라서 운동 시간보다는 운동의 강도가 중요하다.

운동 시간을 정할 때 고려해야 할 첫 번째 변수는 각자의 스케줄이다. 시간이 부족하더라도 짧은 시간 안에 전신을 자극하는 방법은 존재한다(예를 들면 서킷 트레이닝). 서킷 트레이닝을 하는 데에는 15~20분이면 충분하다(44쪽에 소개한 컨디셔닝 테크닉과 151쪽에 실린 서킷 트레이닝 프로그램 참조). 그래도 제대로 운동하려면 최소 30분은 실시하는 게 좋다.

운동 시간을 결정하는 두 가지 변수는 다음과 같다.
- 운동량 (운동의 종류 × 세트 수)
- 세트 사이의 휴식 시간

운동할 시간이 부족하다면 휴식 시간을 적절히 조정해야 한다.

근육 매스나 근력을 키우고 싶다면 45분~1시간 가량 운동하는 게 좋다. 만약 1시간 이상씩 운동하고 있다면 운동 강도가 너무 약하다는 뜻이다. 제대로 운동했다면 1시간 이상 운동하기 힘들다.

13 세트 사이에는 얼마나 쉬어야 할까?

세트 사이의 휴식 시간은 몇 초에서 3분까지 다양하다. 휴식 시간은 운동의 난이도와 각자의 목표에 따라 달라진다. 일반적인 원칙은 다음과 같다.
- 스쿼트나 데드리프트처럼 힘든 운동을 한 다음에는 더 오래 휴식한다.
- 목이나 복근 운동처럼 쉬운 운동을 한 다음에는 더 적게 휴식한다.
- 무거운 중량을 사용할 때에는 더 오래 휴식한다.
- 가벼운 중량을 사용할 때에는 더 적게 휴식한다.

운동을 재개해야 하는 시점을 알려주는 신호는 다음과 같다.
- 호흡이 정상으로 돌아왔다.
- 피로가 감소하고 운동에 대한 열정이 회복되었다.

처음에는 일정한 시간을 정해 놓고 그만큼만 운동한다. 시간을 정해 놓고 운동하면 집중력이 유지된다. 또한 시계를 자주 확인하면 운동 강도와 시간을 더 잘 조절할 수 있다.

 다음 세트로 넘어갔을 때 근력이 비정상적으로 감퇴했다면,
- 지나치게 많은 세트를 실시했거나,
- 휴식 시간이 부족했다는 뜻이다.

만약 후자에 해당된다면 휴식 시간을 약간 늘려보라. 만약 전자에 해당된다면 세트 수를 줄이는 수밖에 없다.

목표가 명확하면 휴식 시간을 더 정확히 설정할 수 있다.

목표: 근육 매스와 체중 증량

이때는 휴식 시간을 지나치게 줄일 필요가 없다. 오히려 근육에 충분한 휴식 시간을 부여해야 한다. 근육이 완전히 회복되지 않은 상태에서 무거운 중량을 들면 역효과만 난다. 하지만 운동 도중에 잠이 올 정도로 오래 쉬어서도 안 된다.

일단 45초에서 1분간 휴식한다. 물론 이는 개인의 회복력에 따라 다르다. 하지만 2분 이상 쉬는 것은 지나치게 많다.

목표: 근력 향상

근육이 완전히 회복되지 않은 상태에서 운동을 재개하는 것을 방지하려면, 사용하는 중량이 늘어날수록 휴식 시간도 늘려야 한다. 따라서 근력을 키우고 싶다면 더 오래 쉬어야 한다.

사용하는 중량에 따라 다르지만, 일단 1~2분 휴식해 본다. 하지만 3분 이상 쉬는 것은 좋지 않다.

목표: 순발력 향상

최소 30초 간 휴식하고, 세트 사이에 1분 이상은 쉬지 않는다.

목표: 등척성 지구력 향상

세트 사이에 최대 30초 간 휴식한다.

목표: 근지구력 향상

세트 사이에 상대적으로 짧게 휴식해야 한다(30초 이하로). 즉, 근육이 완전히 회복되기 전에 운동을 재개하는 것이 중요하다.

반복 횟수는 그대로 유지하되(혹은 늘리거나) 몇 번의 세션에 걸쳐서 휴식 시간을 점진적으로 줄여 본다. 예를 들어, 이전 세션에서는 세트 사이에 30초 간 휴식했다면 다음에 트레이닝할 때에는 25초만 쉬어 보자. 만약 몇 세트를 실시하고 나서 몸이 완전히 지쳤다면 휴식 시간을 다시 30초로 늘린다. 그 다음 세션에서는 세트 사이에 25초만 쉬되 세트 수를 한 층 더 늘려본다.

이런 운동법에 익숙해졌다면 이제 서킷 트레이닝에 도전해 보자. 즉, 여러 가지 운동을 휴식 없이 이어서 실시하라는 뜻이다. 한 운동에서 다음 운동으로 넘어갈 준비를 하기 위해 잠시 숨을 돌리는 것이 유일한 휴식 시간이다. 만약 서킷을 진행하면서 체력이 점차 고갈된다면 운동 사이에 10초를 쉬어도 좋다.

14 얼마나 무거운 중량을 사용해야 할까?

트레이닝의 효과를 결정하는 것은 반복 횟수나 세트 수가 아니라 운동에 사용하는 중량이다. 각자의 운동 능력과 목표에 맞는 중량을 고르는 것이 매우 중요하다.

처음에는 적절한 중량을 찾는 게 쉽지 않다. 어떤 운동은 너무 쉽게 느껴지고, 어떤 운동은 너무 어렵게 느껴진다. 약간의 시행착오가 있더라도 시간 낭비가 아니다. 이를 통해 머슬 메모리 muscle memory 가 향상된다. 각 운동에 사용하기 적당한 중량을 찾기 위해서는 일단 가벼운 중량에서 출발해 점차 무게를 늘려나가 본다. 중량은 크게 세 가지 범위로 나눈다.

- 첫 번째 부류는 쉽게 들 수 있는 가벼운 중량이다.
- 두 번째 부류는 올바른 자세를 유지하면서도 근육의 자극을 느낄 수 있는 적당한 중량이다.
- 세 번째 부류는 올바른 자세를 유지하면서 들려면 엄청난 노력이 필요한 무거운 중량이다.

중량 선택은 웜업에서 출발한다. 몸풀기를 충실히 하면 어떤 중량을 사용해야 할지 감이 온다. 항상 가벼운 중량에서 출발한다.

일단 첫 번째 부류에서 중간쯤에 해당되는 중량을 골라서 웜업을 실시한다. 두 번째 웜업 세트는 첫 번째 부류에서 무거운 편에 속하는 중량으로 실시한다. 이후에는 목표에 따라 사용할 중량이 달라진다.

만약 그래도 감을 잡기 힘들다면 평균적인 수치를 참고하는 것도 좋다.

지도프세프의 연구(Jidovtseff, 2009)에 의하면,

- 최대 근력의 30%에 해당되는 중량을 사용하면 속도가 향상되고,
- 최대 근력의 30~50%에 해당되는 중량을 사용하면 순발력과 속도가 향상되며,
- 최대 근력의 70% 이상에 해당되는 중량을 사용하면 최대 근력이 향상된다.

목표: 근육 매스와 체중 증량

전체 세트 중에서 4분의 3가량은 두 번째 부류에 해당되는 중량을 사용해 실시해야 한다. 매 세트마다 중량을 점진적으로 늘려나가자(피라미드 테크닉, 38쪽 참조). 두 번째 부류의 최저 중량에서 최대 중량까지 늘려나간다. 마지막 세트는 세 번째 부류의 최저 중량으로 실시해도 좋다. 약간 무거운 중량을 사용하면 다음 세션에 신경계를 대비시킬 수 있다. 하지만 이 테크닉을 남용하면 부상을 당할 수 있으니 주의해야 한다.

목표: 근력 성장

몸을 풀고 나서, 세 번째 부류의 최저 중량을 사용해서 세트를 실시한다. 매 세트마다 중량을 점차 늘려나가면(피라미드 테크닉) 최종적으로는 세 번째 부류의 최고 중량에 도달하게 될 것이다.

목표: 순발력 향상

두 번째 부류의 최저 중량에서 출발해서 매 세트 중량을 늘려나간다. 마지막 세트에서는 두 번째 부류의 중간쯤에 해당되는 중량을 사용한다.

목표: 등척성 지구력 향상

세 번째 부류의 중간쯤에 해당되는 중량에서 출발하여 등척성 수축하는 시간을 매 세트 늘려나간다. 마지막 세트에서는 세 번째 부류의 최대 중량을 사용한다.

목표: 근지구력 향상

첫 번째 부류의 최대 중량과 두 번째 부류의 최저 중량을 사용한다. 매 세트 중량을 늘릴 필요는 없다. 거의 휴식하지 않고 운동을 이어 나가면서 근육에 누적되는 피로와 맞서 싸우는 게 목표이기 때문이다.

> 모든 운동에 사용하는 중량은 저마다 다르다는 사실을 명심하자.
> 만약 특정한 운동에 사용하기 적당한 중량을 발견했다면 운동 기록장에 해당 중량과 반복 횟수를 적어둔다. 다음에 운동할 때에는 동일한 중량을 사용해서 1~2회 더 반복해 본다.

15 중량은 언제 늘려야 할까?

운동을 실시할 때 사용할 수 있는 중량은 끊임없이 변한다. 대개 힘이 세지면 점점 더 무거운 중량을 들 수 있게 된다. 하지만 대부분 사람들은 급한 마음에 근력이 채 성장하지도 않은 상태에서 중량을 지나치게 늘리곤 한다. 그러면 운동 자세가 흐트러지게 되고, 근육의 자극도 감소한다. 결과적으로 운동이 고역처럼 느껴져서 운동에 대한 동기마저 잃게 된다.

성장을 지속하기 위해서는 언제, 어떻게 중량을 늘려야 하는지 알아야 한다. 근육이 중량을 늘릴 준비가 됐는지 알아보는 데는 2가지 기준이 있다.

1. **반복 세트 수**: 목표 횟수(근육 매스가 목표라면 12회) 보다 많이 반복할 수 있다면 중량을 늘려도 좋다.
2. **운동의 난이도**: 해당 중량을 드는 것이 정말 쉽다면 중량을 반드시 늘려야 한다.

일반적으로 한 번에 1.5~2.25kg 정도만 늘리는 게 좋다. 목표 횟수보다 정말 많은 횟수를 반복한 게 아니라면 이것보다 중량을 빨리 늘리면 안 된다.

중량을 너무 서둘러서 늘리지 않는다

중량을 과도하게 늘리면 치팅이나 신체 반동을 사용하게 된다. 중량을 조금만 늘려도 자세가 크게 흐트러지는 경우도 있다. 중량은 조금씩, 자주 늘리는 게 좋다. 중량을 급작스럽게 늘렸다가 실패하면 몇 번의 시행착오를 거친 후에야 예전의 감각을 되찾을 수 있기 때문이다.

몸풀기의 강도를 조정하라

근력이 성장하고, 첫 번째 세트에 사용하는 중량이 점차 늘어날수록 웜업 세트의 중요성은 점점 더 커진다. 만약 근력이 그리 강하지 않다면 어차피 근육에 그다지 강한 자극이 가해지지 않기 때문에 관절이나 근육, 힘줄을 열심히 풀어주지 않아도 된다. 하지만 근력이 성장하면 웜업 세트의 숫자도 늘려야 한다. 근육에 가해지는 자극이 점차 증가하기 때문이다.

16 운동 사이에는 얼마나 쉬어야 할까?

운동 사이에는 세트 사이와 똑같은 시간만큼 휴식한다. 물론 세션 후반부에는 피로가 심하면 휴식 시간을 늘려도 좋다. 하지만 운동이 늘어지는 것을 방지하고, 집중력을 계속 유지하기 위해서는 너무 오래 휴식해도 안 된다.

서킷 트레이닝을 할 때에는 운동 사이에 쉬면 안 된다. 꼭 필요하다면 최소한의 휴식만 취하고, 아예 쉬지 않는 게 좋다. 서킷을 몇 차례 반복한 후에 피로가 쌓였다면 서킷 사이에 15~30초를 휴식해서 서킷을 1~2회 더 반복한다.

17 자신의 체형에 맞는 운동을 고르는 방법은?

이 책에서는 격투기 선수에게 가장 효과적인 운동만 소개하고 있다. 하지만 이 모든 운동이 누구에게나 효과가 있으리란 법은 없다. 사람마다 체형이 다르기 때문이다. 키, 팔다리의 굵기, 어깨너비도 제각각이므로 자신의 체형에 딱 맞는 운동들을 선택해서 실시하는 게 중요하다. 체형에 따라 어떤 운동은 효과가 금방 나타나지만, 어떤 운동은 아무리 해도 효과를 보지 못할 수 있다.

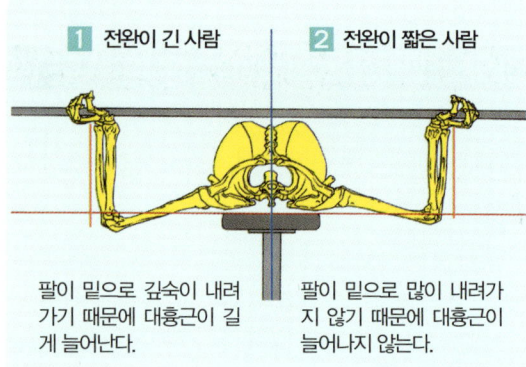

1 전완이 긴 사람: 팔이 밑으로 깊숙이 내려가기 때문에 대흉근이 길게 늘어난다.

2 전완이 짧은 사람: 팔이 밑으로 많이 내려가지 않기 때문에 대흉근이 늘어나지 않는다.

이 책의 근력 트레이닝 이론도 바로 이러한 체형하에 바탕을 두고 있다.

체형이 다르면 운동의 난이도도 달라진다

사람들은 저마다 팔다리의 길이가 다르기 때문에 운동의 난이도도 제각각 다르게 느껴진다. 예를 들어 팔이 짧은 격투기 선수는 가동범위가 좁기 때문에 내로우 그립 벤치프레스를 하기가 더 쉽지만 팔이 긴 격투기 선수는 가동범위가 훨씬 넓기 때문에 똑같은 운동을 하더라도 훨씬 힘들다. 둘이 동일한 중량을 사용하더라도 팔이 길면 중량을 들고 더 먼 거리를 움직여야 하기 때문이다.

체형이 다르면 운동의 위험도도 달라진다

개인의 체형에 따라서 운동하다가 부상을 당할 위험도도 달라진다. 예를 들어 스쿼트를 할 때, 다리가 긴 격투기 선수는 다리가 짧은 선수보다 앞으로 몸을 더 기울여야 한다. 이것은 테크닉이 엉성해서라기보다는 체형의 문제다. 다리가 짧으면 등을 곧게 펴는 게 쉽지만, 다리가 길면 균형을 잡기 위해서 상체를 앞으로 더 숙여야 한다. 이처럼 상체를 앞으로 숙이게 되면 허리 부상의 위험이 높아진다.

위와 같이 운동을 선택할 때 체형을 고려해야 할 경우에는 각 운동의 설명을 참고하면 된다.

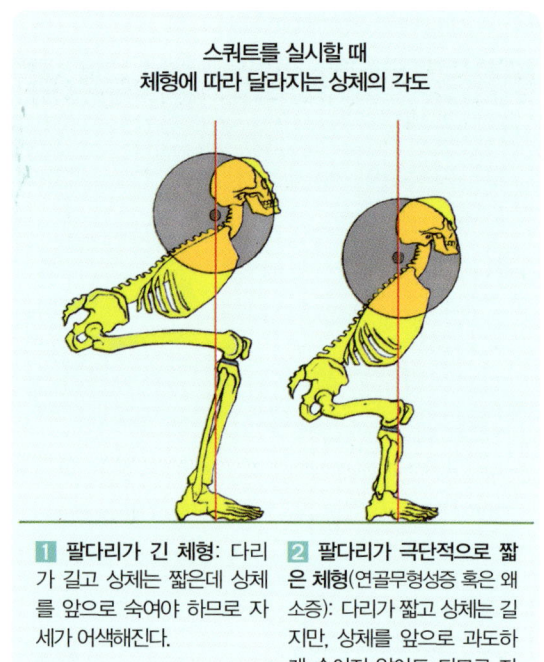

스쿼트를 실시할 때 체형에 따라 달라지는 상체의 각도

1 팔다리가 긴 체형: 다리가 길고 상체는 짧은데 상체를 앞으로 숙여야 하므로 자세가 어색해진다.

2 팔다리가 극단적으로 짧은 체형(연골무형성증 혹은 왜소증): 다리가 짧고 상체는 길지만, 상체를 앞으로 과도하게 숙이지 않아도 되므로 자세는 어색하지 않다.

자신에게 맞는 운동을 찾는 방법에는 3가지가 있다.

1. 하나씩 제외해 나가기

내 체형에 맞지 않는 운동도 있기 마련이므로 운동은 배제해야 한다. 혹은 내가 연마하는 무술과 어울리지 않는 운동도 있다. 이 두 가지 기준을 참고하면 선택의 폭이 훨씬 좁아진다. 하지만 오직 이것에만 의존해서는 안 된다. 자신에게 잘 맞는 운동을 찾는 것도 중요하다.

2. 자신에게 맞는 운동 선택하기

자기 체형에 맞는 운동을 찾으려면 직접 해 보는 게 가장 빠른 방법이다.

3. 필요에 따라 고르기

특정한 기술의 파괴력을 향상시키는 데 효과적인 운동을 골라서 실시해도 좋다.

고립운동을 할 때는 신중하게 한다

보디빌더들은 전신을 동시에 단련하기보다는 특정한 근육무리를 고립해서 운동한다. 하지만 격투기 선수라면 이처럼 특정한 근육무리에만 집착해서는 안 된다.
- 시합 중에는 소수의 근육만이 아니라 모든 근육이 동시에 사용되며.
- 복잡한 기술을 사용할 때에는 힘이 한층 더 분산되기 때문에, 전신을 동시에 단련하는 습관을 들여야 한다.

오직 하체만 자극하는 고립운동을 실시하면 팔과 하체를 동시에 사용하는 복합운동을 할 때보다 하체가 최대 40% 더 강하게 자극된다는 연구 결과도 있다.

그래서 고립운동만 반복해서 실시하면 각 근육무리별로 근력의 격차가 심해진다. 복합운동을 활용해서 전신을 동시에 단련해야 이러한 문제를 방지할 수 있다.

결론적으로, 격투기 선수를 위한 운동 프로그램은 대부분 복합운동으로 구성해야 한다. 그러면 최소한의 시간에 최대한 많은 근육무리를 강하게 자극할 수 있다. 나중에 특정한 부위를 강화하고 싶으면(예를 들면 목이나 팔뚝, 복근) 해당 부위만 자극하는 고립운동을 추가해서 실시하면 된다.

운동의 차이점을 파악한다

운동은 크게 두 부류로 나눈다. 각각의 운동은 저마다의 장단점이 있다. 두 그룹 중에서 자신의 필요에 맞는 운동을 골라서 실시하면 운동을 선택하는 게 훨씬 쉬워진다.

1. **복합운동**: 여러 관절이 동시에 사용되는 운동을 말한다. 예를 들면 스쿼트를 할 때에는 골반, 무릎, 발목이 동시에 사용된다.
2. **고립운동**: 오직 하나의 관절만 사용하는 운동을 말한다. 예를 들어 이두근 컬을 할 때에는 팔꿈치 관절만 사용된다.

복합운동은 고립운동보다 운동 효과도 뛰어나다. 격투기 시합을 할 때도 각각의 근육이 따로 사용되는 경우는 없으며, 모든 근육이 동시에 사용된다. 고립운동만 실시하면 복합운동처럼 광범위한 신체 부위를 동시에 자극하는 게 불가능하다. 예를 들어, 복합운동인 내로우 그립 벤치프레스를 고립운동으로 대체하려면 흉근과 어깨, 삼두근을 위한 고립운동을 개별적으로 실시해야 한다.

18 프로그램에는 언제 변화를 주어야 할까?

물론, 똑같은 운동 프로그램을 지속적으로 반복해야 하는 경우도 있다. 효과가 있는데 굳이 변화를 줄 필요가 없기 때문이다.

하지만 이런 경우가 아니라면 가끔씩 프로그램에 변화가 필요하다. 자신이 어디에 해당되는지는 아무도 모른다. 하지만 잘 생각해 보면 지금 필요한 게 무엇인지 대부분 답이 나온다.

운동 루틴에 변화를 주어야 할 시기를 판단하는 객관적인 2가지 기준이 있다.

1. 정체기 혹은 근력 손실

성장이 갑자기 정지했다면 현재 프로그램이 효력을 다했다는 뜻이다. 최소 일주일간 이런 현상이 지속된다면 프로그램에 변화를 주어야 한다.

2. 지루함

운동에 대한 열의가 줄었다면 프로그램이 너무 단조롭다는 뜻이다. 이때도 변화가 필요하다.

결론

프로그램에 변화를 줘야 하는 시기를 판단하는 정해진 규칙은 없다. 프로그램이 효력을 발휘하고 있다면 굳이 바꿀 필요가 없다. 변화를 줘야 하는 것이 확실한 시기가 오면 바꾸면 된다.

19 하루 중 언제 운동해야 할까?

아침에 운동하는 것을 좋아하는 사람이 있고, 저녁이나 오후를 선호하는 사람도 있다. 사람의 근력은 시간에 따라 다르다. 아침에는 힘이 세지만 오후만 되면 약해지는 사람이 있고, 그 반대의 경우도 많다. 이러한 근력의 변화는 중추신경계의 작용 때문이며, 정상적인 현상이다. 하루 내내 일정한 근력을 유지하는 선수는 거의 없다.

자신의 근력이 최고조에 이르렀을 때 트레이닝하는 게 가장 좋다. 대부분의 운동선수는 오후 6~7시에 힘이 가장 세다. 이 시간은 일반적으로 여유롭게 운동하기 좋은 시간대이기도 하다.

> ⚠️ 스케줄이 빡빡하면 자신의 체질에 맞는 운동 시간에 운동하지 못할 수도 있다. 이처럼 이상적인 시간대에 운동하지 못하더라도 반드시 매일 똑같은 시간에 운동해야 한다. 그러면 근육이 적응해서 그 시간에 최상의 컨디션을 발휘한다.

20 근력 트레이닝을 격투기 훈련에 접목하는 방법은?

이것은 매우 중요한 문제로, 특히 중량 운동이 처음이라면 더욱 그렇다. 격투기 훈련에 더해서 많은 양의 중량 운동까지 실시하면 회복 시간이 길어지고 피로가 누적된다. 그래서 근력 트레이닝은 아무 때나 한다고 되는 게 아니다. 일반적으로 4가지 방법이 있다.

1. 격투기 훈련 직전에 하기

추천하지 않는 방법이다. 근육에 피로가 쌓여서 격투기 테크닉 수련을 방해할 수 있다.

2. 격투기 훈련 직후에 하기

비록 근력은 많이 약해진 상태이겠지만, 근력 트레이닝을 하기에 가장 좋은 시간대이기는 하다.

3. 아침에 중량 운동, 저녁에 격투기 훈련하기

(혹은 반대로)

이처럼 아침과 저녁 사이에 시간적 간격을 두면 피로가 조금 줄긴 하지만 무거운 중량을 사용한다면 오버트레이닝이 될 수 있다.

4. 격투기 훈련하지 않는 날에 하기

매일 격투기 훈련을 하지 않고 시간적 여유가 충분하다면, 이 방법이 가장 이상적이다.

이 4가지 방법은 저마다 장단점이 있다. 완벽한 해답 같은 것은 존재하지 않는다. 자신의 스케줄에 가장 적합한 방법을 선택하자.

주기화 이론

주기화 이론은 격투기 선수들에게도 적용된다. 주기화란 시합 날짜에 맞춰 운동 방법에 변화를 줘야 한다는 이론이다. 격투기 시즌은 1년 내내 지속되지 않기 때문에 시합 날짜에 맞춰 최상의 컨디션을 끌어올려야 한다. 그 외의 시기(시합이 없는)에는 기술을 단련하거나 회복에 집중해야 한다.

비시즌 운동법은 3가지로 나뉜다.
- 운동량을 줄여서 회복에 집중한다.
- 근력 트레이닝의 강도를 높여서 신체능력을 향상시킨다. 이처럼 중량 운동을 미리 해 놓으면 시합 전에는 오롯이 시합 준비에만 매진할 수 있다.
- 주기화를 하지 않는 방법도 있다. 비시즌과 시즌의 구분 없이 항상 높은 강도로 운동하는 것이다. 하지만 위험성이 높고, 회복 속도도 느려진다.

이중에서 자신에게 맞는 방법을 고르면 된다. 선택할 때에는 자신의 회복력과 운동 목표, 관절이나 힘줄, 근육의 상태를 고려해야 한다.

주기화 트레이닝을 하는 방법에는 3가지가 있다.

1 완벽한 주기화 트레이닝

주기적으로 트레이닝을 완전히 중단한다. 휴식기는 1년에 1~4회 정도면 충분하다. 예를 들면, 3개월 동안 근력 트레이닝을 했다면 1~2주는 운동을 쉬는 것이다.

장점

근육, 특히 관절이 충분히 회복할 수 있다. 정신적으로도 이완되어 다시 트레이닝에 열정적으로 임할 수 있다.

단점

몇 주만 쉬겠다는 것이 몇 달, 몇 년으로 이어지는 경우가 많다. 운동을 중단했다가 재개하려면 의지력이 강해야 한다. 아무나 할 수 있는 일이 아니다. 차라리 운동을 중단하지 않는 게 나을 수도 있다. 아예 운동을 포기해 버릴 수도 있기 때문이다. 휴식기가 길어질수록 운동을 재개하는 게 힘들어진다. 휴식기에는 식이요법에도 신경을 써서 체중이 불지 않도록 주의해야 한다.

2 특정 부위만 휴식하기

운동을 완전히 중단하는 대신에 한두 군데의 근육 무리만 쉬게 하는 것도 좋다. 예를 들면, 한 달 동안 하체를 강하게 운동하는 동시에 상체 운동의 강도는 낮추는 것이다. 그러면 팔꿈치와 어깨가 회복된다. 다음 달에는 하체 운동량을 줄이고 상체 운동의 강도를 높이면 된다.

장점

트레이닝을 완전히 중단하면 근육의 컨디션이 저하되지만, 이처럼 주기적으로 돌아가며 트레이닝하면 근육을 회복하는 동시에 컨디션 저하까지 막을 수 있다. 강한 의지력 없이도 운동을 재개할 수 있고, 살이 찔 염려도 없다. 과도하게 휴식하며 시간을 낭비할 일도 없다.

단점

정신적인 휴식을 취할 수 없기 때문에 피곤하다. 이 운동법은 주로 부상을 당했을 때 사용한다. 무릎이 아프면 하체 운동을 중단하고 상체 운동에 강하게 집중하는 식이다.

3 휴식하지 않기

가장 간단하면서도 인기 있는 운동법으로 운동을 계속해서 실시하는 것이다. 오버트레이닝의 위험만 없다면 운동을 중단할 필요가 없다. 대회 직전에만 격투기 기술을 다시 날카롭게 갈고닦으면 된다.

장점

속도만 적절히 조절하면 몸을 꾸준히 성장시키는 동시에 컨디션이 저하되는 것을 예방할 수 있다.

단점

관절이 제대로 휴식하지 못한다. 일단 부상이 발견되면 이미 너무 늦었다는 뜻이다.

결론

회복력을 기준으로 자신에게 맞는 방법을 선택하자. 휴식기의 단점은 운동을 재개했을 때 몸이 어떻게 반응할지 예측할 수 없다는 것이다. 과거의 경험을 바탕으로 판단해야겠지만, 잘못된 판단을 내릴 가능성도 높다.

휴식에 대한 이론을 간단하게 요약하자면, 몸에 기운이 넘치면 그 기회를 활용해서 전력을 다해 운동하라는 것이다. 컨디션이 항상 이처럼 좋을 수만은 없기 때문이다.

02 근력과 순발력 향상을 위한 테크닉

근력 성장을 위한 테크닉은 많지만, 이 모든 테크닉이 격투기 선수에게 적합하지는 않다. 오히려 역효과를 낼 수도 있다. 여기에서는 격투기에 가장 효과적인 테크닉만 소개한다.

격투기에 대비해 근육을 단련할 때 고려해야 할 8가지

사람들은 헬스장에서 근력 트레이닝을 해서 근력이 성장하면 링 위에서도 경기력이 향상될 것이라고 생각한다. 초보자라면 이 말이 맞다. 하지만 숙련된 선수라면 이게 말처럼 쉽지 않다.

더 눈에 띄는 효과를 보기 위해서는 격투기에 필요한 육체적 능력을 집중적으로 개발해야 한다. 따라서 아래의 8가지를 반드시 고려해야 한다.

1 격투기의 특징

인기 있는 근력 운동들은 격투기와 어울리지 않는 경우가 많다. 와이드 그립 벤치프레스가 대표적이다. 이 운동은 근력이 약한 초보자에게는 큰 도움이 되지만, 숙련된 파이터에게는 적합하지 않다. 경기 중에는 견갑골을 벤치나 바닥에 기댄 상태에서 펀치를 날리지 않기 때문이다. 펀치의 파괴력을 극대화하려면 견갑골을 기대지 않고, 선 자세에서 근력 운동을 실시해야 한다.

2 움직임의 방향

초보자라면 벤치프레스를 할 때 보디빌더처럼 와이드 그립을 사용하는 실수를 해서는 안 된다. 와이드 그립은 격투기에서 사용하는 타격기와 큰 연관성이 없다. 몸 바깥쪽으로 팔을 뻗어 펀치하는 경우는 거의 없기 때문이다. 따라서 여기에 맞게 그립의 너비를 조정해야 한다. 즉, 내로우 그립을 사용해야 한다는 뜻이다.

3 힘의 방향

펀치를 날릴 때에는 수평 방향으로 저항을 받는다. 따라서 덤벨을 들고 복싱 연습을 하는 것은 별 소용이 없다. 저항이 수직 방향으로 작용하기 때문이다. 탄력밴드나 케이블을 바닥과 평행이 되도록 잡고 펀치 훈련을 하는 게 훨씬 더 효과적이다.

4 경기 중 신체의 어느 쪽이 사용되는가?

벤치프레스를 다시 예로 들어 보자. 벤치프레스는 양팔을 동시에 사용하는 운동이다. 하지만 링 위에서 양손으로 동시에 펀치하는 경우는 없기 때문에 양팔을 개별적으로 사용해 프레스하는 게 낫다. 하지만 일단 상대를 바닥에 쓰러뜨리고 난 후에는 양팔을 동시에 사용하게 되는데, 이것은 데드리프트의 동작과 흡사하다. 바닥에 쓰러진 상대에게 다리로 초크를 걸 때도 양다리를 동시에 사용한다. 따라서 시합 중에 신체의 어느 쪽이 사용되는지에 따라 그에 맞는 운동을 골라서 훈련해야 한다.

5 동작의 가동범위

근력 운동의 가동범위는 링 위에서 사용하는 기술들의 가동범위와 일치해야 한다.

굳이 더 큰 가동범위로 근력 운동을 할 필요가 없다. 차라리 살짝 좁은 가동범위를 사용해 운동하는 게 낫다. 그러면 많은 시간을 쓰지 않고도 힘을 키울 수 있다.

6 시합 중 발생하는 근육 수축의 유형

일반적인 근력 트레이닝을 할 때에는 수축을 쉬지 않고 반복한다. 이처럼 끊임없이 이어지는 동작은 달리기 선수에게 적합하다. 하지만 격투기 시합 중에는 이렇게 쉬지 않고 움직일 일이 많지 않다. 펀치 사이에 몇 초씩 쉬기도 한다. 따라서 이에 맞게 다양한 스타일로 운동해야 한다.

7 동작의 속도

근력 운동을 할 때 중량을 드는 속도도 링 위에서 사용하는 기술의 속도에 맞춰야 한다. 펀치를 날릴 때에는 순간적인 폭발력이 필요하고, 상대를 펀치로 바닥에 눕히거나 기절시키려면 주먹에 힘을 실을 수 있어야 하며, 그라운드에서 각종 초크나 홀드, 방어 기술을 사용할 때에는 등척성 수축(움직임 없이)을 해야 한다. 따라서 이에 맞게 다양한 속도로 중량운동을 실시해야 한다.

8 격투기에 필요한 근력의 유형

근력은 추상적인 용어다. 따라서 격투기에서 주로 사용되는 동작이 무엇인지 분석한 후에 어떤 근육부터 키워야 할지 결정하는 게 좋다.

격투기에서 주로 사용되는 5가지 유형의 근력

격투기 선수라면 5가지 유형의 근력을 키워야 한다.

1 최대 근력

격투기 선수라면 상대방을 완전히 제압할 수 있는 수준의 근력을 키워야 한다. 특히 많은 기술을 마스터하지 못했다면 더더욱 그렇다. 상대방에게 기죽는 것보다는 상대방의 기를 죽이는 편이 낫지 않은가? 다시 말해서, 나와 맞붙는 선수보다 무거운 중량을 들 수 있어야 한다.

2 최초 근력

펀치를 날리거나 상대의 공격을 방어하려면 근육이 즉각적으로 반응해야 한다. 타격 속도를 높이려면 반사 신경도 중요하지만, 힘이 근육을 따라 얼마나 빨리 퍼져나가는지도 중요하다. 이 역시 격투기 선수가 갖춰야 할 자질이다(37쪽 참조).

3 등척성 근력

공격을 방어하고, 상대방에게 초크를 걸고, 서브미션 승리를 따내려면 정적 수축 상태에서 근육이 높은 수준의 근력과 지구력을 발휘해야 한다.

4 순간적인 플라이오메트릭 근력

와인드업(킥이나 펀치를 날리기 전에 팔다리를 뒤로 빼는 동작) 속도를 결정하는 근력이다. 팔다리를 뒤로 빼는 데 많은 시간이 걸리면 상대방이 다음 수를 쉽게 간파한다.

RFD 이해하기

타격의 파괴력은 RFD(Rate of Force Development), 즉 힘이 근육을 따라 퍼져나가는 속도에 따라 결정된다. RFD가 좋으면 근육에 힘이 빠르게 전달된다.

작은 공을 던진다고 상상해 보자. 공은 애초에 가볍기 때문에 공의 무게는 큰 문제가 되지 않는다. 중요한 건 최대 근력을 최대한 빨리 끌어내서 공을 던지는 것이다. 공을 잘 던지는 사람은 이 능력이 뛰어난 것이다. 투구 동작을 개시한 후에 얼마 지나지 않아 공이 손을 떠나기 때문이다. 공이 느린 사람은 단순히 힘이 약한 게 아니라 RFD가 느린 것이다. 즉, 팔이 공에 많은 힘을 전달하지 못한다는 뜻이다.

이런 사람은 무거운 공을 사용하면 공을 더 잘 던진다. 공이 무거워서 동작이 더 느려지고, 그러면 힘이 근육을 따라 더 오래 전달될 수 있기 때문이다. 펀치를 날릴 때도 마찬가지다. 복싱에서는 50~250밀리세컨드 안에 날리는 펀치를 좋은 펀치라고 정의한다.

하지만 근육이 최대 근력을 끌어내는 데에는 600~800밀리세컨드가 필요하다. 운동량이 부족한 일반인은 50밀리세컨드에 근력의 15%를 끌어낼 수 있지만, 컨디션이 좋은 운동선수는 26%를 끌어낼 수 있다(Tillin, 2010). 운동선수의 RFD가 일반인보다 2배나 높기 때문이다.

팔을 움직이기 시작한 후에 펀치를 내리꽂기 전까지 근력을 전부 끌어내기는 힘들다. 250밀리세컨드 안에 끌어낼 수 있는 힘은 최대 근력의 극히 일부분에 불과하다. 펀치력이 강한 선수는 RFD가 높은 것이다. RFD는 중추신경계(유전적 요인)가 좌우하지만 트레이닝, 특히 근력 트레이닝을 통해 향상시킬 수도 있다.

만약 펀치를 할 때 오직 15%의 힘만 끌어낼 수 있다면, 최대 근력을 증가시키면 펀치의 힘도 따라서 증가한다. 최대 근력을 100kg에서 200kg으로 늘렸다면 설령 RFD가 형편없더라도 펀치의 파괴력이 2배로 늘어날 것이다. 물론, 가장 좋은 방법은 최대 근력과 RFD를 동시에 증가시키는 것이다.

초보자가 14주 동안 무거운 중량을 사용해서 세트당 3~10회씩 반복하는 근력 트레이닝을 실시하면,

- 50밀리세컨드 안에 해야 하는 동작을 실시할 때에는 RFD가 23% 증가하고,
- 100~200밀리세컨드 안에 해야 하는 동작을 실시할 때에는 RFD가 17% 증가한다.

여기에 더해서, 최대 근력이 16% 증가한다(Aagaard, 2002).

RFD를 높이고 싶다고 무작정 무거운 중량으로 운동하기보다는 더 정확한 테크닉으로 목표를 공략하는 게 좋다(42쪽 참조).

5 동적인 근지구력

고작 1분 동안 힘을 발휘해서는 아무 소용이 없다. 격투기 선수는 모든 라운드 내내 최대한의 힘을 끌어내야 한다. 이를 위해서는 근지구력을 키워야 한다(44쪽 참조).

결론

자신이 주로 사용하는 격투 테크닉이 이중에서 어떤 유형의 근력을 요구하는지 파악해야 한다. 트레이닝 프로그램을 구성할 때도 이러한 우선순위에 따라 각각의 근력을 향상시키는 운동을 순서대로 배치하면 된다. 지금부터 탁월한 근력 성장 효과를 자랑하는 운동 테크닉들을 소개할 것이다.

파괴력 있는 타격의 비밀

효과적인 타격은 3단계로 나눌 수 있다.
1. 짧고 신속한 근육 수축으로 힘차게 타격 동작을 개시한다.
2. 길항근(이두근과 등 상단 근육은 펀치를 느리게 만들고, 슬굴곡근과 둔근은 킥의 속도를 느리게 만든다)의 방해를 받지 않도록 근육이 이완돼서 팔다리에 속도가 더해지며, 가동범위가 넓어진다.
3. 상대방을 타격하기 직전에 다시 한 번 근육이 수축돼서 충격을 극대화한다.

근력 트레이닝이 타격에 미치는 영향

근력 트레이닝을 할 때 오직 한 가지 테크닉만 사용해서는 이러한 3단계의 과정을 재연할 수 없다. 따라서 여러 가지 테크닉을 복합적으로 사용하는 것이 좋다. 오직 고중량 트레이닝에만 집착하지 않아도 된다. 물론 무거운 중량을 들면 타격에 힘이 실리긴 하지만, 세상에 정답은 없다. 고중량 운동을 할 때에는 근육이 이완되는 단계가 생략되기 때문에 완벽한 운동학습을 할 수 없다.

과학적 연구도 이러한 사실을 뒷받침한다. 격투기 선수가 12~18주 동안 고중량만 사용해서 운동하자 타격의 속도가 감소했다(Siff, 1999). 그러므로 오직 고중량 트레이닝에만 의존해서는 안 된다.

타격의 파괴력을 높이는 방법은?

다음에 소개하는 다양한 테크닉을 현명하게 선택해서 복합적으로 활용해야 타격의 파괴력이 향상된다.
1. 무거운 중량으로 운동하면 근력이 증가하고, 이에 따라 타격 개시 시점과 최종 타격 시점의 충격이 증가한다.
2. 탄력밴드를 사용한 스톱-앤드-고 트레이닝은 근육을 따라 힘이 전달되는 속도를 증가시킨다.
3. 평균적인 무게의 중량을 사용해 순발력 트레이닝을 하면 근육이 이완하는 속도가 증가한다.

중량 운동을 통해 근육을 격렬하게 수축한 후에는 샌드백을 두드리며 트레이닝을 마무리하는 게 좋다. 그래야 3단계의 마지막 단계인 재수축 단계까지 완수할 수 있다. 중량 운동이나 섀도복싱만 하면 길항근의 힘을 사용해서 주먹이나 발을 멈추게 된다. 그러면 앞에서 말한 타격의 3단계에 지장을 준다. 또한 타격 직전에 근육이 다시 한 번 수축하는 단계가 생략된다. 길항근을 사용해서 펀치를 멈추면 최종 타격 시에 최대한의 충격을 주는 법을 배우기 힘들다.

이처럼 근력 트레이닝이 타격에 미치는 악영향을 최소화하려면 중량 운동을 마친 후에 몇 분 동안 샌드백을 두드려야 한다.

하프-피라미드 테크닉

근력 트레이닝의 한 세트는 하프-피라미드 방식으로 실시한다. 일단 적당한 무게의 중량으로 많은 횟수(예를 들면, 쉬운 난이도로 25회)를 반복해서 근육과 관절, 심혈관계를 풀어준다. 두 번째 세트에서는 중량을 늘려서 간단히 15회를 반복한다. 이 웜업 두 세트는 근육을 트레이닝에 대비시킨다.

이제 본격적인 운동이 시작된다. 자신이 목표로 한 반복 횟수에 도달할 때까지 매 세트마다 중량을 늘려나간다. 세트가 진행될수록 중량을 점차 늘려서 운동의 난이도를 높이면 반복 횟수는 자연스럽게 줄어들 것이다. 중량이 너무 무거워서 목표 횟수를 채우지 못할 정도가 되면 다음 운동으로 넘어간다.

보디빌더들은 마지막 세트에서 중량을 줄여서

15~20회를 더 반복함으로써 근육을 최대한 펌핑한다. 하지만 격투기 선수에게 펌핑은 재앙이나 다름 없다. 따라서 일반적인 피라미드 테크닉(중량을 늘렸다가 다시 줄이는) 대신에 하프-피라미드(중량을 점차 늘려나가기만 하는) 방식을 사용하는 게 좋다.

근력 트레이닝 중의 호흡법

호흡은 운동수행능력에 영향을 미친다.
- 숨을 참으면 근육의 힘을 최대한 끌어낼 수 있다.
- 숨을 살짝 내쉬면 힘이 감소한다.
- 숨을 깊이 들이마시면 근육의 힘이 풀린다.

팔씨름 선수들은 이런 생리학적인 반응을 잘 활용하기로 유명하다. 이들은 상대방이 숨을 들이쉴 때까지 기다렸다가, 순간적으로 숨을 참아서 근력을 최대한 끌어내 상대를 제압한다. 다시 말해서 상대방이 가장 약해진 순간(숨을 들이쉴 때)에 자신은 숨을 참음으로써 최대 근력을 끌어내는 것이다.

숨을 참는 것은 자연스런 현상이다. 숨을 참으면 근력, 반응 속도, 동작의 정확도, 집중력이 모두 순간적으로 높아진다. 또한 척추도 단단해진다. 그러면 상대방이 등에 강한 압박을 가해도 요추가 보호된다.

고중량 운동을 할 때의 호흡법

사용하는 중량이 늘어날수록 숨을 더 자주 참아서 운동수행능력을 높여야 한다. 물론 숨은 최대한 짧게 참았다가 푸는 게 좋다. 운동이 가장 힘들어지는 순간에 숨을 잠시 참는다.

이두근 컬을 예로 들면, 팔뚝이 바닥과 평행을 이룰 때 운동이 가장 힘들어지고 이 각도만 벗어나면 운동이 쉬워진다. 운동을 하는 내내 숨을 참는 것은 비효율적이다. 팔이 바닥과 평행을 이루는 찰나에만 숨을 참아야 한다. 또한 이때는 절대 숨을 들이쉬어서는 안 된다. 들숨은 1회 반복을 완전히 마친 후, 혹은 가장 쉬운 동작을 할 때(중량을 아래로 내릴 때)만 쉰다.

이를 악물면 힘이 솟아난다

근육은 따로 놀지 않고 함께 모여 힘을 낸다. 따라서 트레이닝 강도가 높아질수록 몸 전체에도 힘이 들어갈 수밖에 없다. 이를 악물면 근력이 5% 정도 증가한다는 연구 결과도 있다. 주먹을 꽉 쥐어도 동일한 효과를 볼 수 있다.

이러한 현상이 일어나는 이유는 신경계의 반응 속도가 증가하기 때문이다. 이를 악물면 특히 넓적다리의 RFD가 19%나 증가하고, 팔의 RFD는 15% 증가한다(Ebben, 2008).

격투기에 맞는 근력 트레이닝 실시하기

최고의 결과를 얻으려면 격투기에 맞는 근력 트레이닝 프로그램을 만들어야 한다. 근력 운동과 비교했을 때, 격투기는 몇 가지 차이점이 있다.

- 근력 트레이닝을 할 때에는 운동의 리듬이 일정하게 유지되지만, 격투기 시합을 할 때에는 리듬이 불규칙적이다.
- 근력 트레이닝을 할 때에는 1회 반복을 마친 후 휴식 없이 바로 다음 동작을 이어 나가지만, 격투기 시합을 할 때에는 타격 사이에 쉬는 시간이 불규칙적이다.
- 보디빌더는 근육의 펌핑을 유발하려고 모든 수단을 총동원하지만, 격투기 선수는 근육의 펌핑이나 젖산 축적을 막기 위해 최선을 다한다.

이 문제를 해결하기 위한 2가지 테크닉을 소개한다.

1 최초 근력을 향상시키는 스톱-앤드-고

이 테크닉은 매회 반복 사이에 1~2초를 쉬는 것이다. 푸시업을 예로 들면, 팔꿈치를 굽혀 바닥으로 내려가 근육을 이완한 상태에서 1초를 머무른 후에 근육을 수축해서 위로 올라오는 것이다. 이처럼 정지하는 이유는 몸을 아래로 낮추면서 근육에 누적된 탄성에너지를 제거하기 위해서이다.

또한 운동의 상위지점보다는 하위지점에서 정지해야 한다. 그래야 네거티브 동작(중량을 내리는)이 아닌 포지티브 동작(중량을 들어 올리는)으로 다음 반복을 개시할 수 있다. 이것이 상대방에게 공격을 날릴 때의 동작과 가장 유사하다.

스톱-앤드-고$^{stop\text{-}and\text{-}go}$ 테크닉은 3가지 효과가 있다.

1. 최초 근력 향상에 매우 효과적이다. 네거티브 동작을 하면서 근육에 누적된 탄성 에너지의 도움을 받지 않고 근육을 힘차게 수축해야 하기 때문이다.
2. 최초 근력을 향상시키려면 근육을 완전히 이완한 상태에서 동작을 시작해야 한다. 격투기 시합 중에도 근육을 수축한 상태에서 다시 수축하는 일은 거의 없다.
3. 이처럼 최초 근력과 가속도를 키우면 민첩해진다.
4. 보디빌더처럼 일정한 리듬을 지켜가며 트레이닝하면 혈액 순환이 증가하기 때문에 좋지 않다. 스톱-앤드-고를 사용하면 펌핑이 최소화되고, 젖산 축적도 차단된다.
5. 스톱-앤드-고는 정해진 운동 속도가 없기 때문에 일반적인 근력운동보다 격투기와 비슷하다.

2 세트 도중에 휴식하기

1회 반복을 마치자마자 즉시 다음 반복을 하고 싶은 것이 당연한 마음이다. 하지만 이러한 보디빌더식 운동법은 격투기 선수에게 좋지 않다. 쉬지 않고 반복하게 되면 혈액 순환이 방해를 받아서 피로가 급격히 누적된다. 또한 젖산 같은 부산물이 쌓여서 근력이 감소한다. 게다가 근육까지 펌핑된다. 보디빌더처럼 근육을 펌핑하는 식으로 트레이닝하면 시합 중에 쥐가 더 자주 나게 된다.

그래서 근육 펌핑을 최대한 차단하는 방식으로 운동해야 한다. 1회 반복을 마칠 때마다 정지하면 펌핑을 최소화할 수 있다. 혈액이 더 원활히 흘러서 산소 운반도 용이해지고, 근력을 더 오랜 시간 유지할 수 있다.

매회 반복 사이에 15초를 휴식하면 최초 근력의 80%까지 회복할 수 있다(Haff, 2003). 사용하는 중량이나 휴식 시간이 동일하다는 가정 하에, 매회 반

실패 지점에 도달하지 마라

이처럼 매회 반복 사이에 휴식을 취하는 이유는 보디빌더와 달리 피로 누적을 최소화하기 위해서이다. 피로를 방지하면서 장시간 운동하려면 실패지점(근육이 일시적으로 움직이지 못하는 상태)까지 반복해서는 안 된다. 육상선수 벤 존슨의 트레이너였던 찰리 프란시스에 의하면, 100%의 힘을 발휘해서 운동한 후에는 10일을 쉬어야 한다. 하지만 95%의 힘만 사용하면 4시간만 쉬어도 된다.

따라서 초보자는 실패지점에 도달할 때까지 세트를 진행하면 안 된다. 실패지점까지 반복하는 운동법은 근력이나 순발력 향상보다는 근육 매스 성장에 효과적이다.

매회 반복 사이에 휴식을 취하면 최대한 무거운 중량을 사용하면서도 신경계에 피로가 누적되는 것을 방지할 수 있다. 그러면 몸이 녹초가 되는 것을 방지해서 운동 사이의 휴식기를 최소화할 수 있다.

복 사이에 휴식을 취하면 모든 동작을 이어서 실시할 때보다 30%나 많은 힘을 낼 수 있다(Denton and Cronin, 2006).

이처럼 세트 도중에 15~20초씩 휴식하면 더 무거운 중량을 들어서, 더 빨리 근력을 키울 수 있다.

플라이오메트릭 운동

가벼운 중량(최대 중량의 약 30%)을 사용해서 빠른 속도로 실시하는 플라이오메트릭^{plyometric} 트레이닝은 격투기 선수에게 2가지 혜택을 제공한다.
- 근육이 수축하는 속도가 빨라져서 순발력이 향상된다.
- 운동 중에 근육이 이완하는 속도가 빨라진다.

격투기 초보자와 숙련된 파이터의 차이점은 근육이 이완하는 속도다. 숙련된 파이터는 초보자보다 이완 속도가 무려 8배나 빠르다. 초보자는 근육이 이완하는 속도가 너무 느려서 주먹이나 다리가 충분한 속도를 내지 못한다. 또한 길항근이 자동적으로 수축돼서 동작이 느려진다.

이처럼 근육이 상호 충돌하면 공격 속도와 파괴력이 감소하고, 상대방이 쉽게 공격을 피할 수 있다. 플라이오메트릭 트레이닝을 하면 근육을 강하게 수축했다가 재빨리 이완할 수 있다. 하지만 근거리 타격전을 벌일 때에는 근육이 이완하는 단계가 생략되기 때문에, 고중량 운동을 무조건 배제해서는 안 된다.

탄력밴드 트레이닝의 효능

탄력밴드는 덤벨과 매우 다른 방식의 저항을 제공한다. 탄력밴드는 당길수록 저항이 증가한다. 하지만 10kg짜리 덤벨을 들 때에는 동작 초반이나 중반, 후반에 상관없이 덤벨의 무게는 항상 10kg으로 유지된다.

이처럼 저항이 점차 증가하는 특징이 있는 탄력밴드는
- 가속력을 높여 주고,
- 타격 속도를 늦추는 길항근의 작용을 차단하고,
- 타격 시점의 파괴력을 증가시킨다.

또한 탄력밴드는 위치에 따라 저항의 느낌이 달라진다. 덤벨처럼 항상 수직으로 들 필요가 없으며, 수평, 수직, 45도 등 다양하게 활용할 수 있다.

연구에 의하면 8주 동안 탄력밴드를 사용해서 펀치 훈련을 한 격투기 선수는 펀치의 속도가 17% 증가했다(Dinn and Behm, 2007).

하지만 탄력밴드도 근육의 이완을 방해하는 속성이 있기 때문에 오직 밴드만 사용해서 운동해서는 안 된다. 그렇게 되면 타격기의 운동학습 과정에 방해가 될 수 있다.

결론

밴드와 중량은 제공하는 저항의 유형이 다르지만 저마다의 장단점이 있다. 최상의 결과를 보려면 두 도구를 모두 활용하거나 혹은 번갈아 사용해야 한다. 이 책의 2장에서는 밴드 혹은 밴드와 중량을 복합적으로 사용한 다양한 운동법을 소개할 것이다.

등척성 근력 향상시키기

이종격투기는 그라운드나 케이지를 잘 활용해야 하기 때문에 근육의 정적인 지구력(등척성 근력)이 매우 중요하다. 등척성^{isometric} 수축이란 근력과 지구력이 모두 필요한 근육 수축을 말한다. 만약 등척성 근력을 요하는 종목의 운동선수라면 등척성 근력을 키우는 트레이닝을 반드시 실시해야 한다.

등척성 근력에는 2가지 유형이 있다.

1. 공격 시의 등척성 근력

상대방을 잡아서 붙잡아두거나, 초크하거나, 서브미션을 받아낼 때 필요하다. 이 근력을 향상시키려면 가슴과 이두근을 사용한 정적 수축 운동을 많이 실시해야 한다.

2. 수비 시의 등척성 근력

상대방이 나를 붙잡아 기술을 걸려고 할 때, 바닥이나 케이지를 밀어서 저항하는 힘을 말한다. 상대방의 힘이 나보다 세면 등척성 수축이 아니라 네거티브 수축을 하게 되고, 그러면 경기에 질 수밖에 없다. 이런 일을 방지하려면 등과 어깨, 삼두근을 정적 수축 운동으로 단련해야 한다.

하지만 공수와 상관없이 가장 중요한 근육은 내전근과 종아리 전면 근육(전경골근)이다. 이 두 근육은 오직 정적 수축 운동을 통해서만 단련해야 한다.

시합 중의 등척성 수축은 두 단계에 걸쳐 일어난다.

1. 순간적인 등척성 수축

주먹이 상대방의 몸에 닿는 순간에 100%의 근력을 최대한 빨리 끌어내야 한다. 상대방이 홀드를 풀고 도망치거나 반격하는 것을 막으려면 RFD를 향상시켜야 한다. 저항이 점진적으로 증가하는, 느린 속도의 등척성 수축과 달리 순간적인 등척성 수축력을 향상시키려면 또 다른 운동법이 필요하다. 즉, 나의 최대 중량보다 무거운 중량을 사용해서 야수처럼 격렬하게 위로 밀어 올리려 노력해 보자.

2. 등척성 지구력

이후의 싸움은 등척성 지구력이 좌우한다. 먼저 지치는 사람이 지는 것이다. 따라서 등척성 수축을 최대한 오래 유지할 수 있도록 트레이닝해야 한다(최소 30초 이상).

일단 순간적인 등척성 수축을 5~10초간 유지하는 훈련을 해 본다. 이후에 수축 시간을 점차 늘려나가자.

- 순간적인 등척성 수축력이 약하다면, 매회 반복 사이에 15~30초를 쉬어야 한다. 그래야 근육이 지치지 않은 상태에서 근력을 끌어낼 수 있다.
- 등척성 지구력이 약하다면, 매회 반복 사이의 휴식 시간을 최소화(5~10초)해서 근육이 긴장을 풀지 못하도록 만든다.

둘 중에 어떤 경우에 해당되든지, 각각의 운동을 최대한 많이 반복하는 방식으로 1세트만 하면 충분하다. 힘이 약해지는 게 느껴지면 세트를 마친다.

다음 세션에서는 1회 더 반복하는 것을 목표로 삼는다. 이러한 등척성 운동은 몸이 이미 지친 상태인 세션 후반부에 해야 한다. 그래야 실제 시합과 최대한 비슷한 상황을 재연할 수 있다.

등척성 운동을 할 때에는 자신의 실제 격투 스타일과 유사한 각도로 운동해야 한다. 예를 들면, 난타전을 즐기는 선수는 넓적다리를 꽉 모으지 않고 양쪽 45도로 벌린 상태에서 내전근에 힘을 주는 경향이 있다.

등척성 운동을 할 때에는 특히 호흡에 주의해야 한다. 잠시 숨을 참으면 힘이 급격하게 증가해서 상대방을 쉽게 붙잡을 수 있다. 하지만 숨을 너무 오래 참으면 산소가 부족해지므로, 근력에 악영향을 주지 않는 범위 내에서 숨을 참는 법을 익혀야 한다. 근력 트레이닝을 할 때마다 이런 호흡법을 연습하면 좋다.

흔들리는 표면에서 운동하는 게 효과적일까?

요즘에는 불안정한 물체 위에서 운동하는 게 인기다. 예를 들면 벤치(고정된 물체)에서 벤치프레스를 하는 대신에 엑서사이즈 볼처럼 불안정한 표면 위에서 운동하는 것이다. 물리치료법에서 아이디어를 차용한 이 운동법은 다음과 같은 효능이 있다.

- 실제로 드는 중량이 감소해서 관절의 부담이 줄어든다.
- 신체 오른쪽과 왼쪽의 근력에 균형이 잡힌다.

그렇다면 격투기 선수는 어떨까? 시합은 딱딱하게 고정된 바닥 위에서 펼쳐지고, 상대가 나를 잡고 흔들지만 않는다면 이러한 안정감은 계속 유지된다. 실질적인 경기력을 향상시키려면 실전과 유사한 환경에서 트레이닝해야 한다는 연구 결과가 있다(Keogh, 2010). 따라서 불안정한 물체 위에서 하는 근력 트레이닝은 격투기 선수에게 별 효과가 없다. 이런 트레이닝은 근력을 성장시키는 대신에 오히려 근력 성장 속도를 둔화한다. 불안정한 표면에서 운동하면 고정된 물체 위에서 운동할 때보다 근력이 22%나 감소한다(Kohler, 2010). 따라서 목표 근육 주변의 보조근들도 34%나 적게 자극된다. 즉, 최단 시간 안에 근력을 최대한 끌어올리기에는 적합한 운동법이 아니라는 뜻이다.

거대한 엑서사이즈 볼 위에서 시합이 펼쳐지지 않는 이상 이런 운동은 별 효과가 없다. 또한 움직이는 물체 위에서 무거운 중량을 다루는 것은 위험하다. 넘어져서 다치면 성장은커녕 부상 치료에 매달려야 한다.

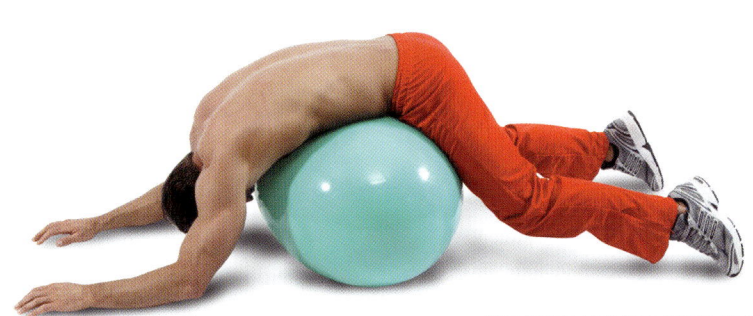

엑서사이즈 볼은 척추 사이의 압력을 줄여서 등 근육을 이완하는 데 효과적이지만, 근력 트레이닝을 하는 격투기 선수에게는 별 효용이 없다.

03 컨디셔닝과 지구력 향상을 위한 테크닉

힘이 세고, 민첩하고, 각종 격투기 테크닉을 마스터했더라도 지구력이 부족하면 무용지물이다. 지구력은 격투기 선수에게 필수적인 자질이므로, 컨디셔닝 테크닉을 통해 향상시켜야 한다.

근력과 컨디셔닝: 근육이 갖고 있는 정반대의 특성 2가지

근육에는 근력과 지구력이라는 특성이 있지만, 두 가지 특성을 동시에 발휘하지는 못한다. 근력 트레이닝을 꾸준히 실시하면 속근섬유(제2형)의 수가 증가한다. 인체에 있는 근섬유의 숫자는 고정되어 있지 않다. 근육이 어떤 운동을 하느냐에 따라 특정한 근섬유가 더 많이 발달하기 때문이다. 따라서 근력을 담당하는 섬유가 증가하면 지구력을 담당하는 섬유, 즉 지근섬유(제1형)는 감소한다.

속근 및 지근섬유는 눈에 보이지 않는다. 하지만 속근섬유의 RFD가 지근섬유보다 2배는 빠르다. 펀치는 겨우 50~250밀리세컨드 안에 이뤄지는 동작이기 때문에, 이 2배의 차이는 엄청나다고 할 수 있다. 하지만 속근섬유가 증가하면 피로에 저항하는 능력은 감소한다. 속근섬유는 매우 빨리 지치기 때문이다. 반면에 지근섬유는 비록 느리긴 하지만 운동을 더 오래 견딘다. 유산소운동을 하면 지구력이 증가하지만 근력은 감소한다.

그래서 근력과 지구력을 동시에 발달시키는 게 쉽지는 않다. 하지만 격투기 선수라면 경기에서 승리하기 위해서는 두 가지 자질을 모두 갖춰야 한다. 이때 필요한 것이 바로 서킷 트레이닝이다. 서킷 트레이닝은 여러 가지의 근력 운동을 세트 사이에 휴식 없이 이어서 실시하는 것을 말한다.

근력과 지구력을 동시에 발달시키기 위한 5가지 원칙

1 나는 록키가 아니다

쉬지 않고 달리기를 하면 경기력이 향상될 것 같겠지만 절대 그렇지 않다. 오히려 근력만 감소한다.

2 실제 시합 시간보다 오래 유산소운동을 하지 않는다

경기 시간이 정해져 있지 않은 여타 종목(예를 들면, 테니스)과 달리 격투기는 라운드별로 시간이 정해져 있다. 유산소운동도 이 시간에 맞춰서 해야 한다.

3 시합 중에 주어지는 휴식 시간만큼 쉰다

경기 한 라운드에 소요되는 시간보다 서킷 트레이닝을 오래 할 필요가 없다. 이종격투기를 예로 들면, 서킷을 총 3회 반복하되 각각의 서킷에 5분을 소요하고, 서킷 사이에는 1분을 쉰다. 시합 중에 실제로 에너지가 사용되는 방식에 몸을 적응시키는 것이 포인트다.

4 전신을 운동하라

일반적인 유산소운동의 문제점은 지나치게 반복적이고 전신의 근육을 모두 자극하지 못한다는 것이다. 대부분 전신이 아니라 하체만 자극한다(달리기, 자전거 타기, 트레드밀, 스텝밀을 떠올려 보자). 그래서 서킷 트레이닝을 꼭 해야 한다. 덤벨 한 쌍만 사용하더라도 맨몸으로만 운동할 때보다 자극이 한층 증가하기 때문에 운동 효과가 증폭되고, 전신이 고루 자극된다.

5 일단 근력부터 키우자

몇 주 동안 근력 운동에 집중했다면 점점 컨디셔닝 운동을 하는 빈도를 늘려나간다. 근력이 일정한 수준에 도달하면, 더 이상 근력을 키워 봤자 경기력 향상에 큰 영향을 미치지 못한다. 들 수 있는 중량이 2~3배로 늘어났다면 이제는 순수한 근력 운동보다는 컨디셔닝 운동에 집중하는 게 좋다.

컨디셔닝 향상을 위한 서킷 프로그램 구성하기

격투기 시합을 할 때에는 온 힘을 다해서 팔을 휘두르다가도 갑자기 다리에 힘을 줘야 하는 경우가 다반사다. 혹은 팔다리에 동시에 힘을 줘야 할 수도 있다. 내 근육이 미리 알아차릴 시간도 없이, 상대방이 무작위로 공격을 퍼붓기 때문이다. 이처럼 상황이 급작스럽게 변화하는 격투기 시합에 적응하려면 서킷 트레이닝을 해야 한다.

보디빌더식으로 근력 트레이닝을 할 때에는 전신의 근육을 부위별로 나눈다. 그리고 한 가지 운동을 몇 세트 실시한 후에 다음 운동으로 넘어간다. 하지만 격투기 시합은 이런 식으로 진행되지 않는다.

서킷 트레이닝을 하면 운동이 끊임없이 바뀌기 때문에 여러 가지 근육이 쉬지 않고 사용된다. 링 안에서 벌어지는 실제 상황과 더 유사한 것이다.

물론 다른 스포츠 종목에서는 또 다른 용도로 서킷 트레이닝을 실시하기도 한다. 하지만 격투기 선수에게 서킷 트레이닝이 필요한 이유는 실전에서처럼 다양한 운동을 무작위로 실시할 수 있기 때문이다.

결론

서킷은 근육의 기능성 지구력을 향상시키는 데 효과적이다. 또한 휴식 시간이 짧기 때문에 운동 시간도 단축할 수 있다.

서킷에 정신적으로 대비하기

근력 트레이닝을 할 때에는 근육만 사용되는 게 아니다. 근육 수축을 통제하는 것은 우리의 뇌다. 서킷 트레이닝을 할 때 사용되는 뇌의 부위가 일반적인 웨이트트레이닝을 할 때 사용되는 뇌의 부위와 다르다는 연구 결과도 있다.

일반적인 근력 트레이닝을 할 때에는 한 가지 동작을 반복적으로 실시하기 때문에 뇌가 쉴 수 있다. 하지만 서킷을 할 때에는 다양한 근육이 무작위로 사용되기 때문에 뇌가 잠시도 쉴 수 없다. 그러면 뇌에 더 많은 부하가 걸리긴 하지만, 격투기 시합처럼 다양한 근육을 동시에 사용해야 하는 복잡한 임무를 수행해야 할 때를 대비해 뇌를 단련할 수 있다.

서킷 프로그램 짜기

초보자는 고중량을 사용해서 서킷을 몇 분 이상 실시하기 힘들다. 일단 운동 사이에 15~30초를 쉰 후, 더 이상 쉴 필요가 없어질 때까지 휴식 시간을 점차 줄여 나간다. 서킷 프로그램의 예는 이 책의 3장에 있다(142쪽 참조).

지구력 운동을 할 때의 호흡법

서킷 트레이닝을 할 때에는 몸에 산소를 공급하기 위해서 최대한 자주 호흡해야 한다. 즉, 숨을 참고 싶더라도 참으면 안 된다. 운동이 가장 힘들어지는 시점(중량을 들어 올릴 때)에 숨을 내쉬고, 가장 쉬워지는 시점(중량을 내릴 때)에 들이쉰다.

젖산에 대처하는 방법

근육이 산성화됐다는 것은 피곤하다는 증거다. 시합 중에는 평소보다 10배나 많은 젖산이 생성되기도 한다. 젖산이 운동수행능력에 미치는 악영향을 차단하는 간단한 방법이 있다. 산을 중화하는 베이킹소다 같은 물질을 보충제의 베이스로 사용하는 것이다.

한 실험에 참가한 프로 복싱 선수들이 시합(경기는 3분씩 4라운드였고, 라운드 사이에는 1분 휴식했다)하기 90분 전에, 체중 1kg당 베이킹소다 300밀리그램을 복용했다(Siegler, 2010). 베이킹소다를 복용한 복싱 선수(pH 7.43)는 위약을 복용한 선수(pH 7.37)보다 혈액의 산도가 낮았다. 즉 유리한 고지에 서서 시합을 시작했다는 뜻이다.

베이킹소다를 복용한 그룹은 시합 후에도 혈액의 산도가 더 낮았다(pH 7.22 : pH 7.17). 젖산이 근육의 운동능력에 악영향을 미치지 않았기 때문에 경기력도 향상됐다. 경기 중에 상대방에게 명중시킨 타격의 횟수도 5% 증가했다. 3라운드, 그리고 4라운드로 갈수록 효과는 더욱 두드러졌다.

이 연구는 격투기 선수의 성장에 보충제와 식이요법이 얼마나 중요한 역할을 하는지 보여준다.

04 유연성 향상을 위한 테크닉

유연함과 뻣뻣함: 근육의 두 가지 특성

일반적으로 근육이 뻣뻣한 것은 결점이고 유연한 것은 장점이라고 생각한다. 하지만 문제는 그처럼 간단하지 않다.

몸이 유연하면 여러 가지 장점이 있다.
- 다양한 타격기, 특히 하체를 사용한 기술을 구사하려면 근육이 반드시 유연해야 한다.
- 몸이 유연하면 상대방의 서브미션 공격을 잘 방어할 수 있다.
- 관절의 가동범위가 넓으면 상대방의 홀드에서 쉽게 탈출할 수 있다.
- 몸이 유연하면 균형을 유지하기도 쉽다. 몸이 뻣뻣한 격투기 선수는 균형이 쉽게 흐트러진다.
- 유연한 근육은 뻣뻣한 근육처럼 부상을 잘 당하지 않는다.

하지만 단점도 존재한다.
- 너무 유연하면 근육의 순발력이 감소한다. 한 실험에서, 몸이 뻣뻣한 운동선수는 유연한 선수보다 RFD가 37% 높았다.
- 몸이 지나치게 유연하면 지구력이 떨어진다.
- 상대방의 타격으로부터 상체를 보호하려면 몸이 약간은 딱딱해야 한다.

유연함과 뻣뻣함 사이에서 균형 잡기

대다수 종목의 운동선수는 유연함과 뻣뻣함 사이의 딜레마에 직면하게 된다. 물론 모두에게 해당되는 말은 아니다. 댄서에게는 유연성이 생명이다. 하지만 파워리프터에게는 단단함이 더 중요하다. 격투기 선수의 머리가 복잡해지는 이유는 댄서의 유연함과 파워리프터의 단단함을 잘 조화해야 하기 때문이다.

하지만 유연함에만 집착해서도 안 된다. 유연함은 격투기선수가 갖춰야 할 자질 중 하나일 뿐이다. 물론 몸이 아주 유연하면 사람들의 이목을 끌기에는 좋겠지만, 지나치게 유연하면 타격의 파괴력이 떨어진다.

근육의 유연함과 단단함 사이에서 적절한 균형점을 찾는 것이 중요한데, 이는 구소련의 보디빌더들에게서 그 답을 찾을 수 있다. 즉, 나의 종목에서 필요로 하는 것보다 살짝 넓은 가동범위를 갖출 수 있도록(그래야 부상이 예방되고, 뻣뻣한 몸 때문에 경기력이 저하되는 것을 방지할 수 있다) 유연성을 키우되, 그것이 지나쳐서는 안 된다(과도하게 유연하면 관절이 쉽게 빠져 버리는 유아용 인형처럼 돼 버린다).

결론

이러한 내용을 종합해 볼 때 근육 스트레칭이 경기력을 향상시킬 수도 있고, 저하시킬 수도 있음을 알 수 있다. 따라서 올바르게 스트레칭하는 법을 익혀야 한다.

근육이 유연하다고 관절도 유연한 건 아니다

바닥에 앉아 다리를 앞이나 옆으로 쭉 벌리는 스플릿 동작은 유연성의 상징이다. 하지만 스플릿을 할 수 있다고 해서 반드시 유연하다고는 할 수 없으며, 이 동작을 못한다고 해서 유연성이 떨어진다는 뜻도 아니다.

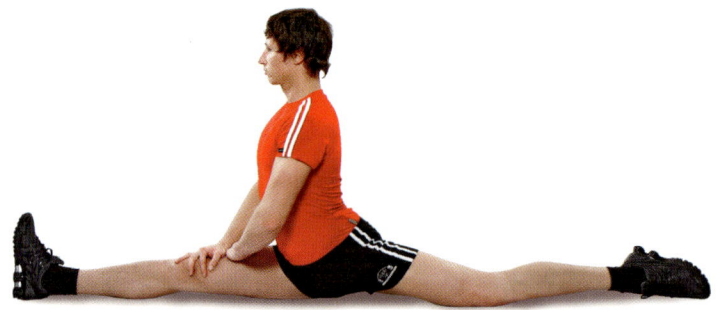

스플릿 동작을 잘하는 것은 유연성보다는 체형의 문제다.

체형에 따라 달라지는 관골의 구조

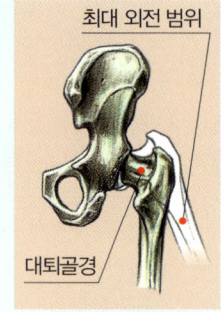

대퇴골경이 수평에 가까운 상태를 내반고 coxa vara라고 부른다. 내반고가 있으면 대퇴골경이 관골구 가장자리에 더 빨리 닿기 때문에 외전 범위가 좁아진다.

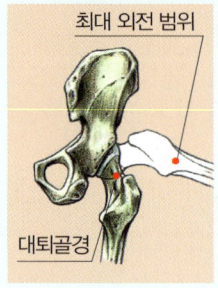

대퇴골경이 수직에 가까운 상태를 외반고 coxa valga라고 부른다. 외반고가 있으면 외전 범위가 더 넓어진다.

체형적으로 스플릿 동작을 할 수 없는 사람도 있기 때문이다.

결론

각자의 가동범위는 골격이 크게 좌우한다. 근육이나 힘줄을 유연하게 만드는 것은 좋지만 체형적으로 불가능한 동작을 무리하게 실시해서 부상을 당해서는 안 된다(자존심은 버리자). 몸을 무리하게 스트레칭하면 불필요한 통증만 유발된다. 따라서 통증이나 부상을 예방하려면 다음과 같은 두 가지 원칙을 반드시 지켜야 한다.

1. 각자의 골격과 체형에 맞는 타격기와 기술을 익히는 데 집중한다.
2. 각자의 체형에 맞게 근력 트레이닝 프로그램을 수정한다.

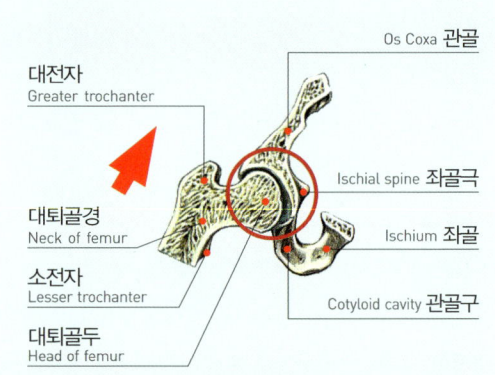

대퇴골경이 관골구 가장자리에 닿으면 외전 범위가 제한된다.

근력 트레이닝과 근육의 뻣뻣함

무거운 중량으로 근력 트레이닝을 하면 근육의 유연성이 감소한다. 이것은 정상적인 현상으로, 근육의 근력과 순발력이 성장하기 위해서는 어느 정도의 뻣뻣함이 필요하기 때문이다.

하지만 과도한 근력 트레이닝을 지속하면 가동범위가 감소하고 운동수행능력도 저하되며, 부상도 빈번히 발생한다. 스트레칭을 자주 실시하면 이런 문제를 최소화할 수 있다.

유니레터럴 스트레칭으로 유연성 키우기

사람은 신체 양쪽을 동시에 스트레칭(바이레터럴 스트레칭)할 때보다 한쪽씩 개별적으로 스트레칭(유니레터럴 스트레칭)할 때 더 유연해진다. 그 이유는 스트레칭을 할 때 신경계가 개입하기 때문이다. 신체의 가동범위를 결정하는 것은 근육과 힘줄의 유연성이라고 생각하는 사람이 많다. 하지만 바이레터럴 스트레칭을 할 때에는 유니레터럴 스트레칭을 할 때보다 신경계가 훨씬 빨리 개입해서 가동범위를 좁힌다. 인체를 보호하기 위해서다. 가동범위를 빠르게 늘리고 싶다면 바이레터럴 대신에 유니레터럴 스트레칭에 집중하는 게 좋다. 격투기 시합 중에도 신체 양쪽을 동시에 뻗는 경우는 드물다.

결론

유연성의 열쇠는 중추신경계에 있다. 신경계가 근육과 힘줄의 긴장도를 효율적으로 조절하면 몸의 유연함과 단단함(강한 펀치를 날려야 할 때)을 동시에 유지할 수 있다. 이런 능력을 계발하기 위해서는 고중량 근력 트레이닝과 스트레칭을 꾸준히 병행해서 실시해야 한다.

스트레칭이 필요할 때

스트레칭이 필요한 경우는 다음의 4가지가 있다.

몸을 풀 때

고무줄을 몇 초 동안 잡아당기고 있으면 따뜻해진다. 이와 마찬가지로 근육도 스트레칭하면 따뜻해진다. 스트레칭을 하면 근육과 힘줄이 풀리는 이유도 이 때문이다. 하지만 고무줄을 너무 세게 당기면 고무줄이 끊어질 수 있다. 근육도 마찬가지다. 근육을 거대한 고무줄이라고 생각해 보자.

몸풀기 스트레칭은 항상 가볍게 실시해야 한다. 과학자들의 연구에 의하면, 운동 전에 스트레칭을 하면 근육의 탄성이 감소해서 오히려 운동수행능력이 저하될 수도 있다고 한다. 근육의 탄성이 조금만 감소해도 근력과 순발력이 동시에 저하되며 지구력도 떨어진다. 물론 이러한 현상은 일시적이기는 하지만 근력 트레이닝이나 시합을 방해하는 것만큼은 분명하다. 따라서 운동 전에는 스트레칭을 너무 오래 하면 안 된다. 운동 전에는 유연성을 키우기 위해서 스트레칭을 하는 게 아니라 근육을 따뜻하게 달구기 위해서이다.

2 운동 중

근력 트레이닝이나 격투기 테크닉 수련을 할 때에는 중간에 휴식을 자주 취한다. 따라서 운동 사이의 휴식 시간에 스트레칭을 해도 된다. 이때 스트레칭을 하면 두 가지 현상이 발생할 수 있다.

1. 최고의 경우에는, 스트레칭이 회복을 도와서 근육이 원상태로 더 빨리 돌아온다.
2. 최악의 경우에는, 스트레칭이 피로만 가중시킨다.

이것은 근육의 피로도와 실시하는 스트레칭의 유형에 따라 달라진다. 운동 초반에는 스트레칭이 도움을 주지만 운동 후반부에는 스트레칭이 오히려 방해가 될 수 있고, 그 정반대의 일이 일어날 수도 있다.

스트레칭의 장점은 몸에 미치는 긍정적이거나 부정적인 영향을 바로 느낄 수 있다는 것이다.

운동 중에 꼭 스트레칭을 해야 할 필요는 없다. 휴식할 때마다 스트레칭을 꼭 실시하는 이들도 있지만, 모든 사람에게 해당되는 이야기는 아니다.

3 운동을 마친 직후

운동 직후에는 스트레칭을 하기에 가장 적합한 때라고 할 수 있다. 어떤 식으로 하든 스트레칭 때문에 운동수행능력이 일시적으로 감소해도 큰 문제가 없기 때문이다. 또한 운동으로 인해 근육이 이미 충분히 달궈진 상태라 스트레칭하기도 쉽다. 하지만 단점도 있다.

- 운동 시간이 길어진다.
- 근육이 지친 상태에서 스트레칭하면 유연성을 빨리 향상시킬 수 없다.

하지만 단지 현재의 유연성을 유지하는 것이 목표라면 운동 후에 스트레칭할 것을 권한다.

4 운동을 쉬는 날

유연성을 빠르게 향상시키고 싶다면 운동을 쉬는 날에 스트레칭을 집중적으로 실시하자. 스트레칭의 장점은 별다른 도구 없이도 집에서 할 수 있다는 것이다. 물론 단점도 있다. 스트레칭을 지나치게 반복하면 운동 시간과 운동량이 증가해서 근육이 회복되기는커녕 피로가 가중된다.

또한 운동을 쉬는 날에 스트레칭을 하면 근육이 차가운 상태에서 근육을 늘려주어야 하기 때문에 부상 위험이 있다. 따라서 다음 사항을 명심해야 한다.

- 스트레칭 전에 몸을 충분히 풀어준다.
- 스트레칭 시간은 점진적으로 늘려나간다.

스트레칭하는 방법

스트레칭은 정적 스트레칭과 동적 스트레칭으로 나눈다.

1 정적 스트레칭

정적 스트레칭이란 스트레칭 자세를 10초~1분간 유지하는 것이다. 스트레칭의 강도는 자신의 목표에 따라 약하게 혹은 강하게 조정하면 된다.

장점

차분하게 점진적으로 실시하기 때문에 부상 위험이 가장 적다.

단점

운동 직전에 하면 오히려 운동수행능력이 감소할 수 있다.

2 동적 스트레칭

동적 스트레칭이란 가동범위가 좁고 반복적인 동작을 10~20초 동안 실시하는 것이다. 동적인 스트레칭은 근육의 탄성에 영향을 미친다는 점에서 플라이오메트릭스와 비슷하다. 가동범위가 좁은 동작을 반복하는 이유는 근육의 가동범위를 평상시보다 넓히는 데 효과적이기 때문이다.

장점

운동 전에 실시해도 운동수행능력이 감소할 가능성이 적다. 단, 부상당하지 않으려면 각별한 주의가 필요하다.

단점

대개 사람들은 일반적으로 스트레칭 서킷을 3~5회 쉬지 않고 반복하기 때문에, 동적인 스트레칭은 근육을 잘 파열시킨다. 격투기 선수라면 그날 수련할 격투기 테크닉에 따라 스트레칭할 근육을 정해야 한다. 스트레칭에 대해 더 자세히 알고 싶다면 《아나토미 스트레칭 가이드》를 참고하자.

스트레칭 중의 호흡법

스트레칭 도중에 숨을 참으면 근육이 뻣뻣해진다. 스트레칭할 때에는 몸을 이완해야 한다. 차분히 심호흡해서 근육의 긴장을 최대한 풀어준다. 호흡의 리듬은 스트레칭 동작과 일치시킨다. 스트레칭이 가장 힘들어질 때 숨을 내쉰다.

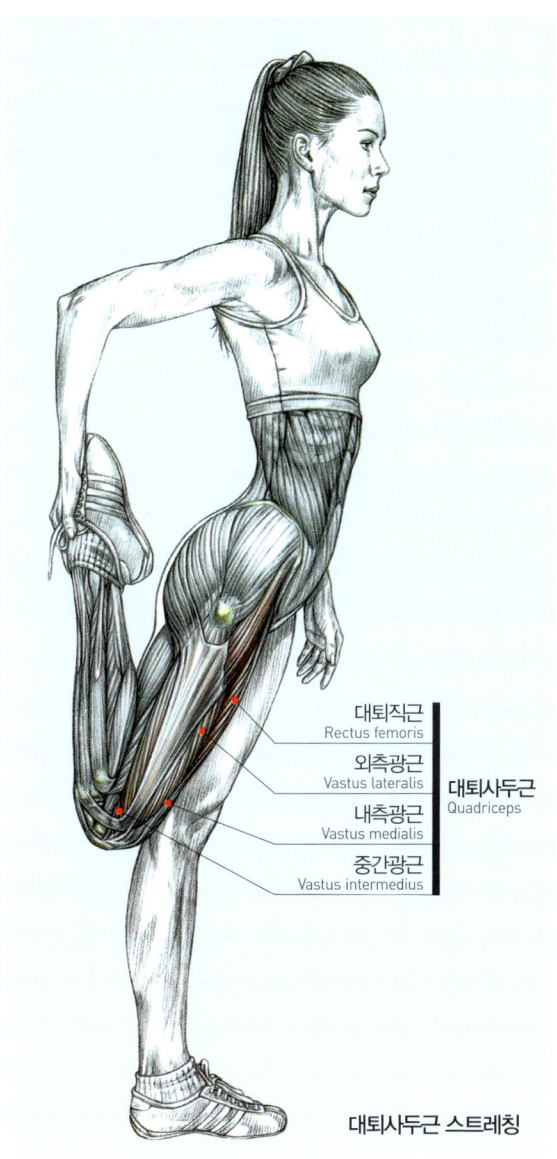

대퇴직근 Rectus femoris
외측광근 Vastus lateralis
내측광근 Vastus medialis
중간광근 Vastus intermedius
대퇴사두근 Quadriceps

대퇴사두근 스트레칭

05 회복과 부상 예방을 위한 테크닉

격투기는 특히 부상 위험이 높고, 이종격투기도 예외는 아니다. 부상이 10경기당 3번은 발생한다는 통계도 있다(Bledsoe, 2006). 링 위에서뿐만 아니라 근력 트레이닝 도중에도 부상이 발생할 수 있다. 부상을 예방하려면 다음을 명심해야 한다.

- 모든 운동 전에는 몸을 풀어준다.
- 운동 세션 사이에는 회복을 위해 최선을 다해야 한다.

몸 풀기 (웜업)

자신의 몸을 자동차라고 생각해 보자. 엔진이 차가운 상태에서 액셀을 밟으면 속도도 충분히 빨라지지 않을뿐더러 차가 고장날 수 있다. 하지만 엔진이 따뜻한 상태에서는 가속 페달을 조금만 밟아도 속도가 빨라진다.

마찬가지로 인체의 근육과 힘줄, 관절도 특정한 온도에 도달한 후에야 최적의 성능을 발휘한다. 모든 운동을 하기 전에 몸을 풀어야 하는 이유는 다음과 같다.

- 부상 예방
- 운동수행능력 극대화
- 곧 실시할 운동에 대한 정신적인 대비

근육과 신경 시스템이 충분히 워밍업되지 않은 상태에서 무거운 중량을 들게 되면 부상을 입을 위험이 있다. 따라서 무거운 중량을 들기 전에는 반드시 가벼운 중량으로 웜업 1~2세트를 실시해야 한다. 하지만 웜업 세트는 본 세트처럼 힘들지 않기 때문에 총 세트 수에 포함시키지 않는다.

시간 조절하기

몸을 푸는 데 필요한 시간은 계절과 시간에 따라 달라진다. 겨울이나 새벽에는 여름이나 오후보다 몸이 차갑기 때문에 웜업을 1~2세트 더 실시해야 한다. 이처럼 온도 차이까지 고려해서 몸을 풀면 운동수행능력을 일정하게 유지할 수 있다.

웜업 때문에 나머지 운동 시간을 줄여서는 안 되므로, 이처럼 웜업 시간이 늘어나면 총 운동 시간도 자연히 늘어날 것이다.

> ⚠️ 웜업이 불필요하다고 착각하는 초보자들이 많다. 이들은 웜업이 시간낭비라고 생각해서 곧장 무거운 중량을 들려고 한다. 하지만 웜업을 생략하면 나중에 고통이 잇따르고, 그러면 경기력이 저하될 수밖에 없다. 운동 전에 충분히 몸을 풀면 통증과 각종 부상이 예방된다. 또한 운동수행능력까지 향상된다.

정리 운동 (쿨다운)

웜업이 중요한 것 못지않게 운동 후에 근육을 풀어주는 것도 중요하다. 근력 트레이닝을 하면 척추와 관절이 눌리기 때문에, 반드시 풀어주어야 한다.

미식축구 선수들이 사용하는 정리 운동 테크닉이 있다. 바로 장력 완화를 위한 테크닉으로, 관절에 외상이 많이 생기는 훈련과 관련된 기법이다. 미식축구는 관절에 충격이 많이 가해지는 스포츠이므로 부상당한 선수를 빨리 회복시키기 위해서는 통증이 있는 관절 부위를 풀어주어야 한다.

부상을 예방하려면 운동을 마치자마자 정리 운동을 실시해야 한다. 관절을 당겨주면 관절에 가해진 압력이 줄어들어서 혈액순환과 회복이 원활해진다. 하지만 부상을 당할 정도로 사지를 지나치게 세게 당겨서는 안 된다. 관절을 직접 당기거나 외부에서 힘을 가하는 대신에 중력의 도움을 받아야 한다.

허리를 빨리 회복시키고 싶을 때에는, 풀업 바에 30초 매달려 있으면 척추의 압박이 줄어든다. 단순히 매달려 있는 것만으로도 척추가 늘어나는 것이 느껴질 것이다. 하지만 그래도 척추가 늘어나지 않는다면 허리 근육이 아직도 딱딱하게 뭉쳐 있다는 뜻이다. 허리 근육을 이완하는 법은 시간이 지나면 자연스럽게 터득하게 된다.

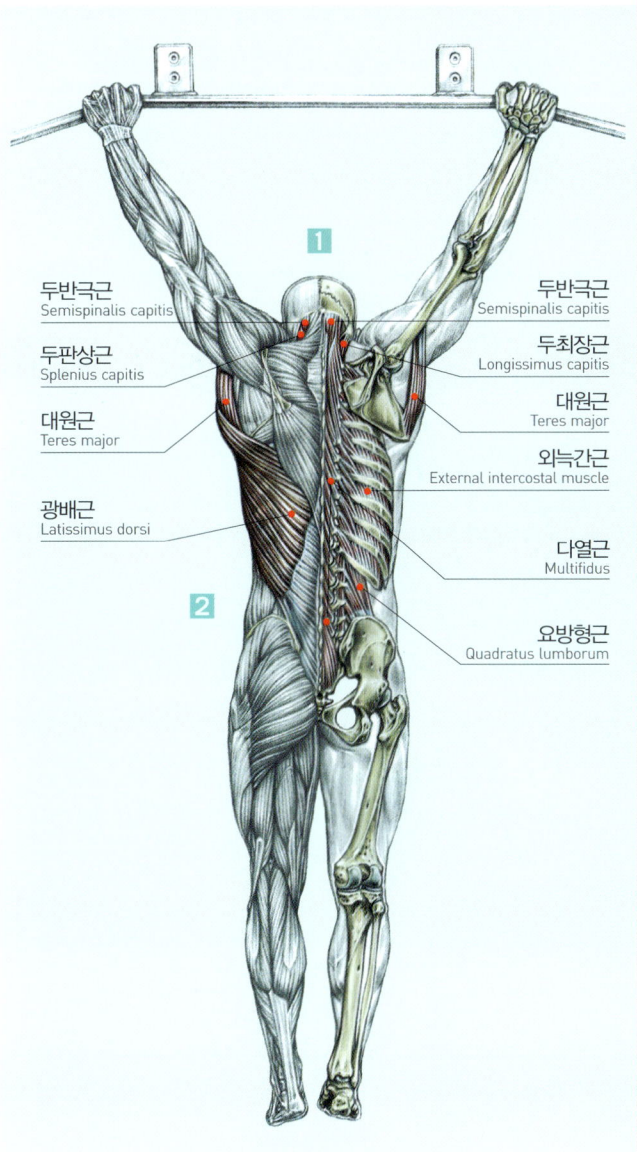

1 고개를 앞으로 숙이고, 턱을 가슴에 닿게 한다.
2 등을 천천히 이완해서 척추 사이의 근육이 늘어나는 것을 느껴 본다.

풀업 바에 매달리면 척추뿐만이 아니라 손목, 팔꿈치, 어깨의 압박도 감소하고, 회복이 빨라진다.

풀업 바에 거꾸로 매달리는 테크닉도 있다. 이처럼 머리를 아래에 두고 발을 높은 곳에 두면 척추의 장력이 완화되어 척추가 스트레칭되고, 허리 통증이 감소한다. 또한 발목, 무릎, 엉덩이의 압박도 감소해서 회복 시간이 줄어든다. 림프 순환도 빨라지는데, 특히 운동 후에 실시했을 때 효과가 두드러진다.

처음에는 거꾸로 매달리는 게 불편할 것이다. 얼굴과 눈에 피가 쏠리는 느낌이 들기 때문이다. 이것은 우주 비행사가 우주 비행 첫날에 경험하는 증상과 비슷하다.

심박 속도와 혈압, 안압이 증가한다는 것은 우리 몸이 머리를 아래로 한 자세에 익숙지 않다는 증거이다. 따라서 이러한 현상이 사라질 때까지 점차 자세에 익숙해져야 하며, 과격한 운동 후에는 몇 분을 기다렸다가 거꾸로 매달려야 한다. 일단 익숙해지면 아무 문제 없이 몇 분 동안 머리를 아래로 한 자세를 유지할 수 있을 것이다. 자세가 너무 불편하다면, 주기적으로 상체를 몇 십 초 동안 들어 올렸다가 머리를 다시 밑으로 내려놓아도 좋다.

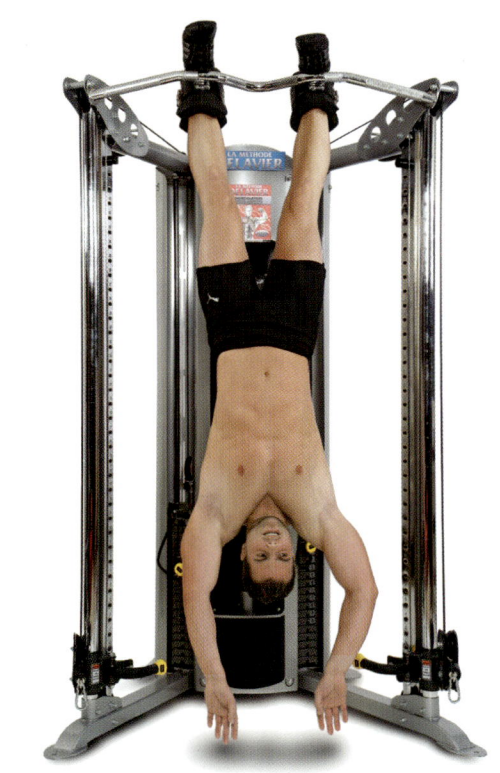

거꾸로 매달리면 척추의 압박이 감소하고, 림프 순환이 촉진된다.

상식적으로 불편한 자세는 취하지 않는 게 좋지만, 시합 중에는 그라운드에 쓰러진 내 다리를 상대방이 높게 드는 경우도 종종 있다. 이 자세를 견디지 못하면 시합에 질 수밖에 없다. 약점이 노출된 셈이기 때문이다. 따라서 지치거나 피곤한 상태에서도 이 자세를 견딜 수 있도록 미리 훈련하는 게 좋다. 이 자세를 연습하는 최고의 방법은 그래비티 부츠gravity boots를 신는 것이다.

폼롤러를 사용한 마사지

근육과 힘줄에 미세한 손상이 누적되면 탄성이 없는 섬유가 생긴다. 이들 섬유는 여러 겹으로 이루어진 근육 사이를 접착시킨다. 그러면 근육의 유연성이 감소하고 부상에 쉽게 노출되며, 강한 수축이 불가능해진다. 또한 고통이 느껴지고 운동수행능력도 감소한다.

근막이완 마사지는 이런 현상을 방지해서 근육의 유연성과 근력, 순발력을 회복시킨다. 전문가에게 마사지를 받을 여건이 안 된다면 폼롤러나 딱딱한 폼튜브를 사용해 스스로 마사지해도 좋다.

근막은 근육을 감싸고 있는 얇은 반투명 결합 조직의 막으로 근육을 보호하는 동시에 근육이 움직이는 방향과 각도도 결정하게 된다. 따라서 근막이 긴장되어 있으면 근육과 관절 통증의 원인이 된다.

운동 후 폼롤러로 근막 마사지를 해주면 손상된 근막과 근섬유를 자극시켜 회복을 돕고 통증을 감소시켜 준다.

폼롤러 위에 몸을 올리고 다양한 근육 위로 롤러를 굴리면 근육이 풀린다. 폼롤러를 단순한 마사지 도구 정도로 생각하는 사람이 많지만, 직접 해 보면 매우 고통스럽다는 것을 알 수 있다. 하지만 튜브에 가하는 압박의 강도를 스스로 조정할 수 있기 때문에 부상을 당할 염려는 없다.

처음에는 손이나 무릎으로 바닥을 짚어서 체중을 분산시켜도 좋다. 그러면 근육의 표피층만 자극돼서 고통이 적다. 두 번째로 실시할 때에는 체중을 완전히 실어서 근육 깊숙한 곳까지 마사지한다. 롤러가 딱딱할수록 마사지 효과는 증가한다(물론 고통도 심해진다). 또한 롤러가 딱딱하면 근육의 특정한 지점을 골라서 자극하기 더 좋다.

운동을 쉬는 날에는 5~10분 정도 마사지한다. 어깨나 허리, 무릎, 발목처럼 부상에 취약한 부위를 집중적으로 풀어준다. 세트 사이에 마사지를 해도 된다. 폼롤러로 마사지하면 회복이 빨라지고 피로가 감소한다는 연구 결과도 있다(Healey, 2011).

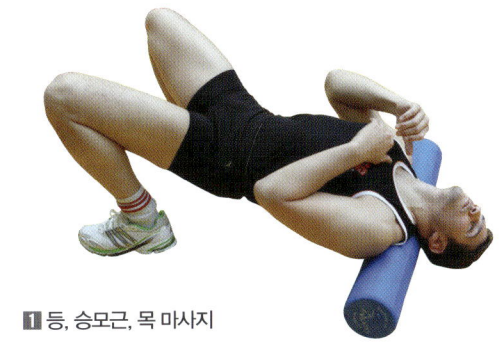

1 등, 승모근, 목 마사지

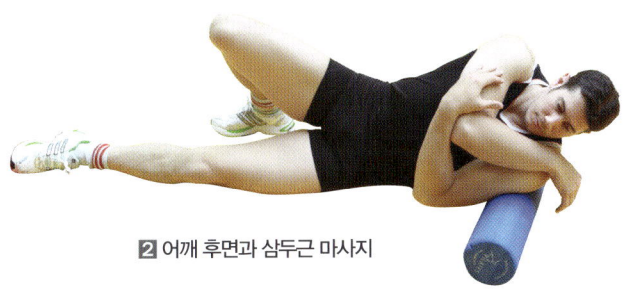

2 어깨 후면과 삼두근 마사지

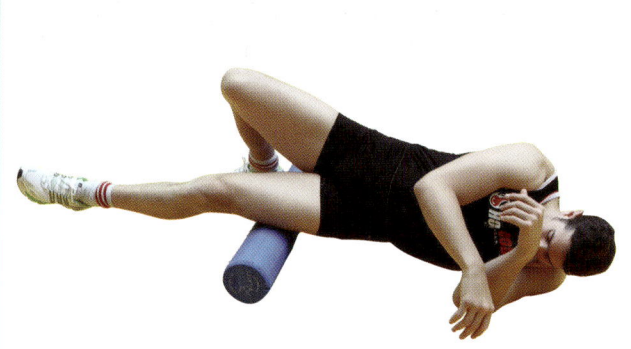
❸ 슬굴곡근과 엉덩이 마사지

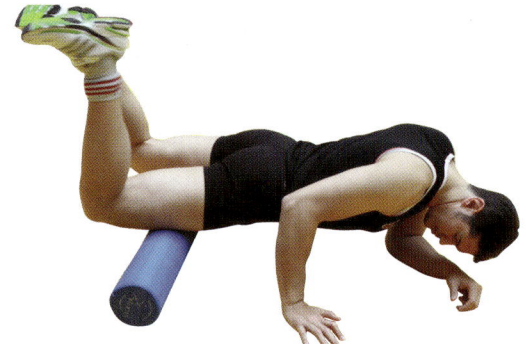
❹ 대퇴사두근 마사지

부상을 초래하는 근력의 불균형

일반적으로 웨이트트레이닝을 하면 관절보다 근육이 더 튼튼해진다. 예를 들어 역도 선수는 일반인과 비교했을 때 다음과 같은 특징이 있다.

- 일반인보다 대퇴사두근의 근육량은 30% 더 많고, 근력은 26% 더 세다.
- 반면에 슬굴곡근의 근력은 11%만 더 세다. 즉, 두 길항근 사이의 근력 불균형이 뚜렷한 것이다.
- 또한 무릎 연골은 일반인보다 5%만 더 두껍다 (Gratzke, 2007).

또한 트레이닝을 몇 년 이상 실시하면 연골이 두꺼워지기보다는 손상되기 시작한다. 따라서 부상 빈도가 증가하는 것이다.

결론

잘못된 근력 트레이닝 프로그램으로 운동하면 근력에 불균형이 생기게 되고, 그러면 다양한 문제가 발생한다. 이럴 때에는 예방이 상책이다. 모든 길항근을 균일하게 발달시키려 노력해야 한다. 균형을 맞춰야 할 대표적인 길항근들은 다음과 같다.

- 어깨 전면과 후면
- 승모근 상부와 하부
- 등과 가슴
- 전완의 신근과 굴근
- 허리 근육과 복근
- 대퇴사두근과 슬굴곡근

부상 회복을 돕는 교차 훈련 (크로스 에듀케이션)

오른손잡이는 오른손으로는 글씨를 잘 쓰지만 왼손으로는 잘 못 쓴다. 왼손잡이의 경우도 마찬가지다. 그러나 비록 글씨가 예쁘지는 않겠지만 반대쪽 손으로도 글씨를 쓰는 것 정도는 가능하다. 반대쪽 손으로 글씨 쓰는 연습을 하지 않았더라도 말이다. 어느 누구도 왼손으로 글씨 쓰는 법을 가르쳐주지는 않았지만, 오른손이 경험한 학습이 왼손에 부분적으로 전이된 것이다.

이러한 현상을 '교차 훈련Cross education'이라고 부르며, 신경계의 영향을 받는다. 근력 트레이닝에도 교차 훈련이 적용된다. 즉, 오른팔만 운동해도 왼팔이 함께 강해진다는 뜻이다. 물론 오른팔의 근력 성장에 비하면 10~15% 정도에 그치지만 말이다.

이것이 작은 비율처럼 보일 수도 있다. 하지만 신체 한쪽을 부상당해서 운동을 할 수 없을 때에도 건강한 반대쪽으로는 운동을 계속하는 것이 좋다. 그래야만 근력을 최대한 보존할 수 있고, 부상이 회복된 후에 운동을 재개하기도 쉽다.

회복을 돕는 보충제 복용법

각종 보충제를 복용하면 근육과 관절의 회복 속도를 높일 수 있다. 보충제로 연골의 복구와 윤활 작용을 빠르게 하는 것이다.

한 실험을 예로 들어 보자. 무릎에 문제가 있는 운동선수들이 두 그룹으로 나뉘어 28일 동안 매일같이 다음을 복용했다.

- 위약placebo
- 글루코사민 1.5g

그 결과, 글루코사민을 복용한 그룹은 위약을 복용한 그룹보다 넓적다리의 가동범위가 40% 빨리 회복되었다(Ostojic, 2007).

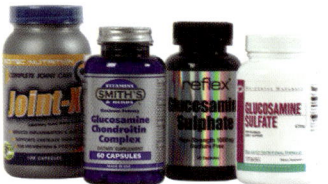

몇몇 보충제는 운동 후 회복을 돕는다.

STRENGTH TRAINING EXERCISES FOR FIGHTING

01 목·승모근·턱 60

02 복벽 74

03 펀치와 엘보 스트라이크 87

04 킥과 니 스트라이크 105

05 잡기·당기기·조르기 111

06 초크와 반격기 117

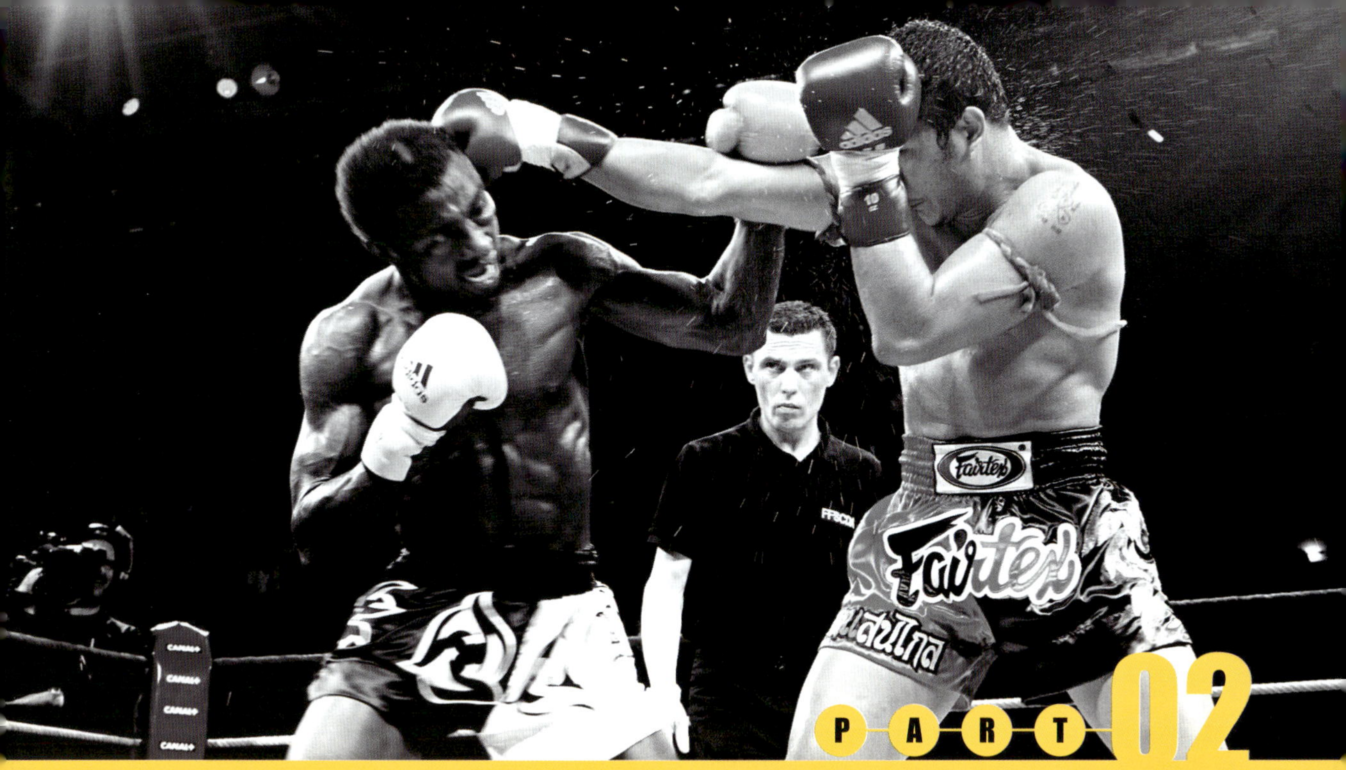

PART 02

격투기 선수를 위한 근력 트레이닝

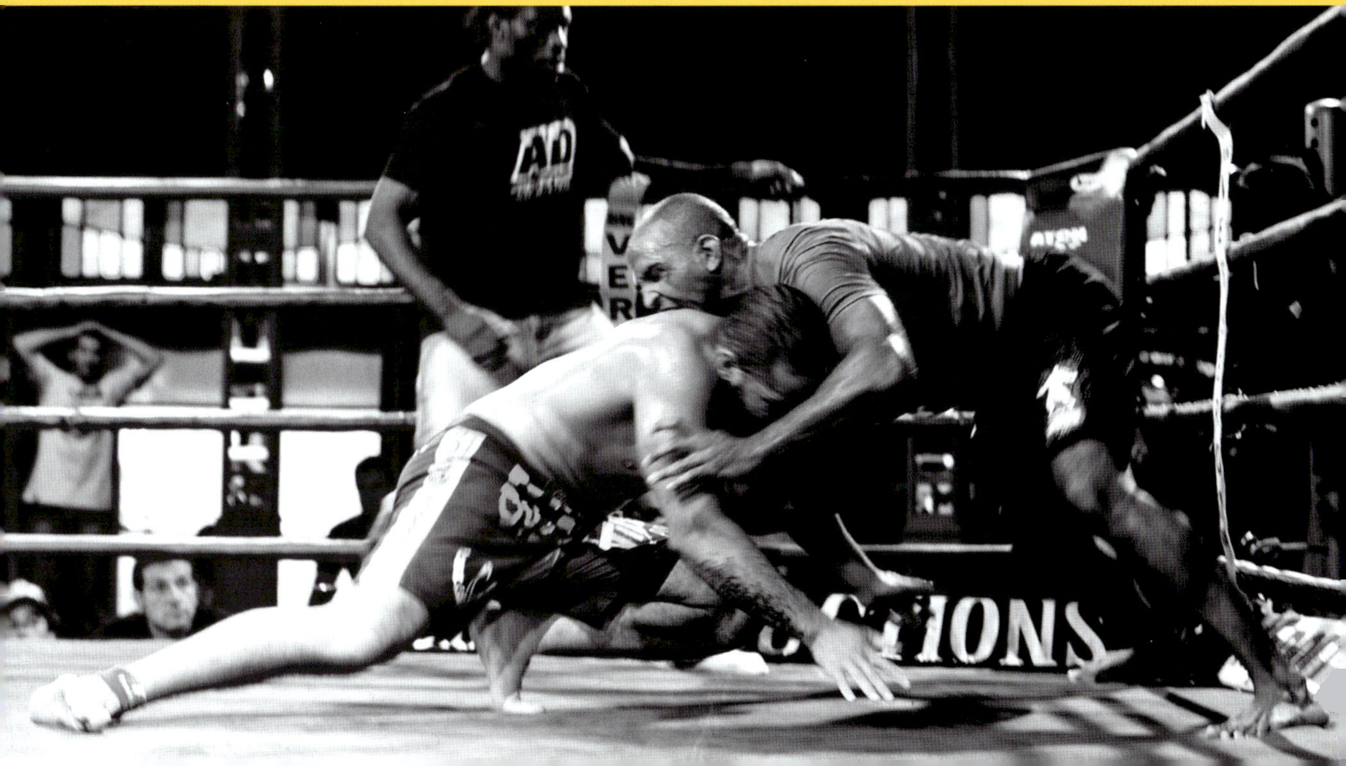

대부분의 근력 트레이닝 운동은 보디빌딩에서 차용한 것이다. 보디빌더들은 특정한 근육이나 근육무리를 고립하는 방식으로 운동한다. 하지만 격투기 선수라면 굳이 이렇게 운동할 필요가 없다. 근육 한두 곳만 집중적으로 자극하는 운동 대신에 격투 기술 향상에 직접적으로 도움을 주는 운동을 실시해야 한다.

유일한 예외라면, 수동적이고 방어적인 기능을 하는 목, 승모근, 턱, 복벽 같은 근육뿐이다.

또한 근육을 단련하는 운동을 실시하다보면 특히 관절을 비롯해 다양한 문제가 발생하기도 한다. 따라서 부상 위험을 최소화하기 위해 운동 중에 발생할 수 있는 문제에 대해 자세히 설명해 놓았다. 자신의 체형에 맞는 운동을 골라야 운동 효과를 보는 동시에 부상 위험을 최소화할 수 있다.

01 목 · 승모근 · 턱 NECK · TRAPEZIUS AND JAW

격투기 선수는 상대방을 때리기만 하는 것이 아니라, 상대방에게 맞기도 한다. 그래서 부상에 취약한 머리와 목을 보호하는 것이 매우 중요하다. 고릴라의 경우를 예로 들자면, 목과 승모근이 굵기 때문에 목을 조르거나 펀치를 때려서 기절시키는 것이 쉽지 않다. 격투기 선수들도 이 점에 주목해서 목, 승모근, 턱을 단련하는 데 집중해야 한다.

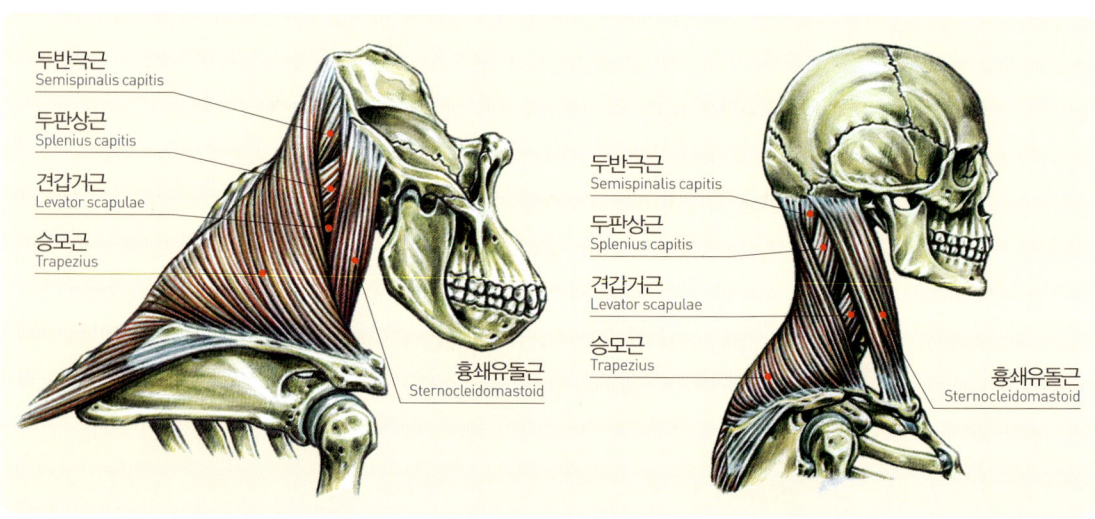

목 근육이 하는 역할

목 근육은 3가지 기능을 한다.

1. 목을 움직인다.
2. 목은 움직임이 잦고 머리의 무게도 감당해야 하기 때문에, 시합 중에는 경추가 많은 손상을 입는다. 따라서 목 근육은 경추에 충격이 전달됐을 때 보호하는 역할도 해야 한다. 격투기 선수라면 이 부위를 단련하는 게 특히 중요하다.
3. 목이 굵으면 상대방에게 위압감을 준다. 즉, 시합도 시작하기 전에 기선을 제압할 수 있다.

넓고, 부상에 취약한 부위

목은 시합 중에 잦은 손상을 입기 때문에 부상에 취약하다.

예를 들어, 레슬링 선수의 20%는 선수 생활 1년차부터 목에 통증을 느낀다고 한다.

선수 생활 2년차에 접어들면 그 비율이 50%까지 증가한다. 일단 부상을 당하고 나면 새로운 병변이 발생할 확률이 기하급수적으로 증가하기 때문이다.

또한 목의 통증은 나이가 들수록 심해진다.

목 부상을 유발하는 원인은 2가지가 있는데, 근력 트레이닝을 하면 모두 해소가 가능하다.

1. 목 근육이 약하다.
2. 목을 구성하는 다양한 근육들의 근력이 불균형하다.

일반인은 신전 근력이 굴곡 근력보다 2배나 강하다(Ylinen, 2003). 격투기 선수도 마찬가지다. 운동량이 부족한 일반인과 비교했을 때, 격투기 선수의 목은 다음과 같은 특징이 있다.

- 신전 근력이 일반인보다 60% 더 강하고,
- 굴곡 근력이 120% 더 강하고,
- 회전 근력이 170% 더 강하다.

이러한 불균형으로 인한 부상은 집중적인 트레이닝을 통해 예방할 수 있다. 뒤로 넘어질 때 머리를 앞쪽으로 힘차게 당기기 위해서는 목의 굴곡근이 강해야 한다. 목의 힘이 부족해서 머리를 뒤로 젖히고 있으면 자동차 사고를 당할 때와 비슷한 강도의 충격을 받는다.

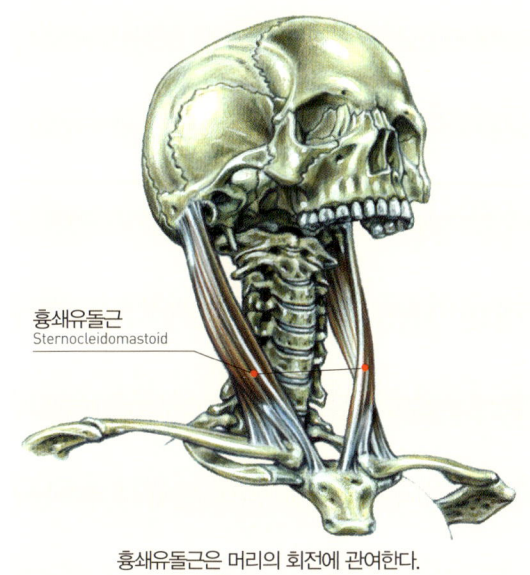

흉쇄유돌근은 머리의 회전에 관여한다.

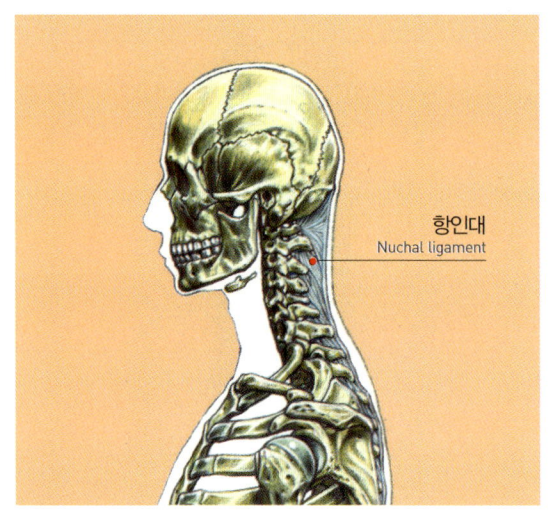

항인대는 두개골 하단에서 목 하단까지 이어져 있는 섬유막이다. 항인대는 단단해짐으로써 목을 보호하며, 척수에 손상을 입힐 정도로 무리한 동작을 하지 못하게 한다.

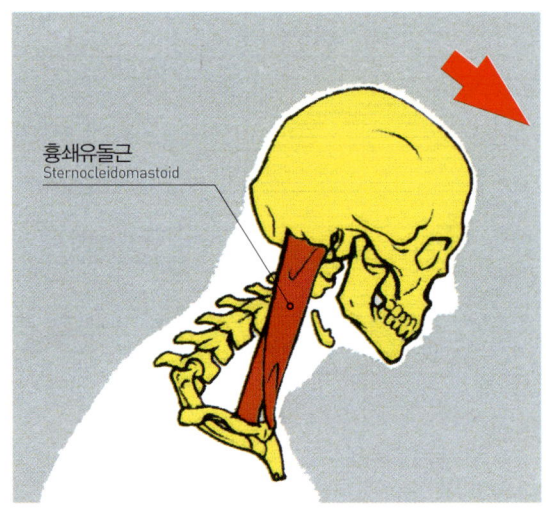

흉쇄유돌근들은 마치 박치기를 할 때처럼 동시에 수축해서 머리를 앞으로 민다.

따라서 목 근육을 발달시키는 것은 매우 중요하다. 다른 근육을 운동할 때와 달리, 적어도 이때만큼은 보디빌더들이 사용하는 운동 테크닉을 차용하는 게 도움이 된다.

발달시켜야 하는 능력들

목 근육을 강하게 만들어야 하는 이유는 경추를 제자리에 고정시키는 역할을 하는 인대들이 머리를 맞았을 때 늘어나지 않도록 고정하기 위해서이다. 목 근육을 발달시킬 때에는 특히 등척성 근력과 충격을 흡수하는 능력을 키워야 하기 때문에 느린 속도의 운동이나 정적인 수축을 실시해야 한다. 피로가 누적되면 부상 위험이 증가하기 때문에 지구력도 키워야 한다. 즉, 근육이 지친 상태에서도 운동을 이어나갈 수 있도록 많은 수의 세트를 실시해야 한다는 뜻이다.

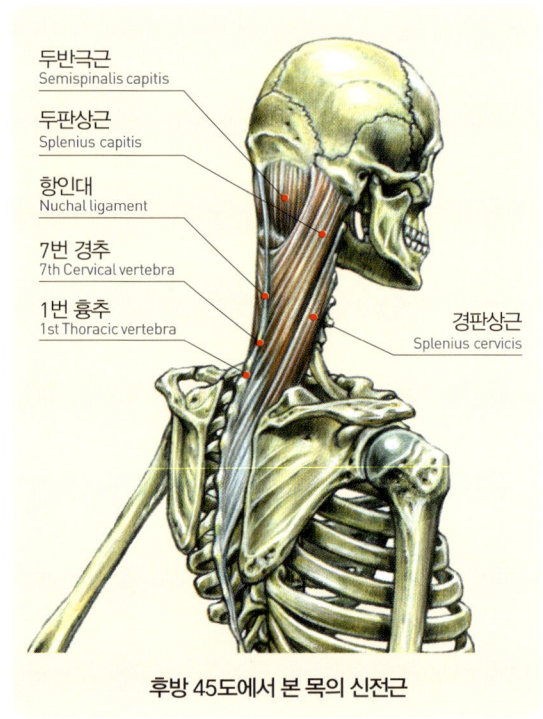

후방 45도에서 본 목의 신전근

근육을 고립해서 발달시킨다

일반적인 근력 트레이닝은 목을 잘 자극하지 않는다. 따라서 목을 자극하는 고립운동을 해야 한다. 이를 위해서는 아래와 같은 근육들을 자극하는 운동 프로그램을 구성해야 한다.

- 목 앞쪽(굴곡근)
- 목 뒤쪽(신전근)
- 목 옆쪽(회전근)

이번 장에서는 목에 가장 부담이 적으면서도 각각의 부위를 효과적으로 자극하는 운동들을 소개할 것이다. 브릿지 자세처럼 머리로 몸을 지탱하는 위험한 레슬링 운동을 하기 전에, 우선 이런 목 운동을 몇 개월 동안 실시해서 목을 단련해야 한다.

> ⚠️ 경추는 작기 때문에 다치기 쉽다. 근력 트레이닝을 통해 목 근육을 단련하면 시합 중에 경추가 보호된다. 하지만 근력 트레이닝을 하다가 경추를 다치는 경우도 있다. 부상당한 상태에서 근력 트레이닝을 하면 부상이 더 악화되어 목이 강화되기는커녕 부상에 더 취약해진다. 따라서 목 운동을 할 때에는 천천히, 많은 횟수(20~30회)를 반복해야 경추의 손상을 최소화할 수 있다.

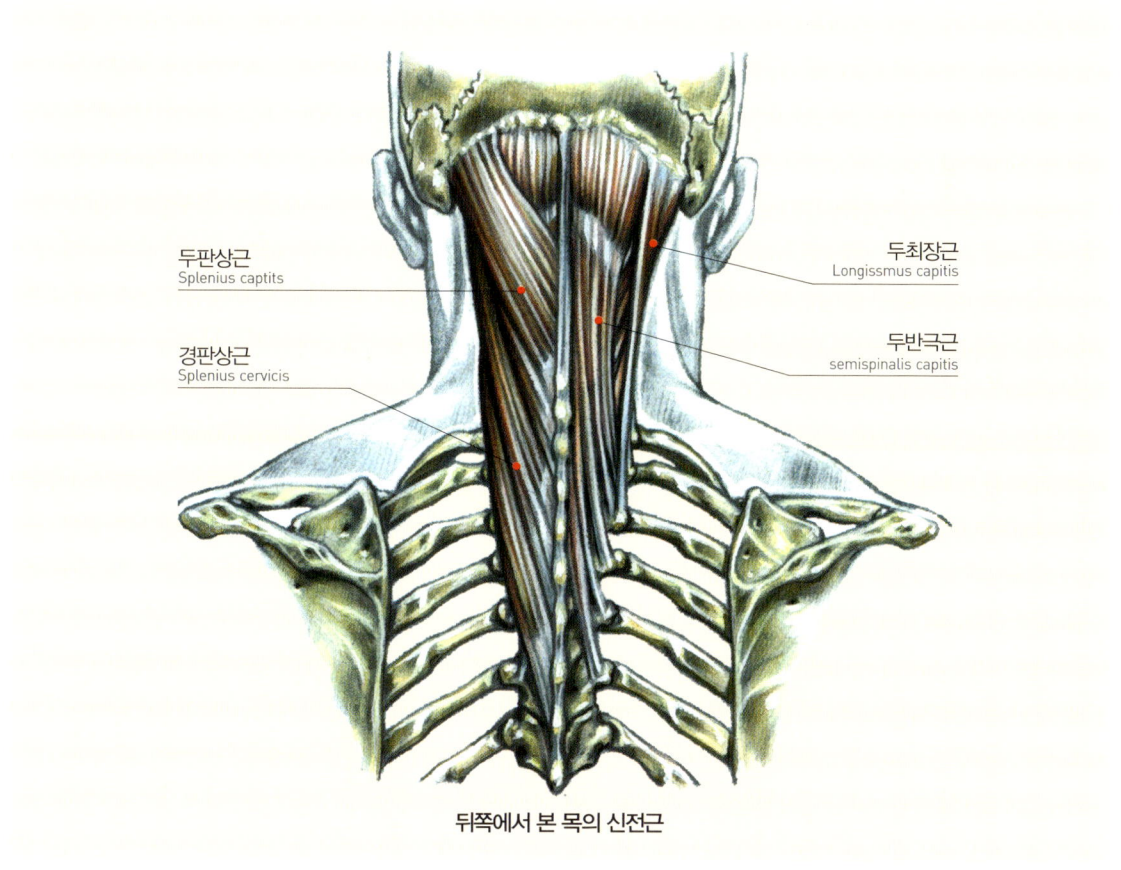

뒤쪽에서 본 목의 신전근

목 운동

1 넥 플렉션 Neck Flexion

목 전면의 근육을 고립하는 운동이다. 뒤로 넘어졌을 때 경추를 보호하고 싶다면 반드시 해야 하는 운동이다.

- 제자리에 서거나 무릎을 꿇는다. 양 주먹을 모아서 턱 아래를 받친다❶. 목으로 주먹을 눌러서 고개를 최대한 숙인다❷.

- 이 상태를 5초간 유지하면서 근육을 강하게 쥐어짠다.

- 주먹으로 머리를 뒤로 천천히 밀고, 목의 힘으로 저항한다.

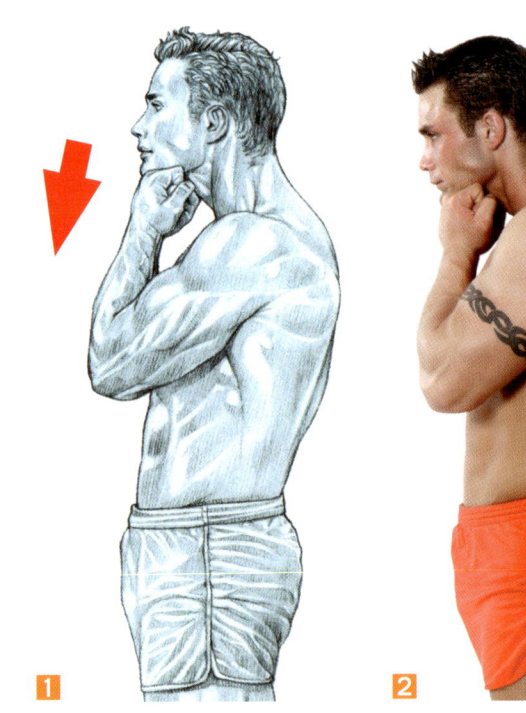

동작 포인트

고개를 뒤로 과도하게 젖히지 않는다. 턱은 바닥과 평행이 되는 지점까지만 드는 게 좋다.

응용 동작

① 목에 통증이 있는 사람은 움직임 없이 등척성 운동을 해도 된다. 양 주먹을 목과 가슴 사이에 넣고, 목을 최대한 강하게 쥐어짠다. 10초간 유지한 후에 자세를 풀고 몇 초 쉰다. 이를 지칠 때까지 반복한다.

② 정면만 응시하는 대신에 고개를 우측으로 45도 돌리고 1세트, 좌측으로 45도 돌리고 1세트를 실시해 본다.

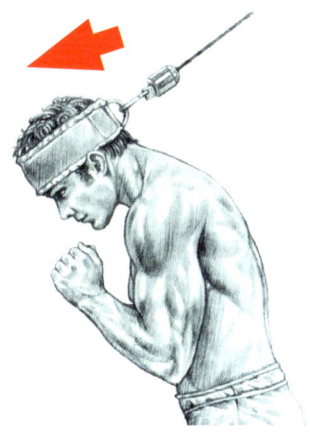

◀ 하이 풀리를 사용한 운동법

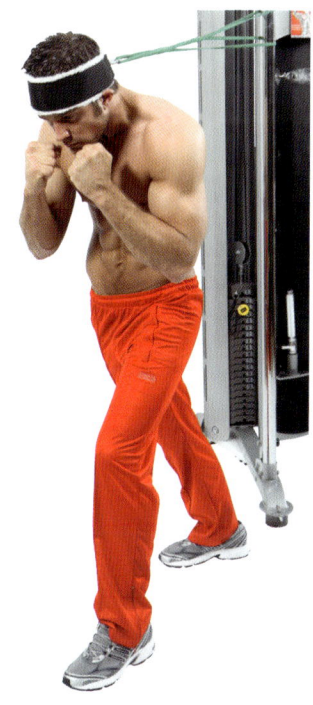

◀ 탄력밴드를 사용한 운동법

3 난이도를 높이고 싶으면 머리가 벤치 가장자리 너머로 나오도록 벤치에 눕는다. 가슴에 원판을 올리고, 그 위에 수건을 깐다. 고개를 뒤로 젖혔다가 원판을 향해 숙인다.

4 저항을 높이고 싶다면 하이 풀리나 탄력밴드에 연결한 스트랩을 머리에 둘러도 좋다.

5 넥 플렉션 운동을 할 수 있는 머신을 사용해도 된다.

장점

양손을 사용해 목을 강화하는 동시에 경추의 압박을 덜어줄 수 있다.

단점

손으로 직접 저항을 가해야 하기 때문에 근육에 가해지는 자극의 정도를 정확히 측정할 수 없다. 따라서 근력 성장의 속도를 알기 힘들다. 중량을 사용해서 운동하면 이런 문제가 해결되기는 하지만, 그러면 손을 사용할 때보다 경추에 강한 충격이 가해진다.

위험 요소

⚠ 경추를 압박하지 않으려면, 고개를 뒤로 과도하게 젖히면 안 된다.

목 운동

2 넥 익스텐션 Neck Extention

목 뒤쪽의 근육(판상근)을 자극하는 고립운동이다. 권투선수들의 목 형태가 독특한 이유도 판상근 때문이다. 판상근은 머리를 맞았을 때 기절하는 것을 방지해준다.

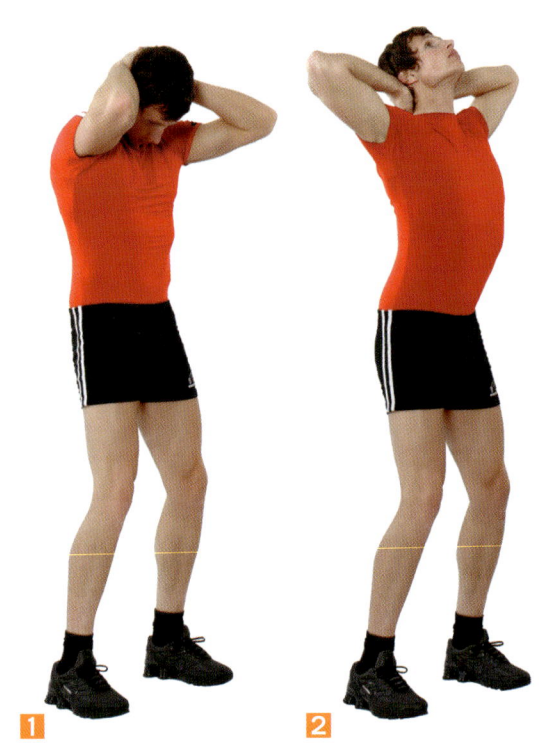

- 제자리에 서거나 무릎을 꿇는다. 손가락을 깍지 껴서, 뒤통수 상단에 댄다 **1**.

- 목의 힘으로 손을 뒤로 최대한 민다 **2**. 이 자세를 5초간 유지하며 근육을 강하게 쥐어짠다. 손으로 머리를 앞으로 천천히 미는 동시에 목의 힘으로 저항한다.

동작 포인트

고개를 아래로 지나치게 숙이지 않는다. 턱이 바닥과 평행을 이루는 지점에서 멈추는 게 좋다.

응용 동작

1 목에 통증이 있다면 움직임 없이 정적인 방식으로 운동해도 된다. 침대에 똑바로 누워서 머리로 매트리스를 강하게 누른다. 최소 10초간 유지한 후에 자세를 풀고 몇 초간 쉰다. 이를 지칠 때까지 반복한다.

2 선 자세에서 벽에 등을 대고 실시해도 좋다.

3 정면만 응시하는 대신에 고개를 우측으로 45도 돌리고 1세트, 좌측으로 45도 돌리고 1세트를 실시해 본다.

4 양손 대신에 수건이나 탄력밴드를 머리 뒤에 대도 좋다.

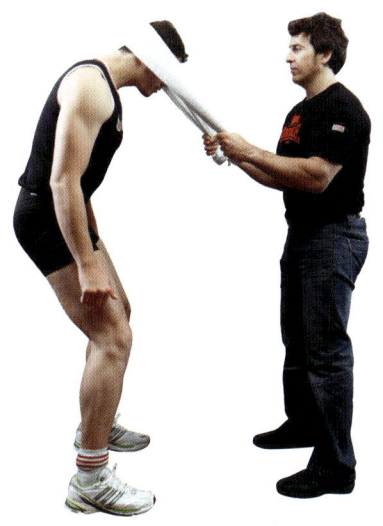
④ 수건을 사용한 운동법

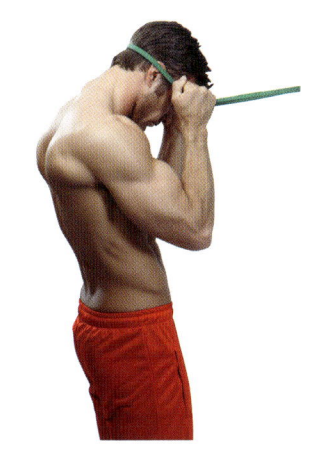
④ 탄력밴드를 사용한 운동법

장점
손이나 탄력밴드를 사용해서 운동하면 중량이나 머신을 사용할 때와 달리 경추에 압력을 주지 않으면서도 목을 단련할 수 있다.

단점
목을 이런 식으로 운동하면 어지러울 수 있다. 그래서 이 운동은 긴장의 끈이 풀리지 않도록 아주 느리게 실시해야 한다. 어지러우면 눈을 감고 운동해 본다.

위험 요소
⚠ 바닥을 향해 양손으로 머리를 누르면 안 된다. 그렇게 되면 경추가 압박된다.

⑤ 난이도를 높이려면 벤치 가장자리 너머로 머리가 나오도록 벤치에 엎드린다. 머리에 수건을 깔고 그 위에 원판을 올린다. 바닥으로 머리를 내렸다가 들어 올린다.

⑥ 저항을 높이려면 풀리나 탄력밴드에 연결한 스트랩을 머리에 둘러도 좋다.

⑦ 넥 익스텐션을 실시할 수 있는 머신을 사용해도 된다.

어드바이스
넥 익스텐션과 넥 플렉션은 휴식 없이 슈퍼세트 방식으로 이어서 해도 좋다.

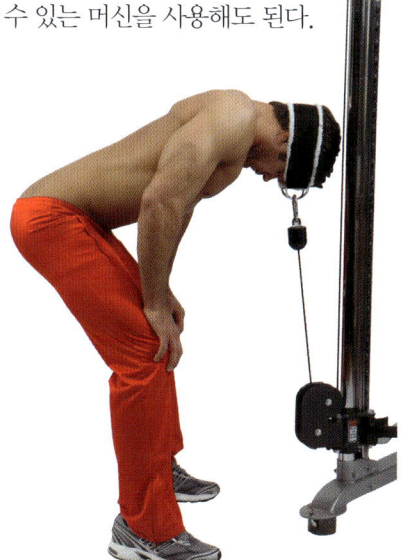
⑥ 풀리를 사용한 운동법

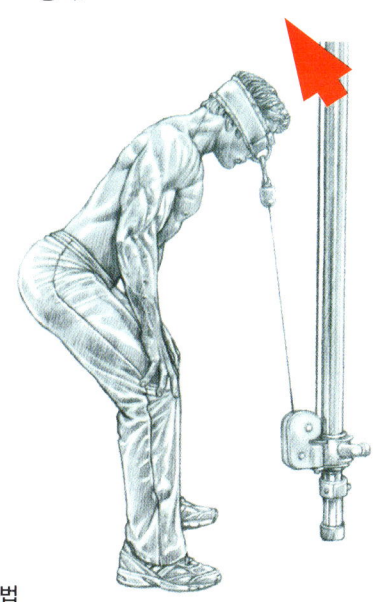

목 운동

3 레터럴 넥 플렉션 Lateral Neck Flexion

목 측면의 근육을 자극하는 고립운동이다.

- 제자리에 서거나 무릎을 꿇는다. 오른손 손바닥을 오른쪽 귀 위에 댄다 **1**. 목의 힘을 사용해서 손을 오른쪽으로 최대한 민다 **2**.

- 이 상태를 5초간 유지하며 근육을 강하게 쥐어짠다. 머리를 천천히 시작지점으로 밀되, 목의 힘으로 저항한다. 오른쪽 운동이 끝났으면 즉시 왼쪽으로 반복한다.

응용 동작

1 목에 통증이 있다면 움직임 없이 정적인 방식으로 실시한다.

2 저항을 높이고 싶다면, 풀리나 탄력밴드에 연결한 스트랩을 머리에 두른다.

3 손으로 미는 대신에 당겨도 된다(69쪽 참조).

4 난이도를 높이고 싶다면, 머리의 무게를 사용해 운동할 수 있도록 바닥에 옆으로 눕는다. 이것도 쉽게 느껴진다면 위쪽 귀 위에 작은 원판을 올리고 실시해 본다.

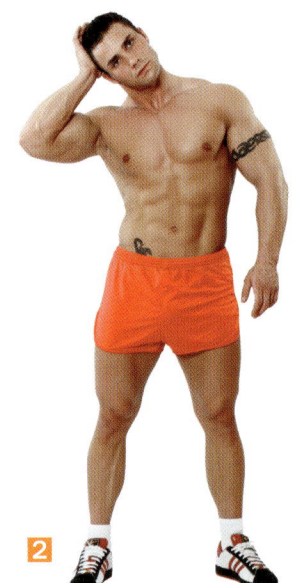

동작 포인트

목의 가동범위를 무리하게 넓히려고 하면 안 된다. 목을 늘리거나 수축한 상태에서는 고개를 지나치게 꺾지 않는다.

어드바이스

근육의 긴장감을 지속적으로 유지하고, 등척성 운동을 하듯이 천천히 동작한다.

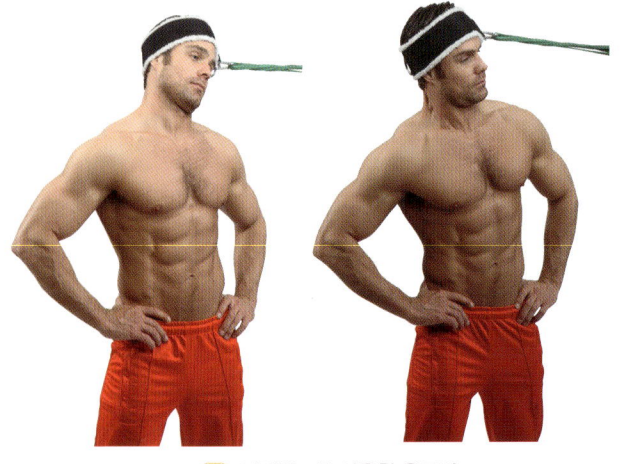

2 탄력밴드를 사용한 운동법

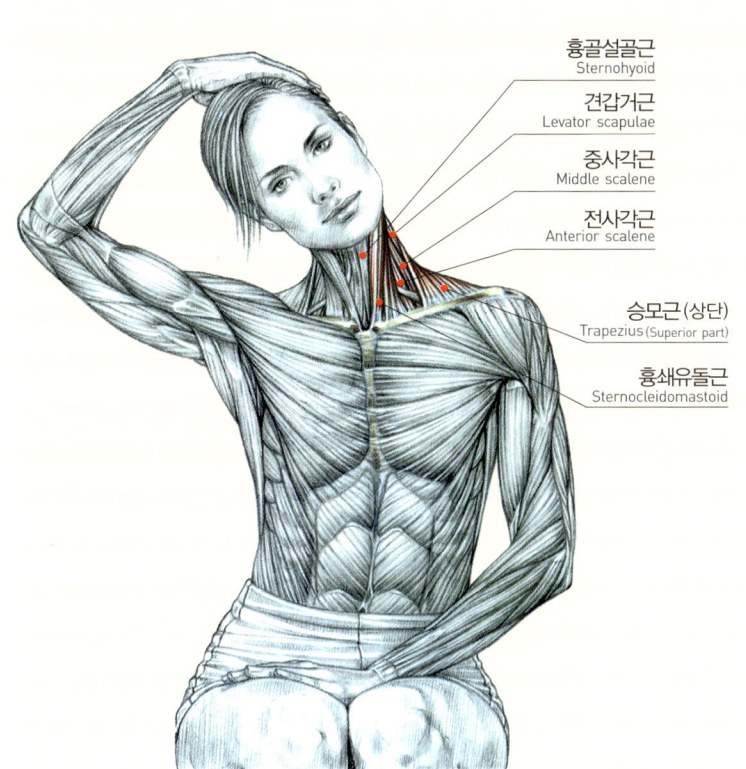

흉골설골근
Sternohyoid

견갑거근
Levator scapulae

중사각근
Middle scalene

전사각근
Anterior scalene

승모근(상단)
Trapezius (Superior part)

흉쇄유돌근
Sternocleidomastoid

장점

이 운동은 일반적인 방법으로는 고립하기 힘든 목 주변의 근육을 자극한다.

단점

목을 급작스럽게 비틀면 경추를 다칠 수 있으므로 운동 내내 집중력을 유지해야 한다.

위험 요소

⚠ 목을 측면으로 젖히는 운동은 목 운동 중에서 가장 위험하다. 따라서 좁은 가동범위 내에서 운동하는 것이 좋다.

턱 강화하기

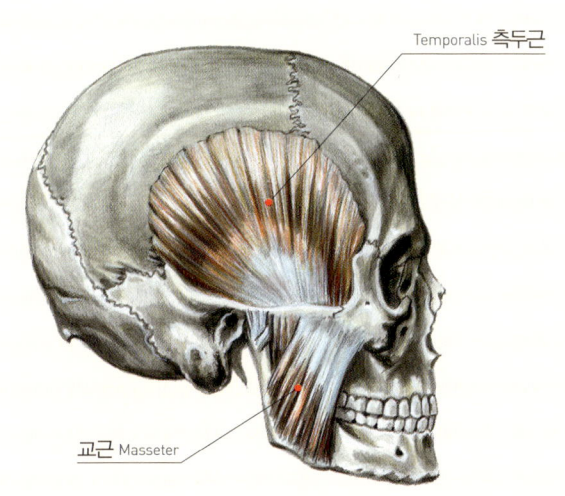

Temporalis 측두근

교근 Masseter

만약 턱에 가벼운 펀치만 맞아도 턱이 탈구된다면, 턱관절에 힘을 전달하는 근육을 단련해야 한다. 턱이 탈구되면 매우 고통스럽지만 주변 근육을 강화하면 충분히 예방할 수 있다. 껌 몇 개를 동시에 씹는 것도 좋은 방법이다. 하지만 이때 입을 너무 크게 벌리면 턱이 더 잘 탈구될 수 있으니 주의하자. 혹은 길항근을 단련해도 좋다. 양 주먹을 턱 아래에 받쳐서 저항을 높인 상태에서 입을 벌려 본다.

거대한 승모근으로 목을 보호하기

승모근은 세 가지 기능을 한다.

1. 승모근을 발달시키면 목의 힘이 세지고, 목이 보호된다. 거대한 승모근은 목을 둘러싸서 가려준다.
2. 승모근이 거대하고 목이 두꺼우면 상대방에게 위압감이 전달된다.
3. 하부 승모근은 어깨관절을 고정하고 보호한다. 승모근 상하부의 근력이 불균형하면 어깨에 부상을 당할 수 있다. 이 부위는 로우를 통해 단련할 수 있다(139쪽 참조).

승모근이 하는 역할

승모근은 세 부위로 나눈다.

1. 승모근 상부는 어깨를 위로 든다. 격투기 선수는 이 부위를 집중적으로 발달시켜야 한다.
2. 승모근 하부는 상부와는 달리 어깨를 아래로 내리는 역할을 한다.
3. 승모근 중부는 견갑골을 한곳으로 모은다.

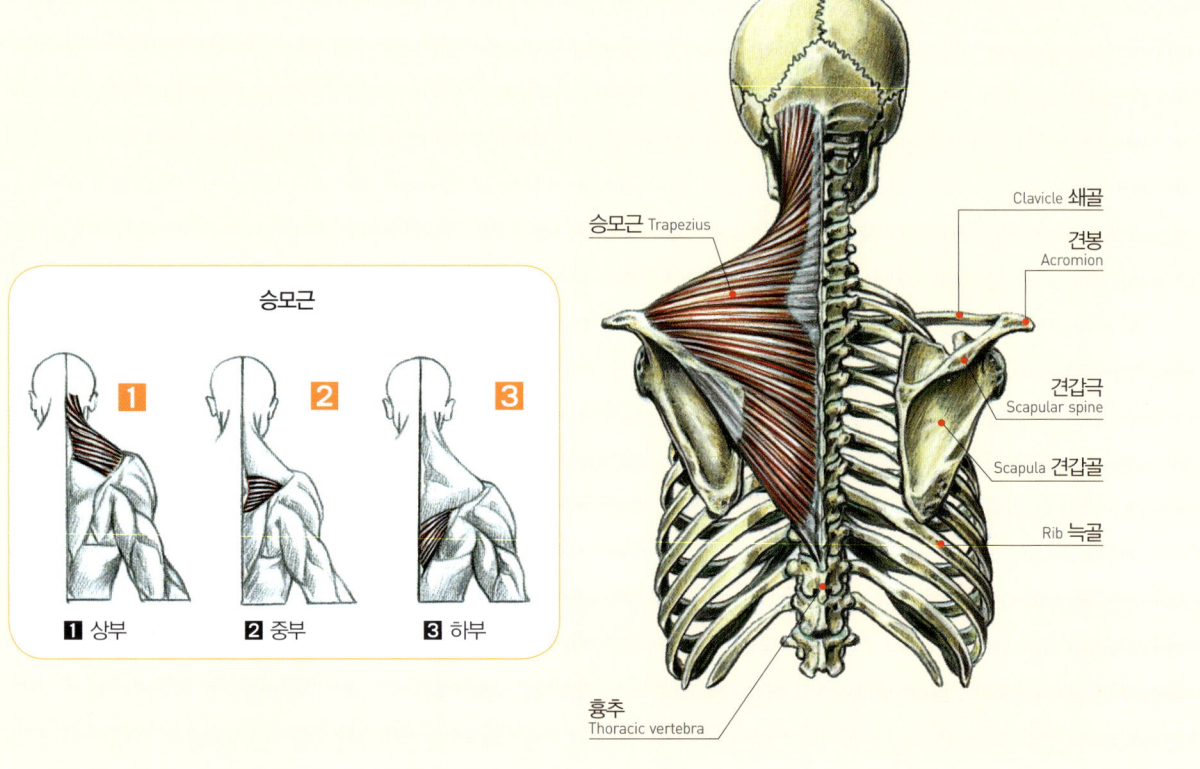

승모근 운동

1 쉬러그 Shrug

승모근 상부를 자극하는 고립운동이다.

- 양팔을 아래로 뻗어 긴 바나 덤벨 2개 혹은 케틀벨 2개를 든다 **1**. 쉬러그 머신을 사용해도 좋다.

- 어깨를 위로 최대한 높이 든다. 승모근을 귀에 닿게 한다고 생각한다 **2**. 1초간 수축한 후에 어깨를 내린다.

- 승모근을 최대한 늘려주되 목에서 두둑거리는 소리가 들리면 안 된다(그러면 경추가 움직였다는 뜻이다).

동작 포인트

운동을 개시할 때 팔을 굽히지 않는다. 하지만 어깨를 든 다음에는 이두근을 살짝 사용해서 어깨를 조금 더 높이 들어도 좋다 **3**.

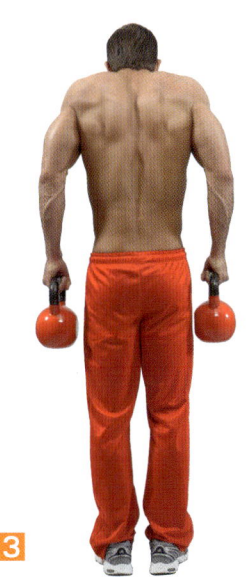

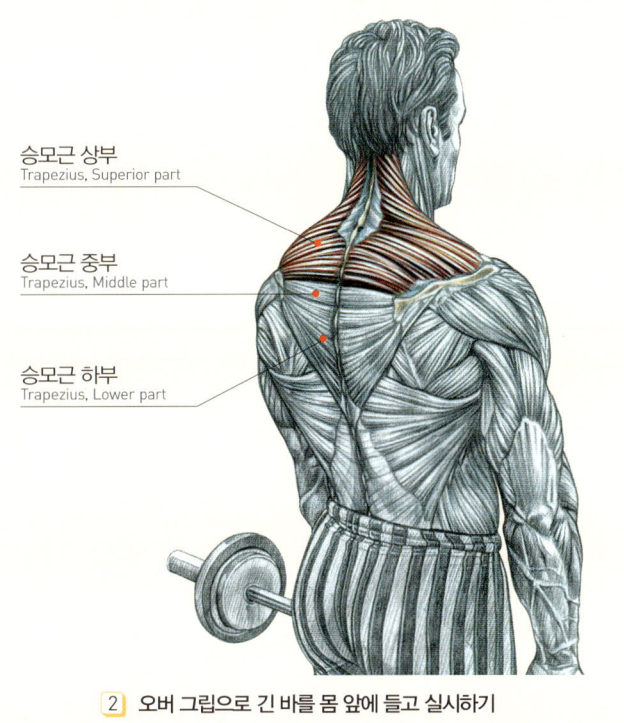

2 오버 그립으로 긴 바를 몸 앞에 들고 실시하기

> **응용 동작**

1. 덤벨을 사용한 변형 운동: 덤벨을 드는 위치를 몸 앞이나 옆, 뒤로 바꿔주면 승모근을 다양한 각도에서 자극할 수 있다.

2. 긴 바를 사용한 변형 운동: 바를 몸 앞(오버 그립)이나 뒤(오버 혹은 언더 그립)로 들어 보자.

3. 머신이나 짧은 바를 사용한 변형 운동: 양손의 너비에 변화를 주면 승모근에 색다른 자극을 줄 수 있다.

4. 바를 손에서 놓칠 것 같다면 스쿼트 랙 안에서 쉬러그를 실시한다. 손을 사용하지 않아도 좋다.

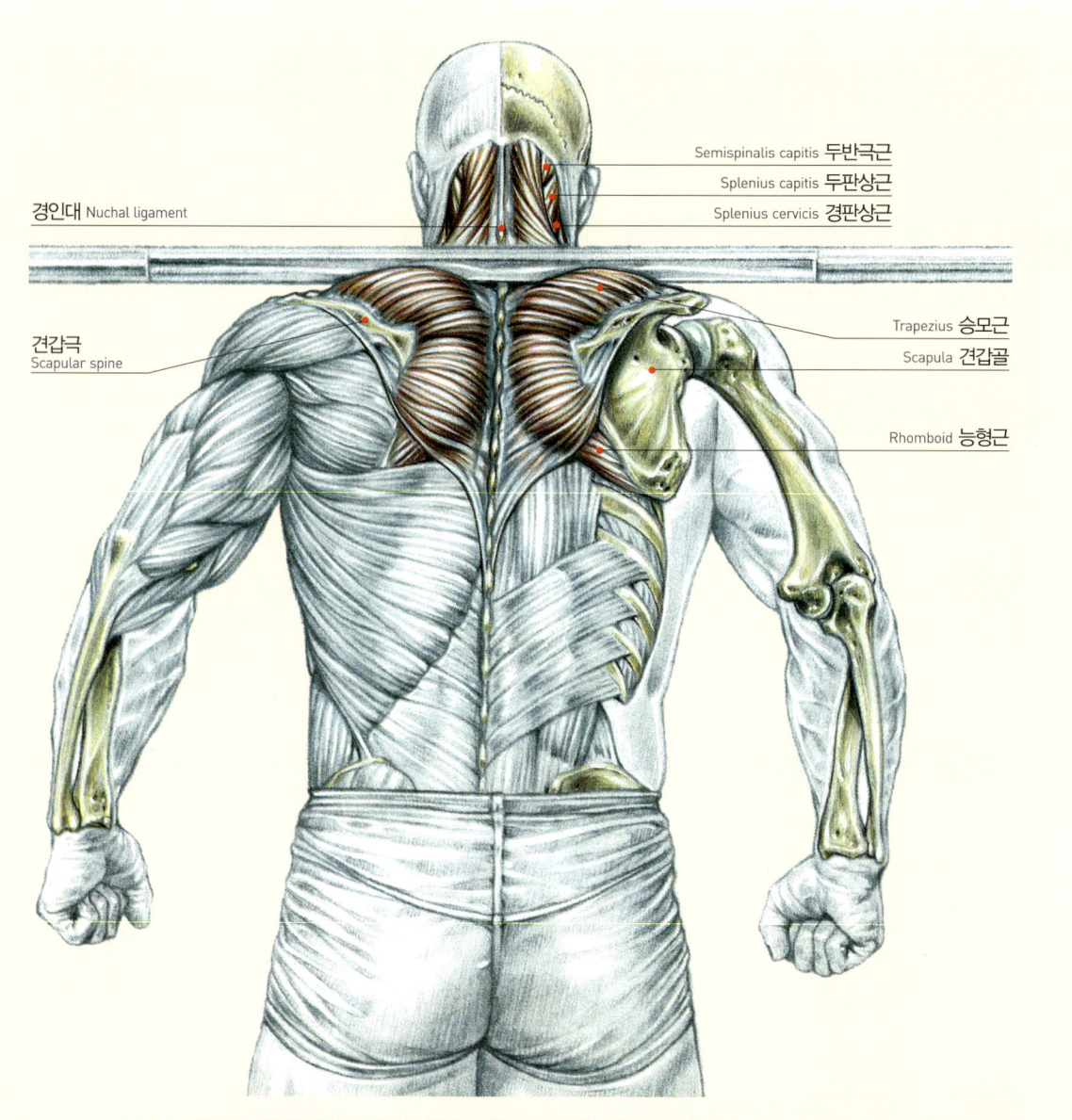

4 스쿼트 랙 안에서 손을 사용하지 않고 실시하는 데라비에식 쉬러그

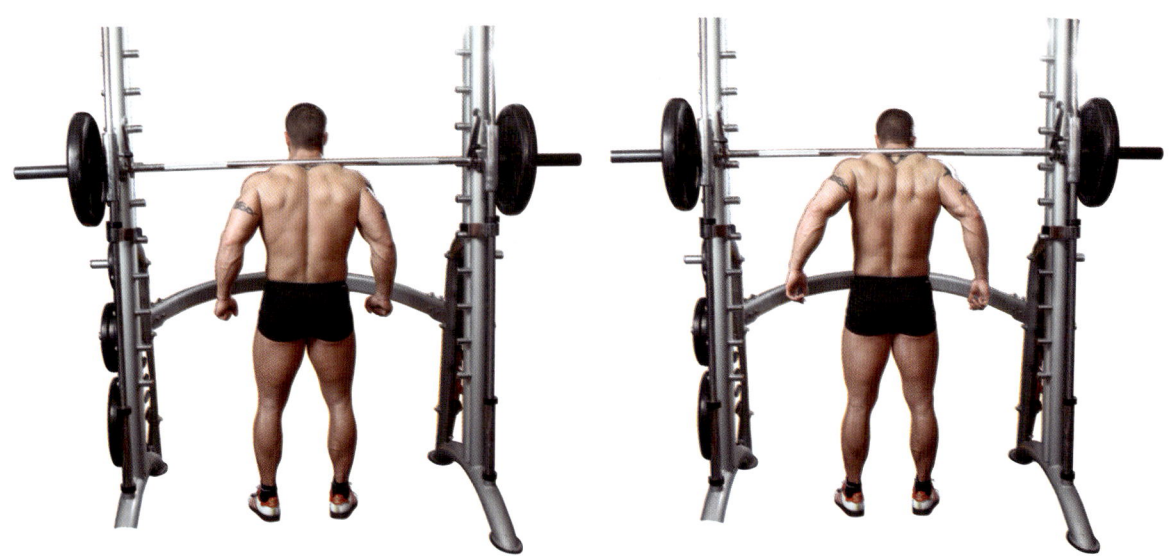

4 스쿼트 랙 안에서 손을 사용하지 않고 실시하는 쉬러그

데라비에식 쉬러그와 일반적인 쉬러그는 다르다. 데라비에식 쉬러그는 견갑극과 연결된 승모근 상부 섬유를 더 잘 자극하는 반면에, 일반적인 쉬러그는 쇄골과 연결된 승모근 상부 섬유를 중점적으로 자극한다.

장점

쉬러그는 승모근을 직접 자극한다. 유일한 문제는 악력이다. 고중량 세트를 하는 도중에는 손의 힘이 풀리기도 하기 때문이다. 벨트(예를 들면 유도복에 매는 띠)를 사용하면 이 문제가 해결된다 1 2 3.

위험 요소

⚠ 쉬러그를 할 때에는 아주 무거운 중량을 사용할 수 있기 때문에 요추가 압박될 수 있다. 무거운 중량을 사용할 때에는 허리를 다치지 않도록 주의한다.

단점

승모근은 경추 근처에 있기 때문에 상부 승모근을 반복해서 수축하면 두통이 생길 수 있다. 따라서 처음부터 무리해서는 안 된다.

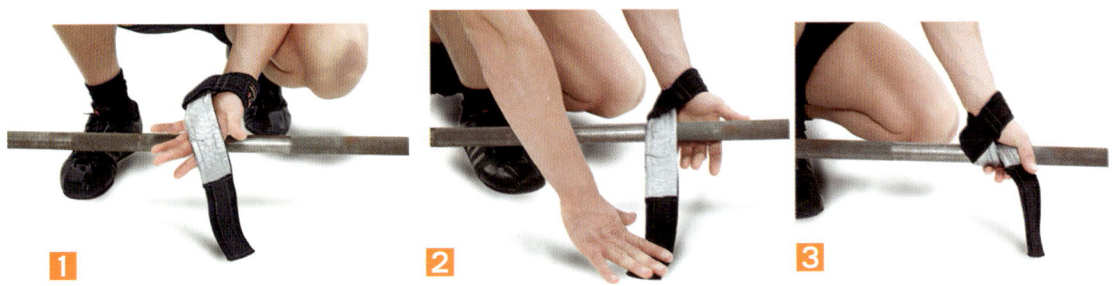

벨트나 스트랩을 사용해서 악력 보완하기

02 복벽 ABDOMINAL WALL

격투기는 다른 스포츠에 비해서 복부가 매우 중요하다.
- 상대방에게 맞았을 때 장기를 보호하려면 복근이 튼튼해야 한다.
- 넓적다리와 상체를 연결해주는 연결고리 역할을 해야 한다.
- 타격의 파괴력을 높이려면 복부의 근력과 지구력을 키워야 한다. 또한 상대방의 끝없는 공격을 피하기 위해서는 유연함과 가동성까지 갖춰야 한다.

모든 면에서 부족함 없는 복부를 만들기 위해서는 복벽을 다양한 각도에서 자극해야 한다. 시합에서 최상의 경기력을 선보이고 싶다면 단 하나의 각도도 소홀히 해서는 안 된다.

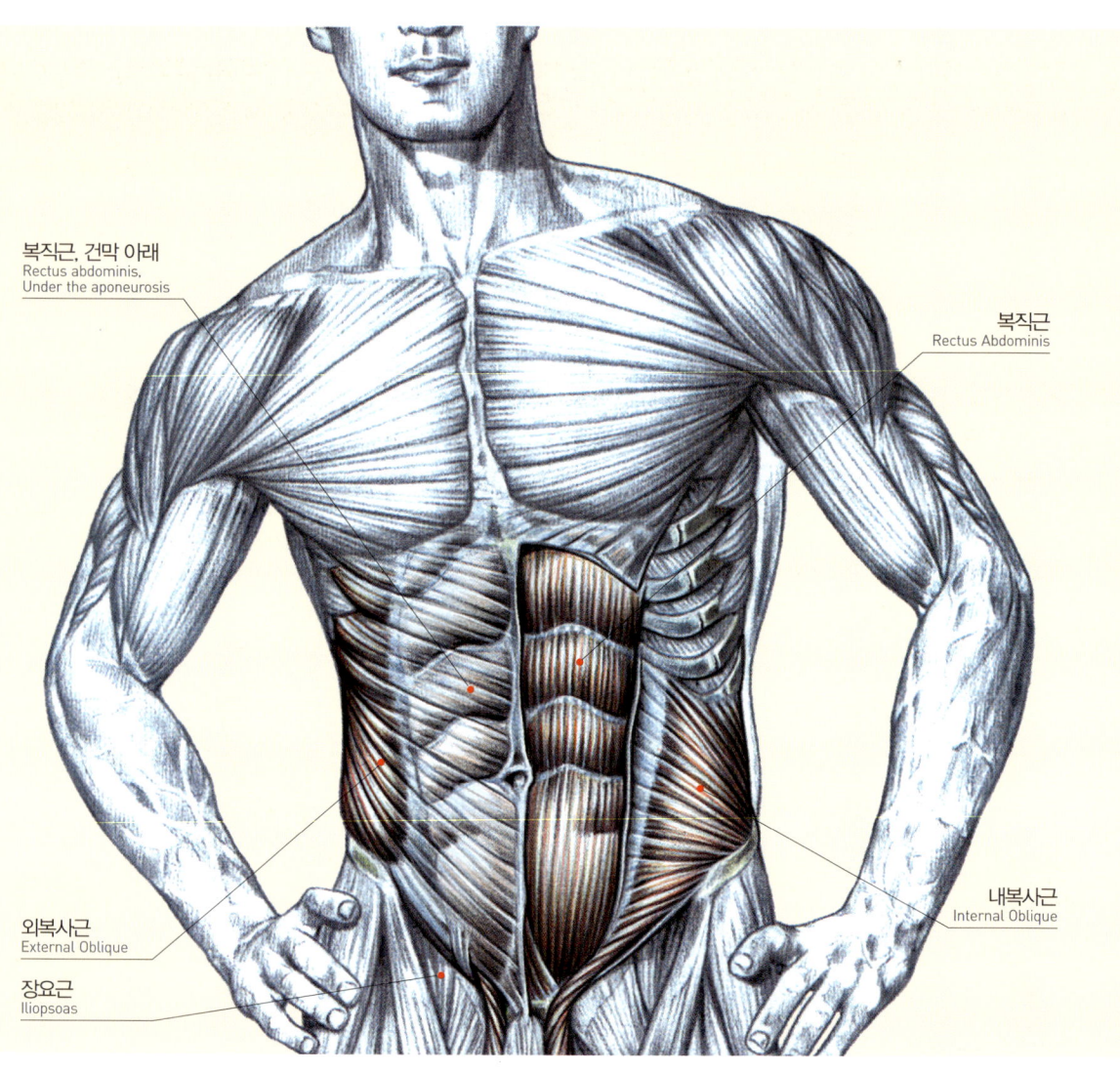

복근의 작용 방향과 복벽

네발짐승의 복부 근육은 마치 그물 침대가 걸려 있는 것처럼 내장을 수동적으로 떠받치고 있다. 이 근육은 운동하는 데 상대적으로 제한된 역할만을 수행한다.
  양발로 보행하는 인간의 복부 근육은 굉장히 발달되어 있어 수직 방향으로 골반과 상체를 단단히 연결하고, 걷거나 뛸 때 상체가 과도하게 움직이는 것을 막아준다. 인간의 복근은 아주 강력한 지지 근육으로서, 내장을 능동적인 방식으로 지탱해주는 역할을 한다.

1 복직근
2 외복사근
3 내복사근
4 복횡근

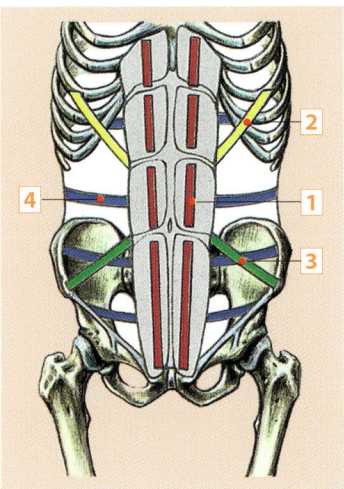

복벽 운동

1 싯업 Sit-Up

복벽 전체와 고관절굴곡근을 자극하는 고립운동이다.

격투기 선수에게 필요한 이유

★ 복벽 전체를 강화해서 장기를 보호할 수 있다.
★ 발이나 무릎으로 강력한 킥(105쪽 참조)을 날릴 때 필요한 고관절굴곡근을 발달시킬 수 있다.

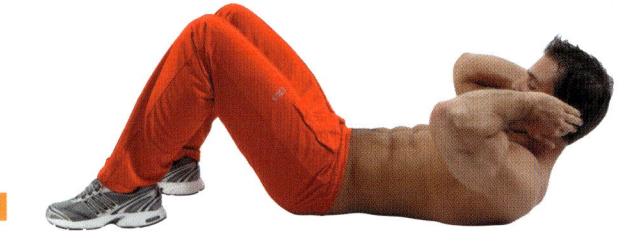

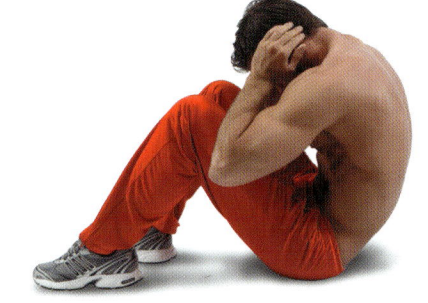

🟡 바닥에 누워서 다리를 굽히고 발바닥을 바닥에 붙인다. 머신이나 고정된 물체 아래에 발을 끼우거나 혹은 파트너에게 잡아달라고 요청한다. 양손은 귀 옆에 둔다 **1**.

🟡 어깨를 들어서 바닥에서 상체를 들어 올리고, 상체가 넓적다리에 닿도록 재빨리 컬한다 **2**.

🟡 시작지점으로 돌아온 후 반복한다. 신체 반동(치팅)은 사용하지 않는다.

동작 포인트

손의 위치에 따라 운동의 난이도가 달라진다. 가장 어려운 자세에서 출발해 가장 쉬운 자세로 마무리해 보자. 일단 뒤로 양팔을 뻗은 상태에서 싯업을 실시한다 ③. 피로가 쌓이면 양손을 어깨에 얹고 몇 회 더 반복한다.

섀도복싱을 하며 팔의 반동을 사용해 몇 회 더 반복한다.

어드바이스

복근을 수축할 때 숨을 내쉬고, 상체를 바닥으로 내릴 때 숨을 들이쉰다.

응용 동작

① 저항을 높이고 싶다면 머리 뒤로 원판을 들거나 가슴 앞에 덤벨을 든다.

② 바닥에 누워서 하는 대신에 발을 고정할 수 있는 인클라인 벤치에서 실시해 본다. 발을 높은 곳에 둘수록 난이도가 높아진다.

③ 피트니스 볼 혹은 보수 볼 위에 누워서 실시하면 가동범위를 넓힐 수 있다.

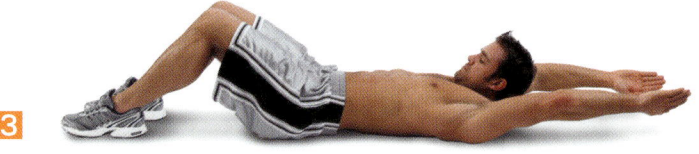

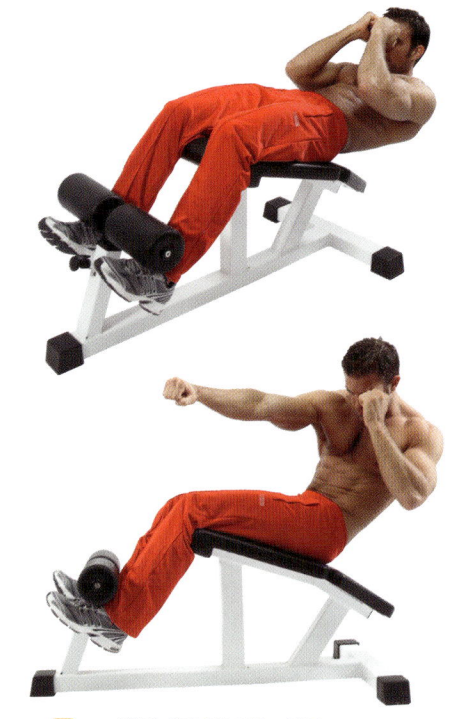

② Ab 벤치에서 실시하는 싯업

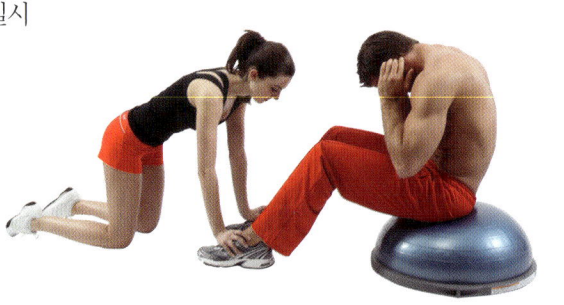

③ 보수(BOSU) 볼 위에서 파트너의 도움을 받아 실시하는 싯업

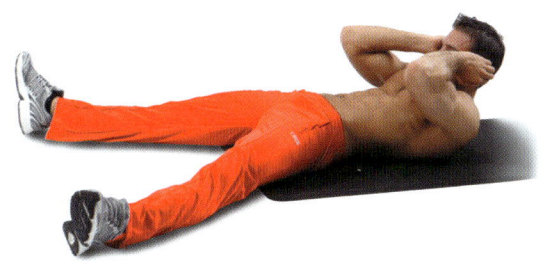

4 다리를 90도로 굽히는 대신에 곧게 펴고 실시하면 고관절굴곡근이 더 많이 개입된다.

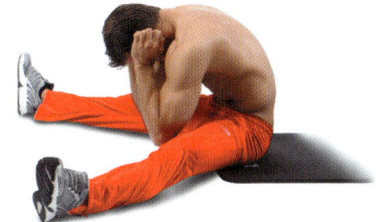

4 다리를 곧게 펴고 실시하는 싯업

5 바닥에 누워서 싯업 1회를 실시한 후에 한쪽 팔로 바닥을 짚고 일어난다. 나중에는 팔을 사용하지 말고 일어나 보자.

최대한 빨리 일어나는 연습을 하면 시합 중에 쓰러져도 재빨리 일어나 파이팅 스탠스를 취할 수 있다.

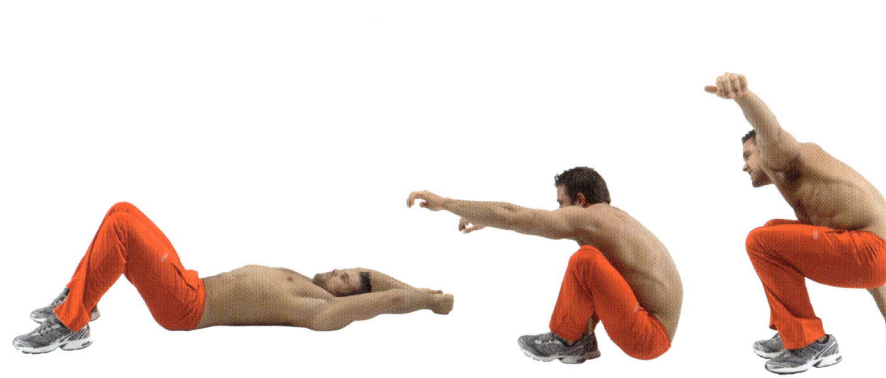

5 싯업을 마치자마자 자리에서 일어나기

장점
싯업은 복벽과 고관절굴곡근을 발달시키는 최고의 운동이다.

단점
고관절굴곡근의 긴장이 증가하면 요추의 압박도 증가한다. 디스크에 약간의 통증만 느껴져도 이 운동을 해서는 안 된다.

위험 요소
⚠ 등을 아치 모양으로 뒤로 굽히면 안 된다. 오히려 척추를 보호하려면 등을 앞으로 둥글게 굽혀야 한다.

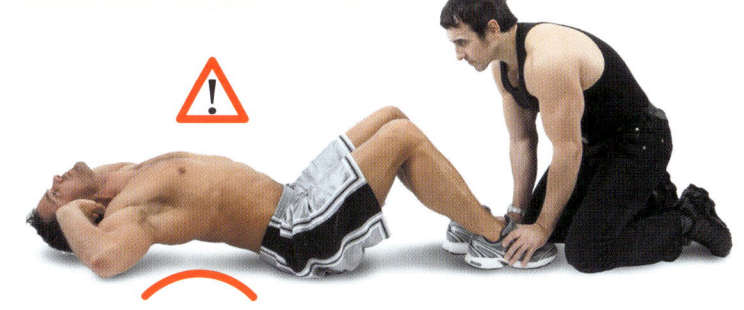

복벽 운동

2 스탠딩 케이블 크런치 Standing Cable Crunch

복벽 전체, 특히 복직근 상부를 자극하는 고립운동이다.

격투기 선수에게 필요한 이유

★ 상대방을 잡아서 바닥이나 케이지에 붙잡아 둘 수 있다.
★ 그라운드에 쓰러진 상대에게 더 강한 펀치를 날릴 수 있다.

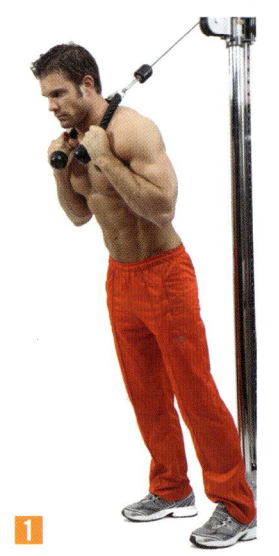
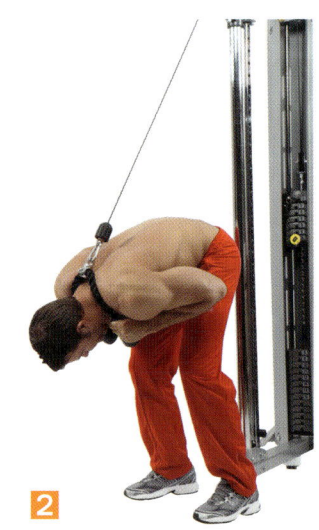

🟡 하이 풀리를 등지고 서서 케이블에 연결한 로프를 잡는다 **1**. 그라운드에 쓰러진 상대에게 펀치를 날릴 때처럼 상체를 앞으로 빠르게 숙인다 **2**.

🟡 약 50cm 정도를 숙였다가 시작 지점으로 돌아온다. 등은 항상 조금 구부린 상태를 유지하면서 동작을 다시 시작한다.

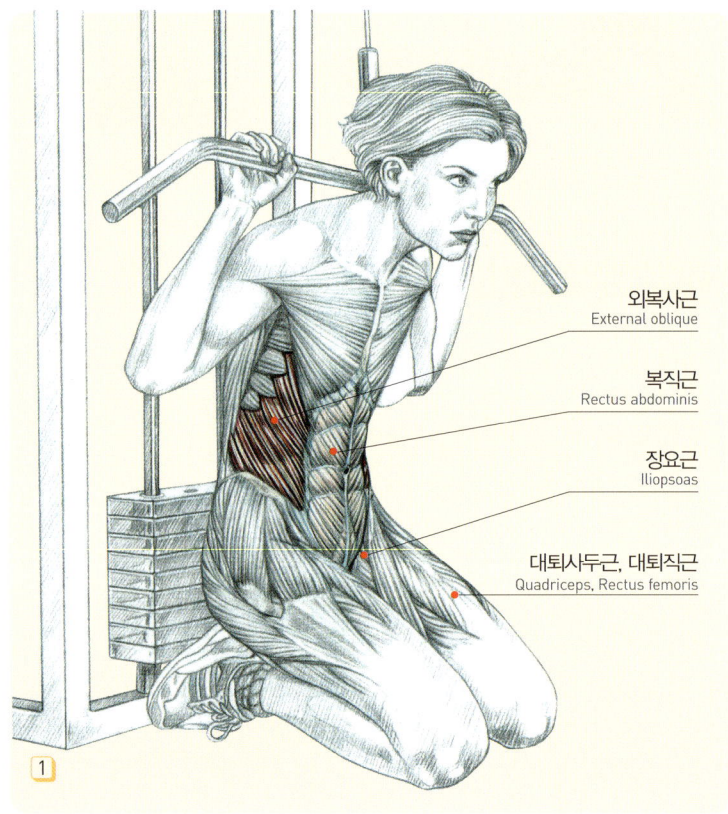

외복사근 External oblique
복직근 Rectus abdominis
장요근 Iliopsoas
대퇴사두근, 대퇴직근 Quadriceps, Rectus femoris

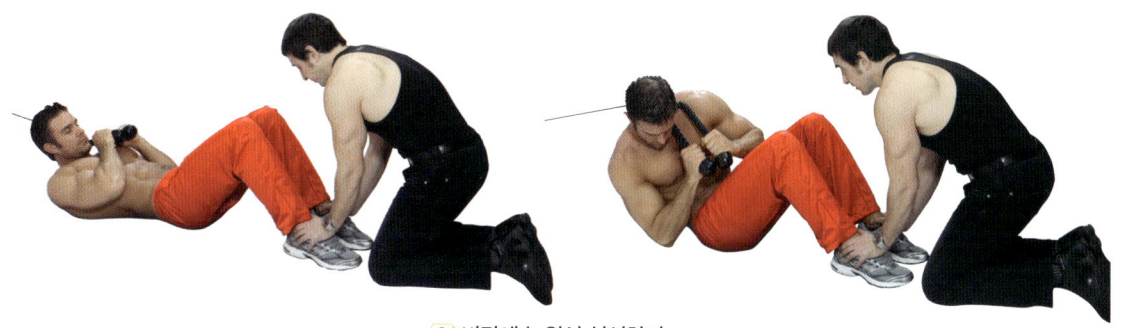

② 바닥에 누워서 실시하기

응용 동작

① 하이 풀리를 등지고, 바닥에 무릎을 꿇는다. 삼두근 스트랩이나 바를 사용해도 된다. 그라운드에 쓰러진 상대를 움직이지 못하도록 제압한다는 생각으로 상체를 앞으로 숙인다. 수축 상태를 10초간 유지했다가 시작지점으로 돌아온다.

② 로우 풀리가 머리 뒤에 오도록 바닥에 눕는다. 손잡이를 쥐고, 케이블이 목과 왼쪽 어깨 사이를 지나도록 한다. 그라운드에 쓰러져서 상대방에게 제압당했을 때, 상대방을 뿌리치고 일어난다는 생각으로 상체를 대각선으로 들어 올리자.

상체 왼쪽을 최소 25cm 들었다가 시작지점으로 돌아온다. 왼쪽으로 1세트를 마쳤으면 케이블을 오른쪽 어깨에 걸치고 반복한다.

장점

풀리를 사용하면 중량을 원하는 대로 조정할 수 있다. 또한 어떤 변형 운동을 실시하느냐에 따라서 복근이 다양한 방식으로 자극된다 (②은 플라이오메트릭 운동이고, ①은 등척성 수축 운동이다).

단점

중량이 일정 수준을 넘어가면 몸을 바닥에 고정한 상태에서 원하는 경로를 따라 상체를 일으키는 게 힘들어진다. 하지만 실전에 대비하려면 꼭 필요한 훈련이다.

동작 포인트

어떤 변형 운동을 실시하든지 등은 앞으로 살짝 굽힌다. 절대로 뒤쪽을 아치 모양으로 만들지 않도록 한다.

위험 요소

⚠ 중량이 지나치게 무거우면 몸이 중량에 끌려 다니게 되고, 최악의 경우에는 부상을 당할 수도 있다.

복벽 운동

3 트위스트 크런치 Twist Crunch

내복사근, 외복사근, 복직근을 자극하는 고립운동이다.

격투기 선수에게 필요한 이유

★ 복근의 활성도를 증가시켜서 더 강한 펀치를 날릴 수 있다.
★ 그라운드에 쓰러져서 상대의 아래에 깔렸을 때, 더 쉽게 풀고 나올 수 있다.

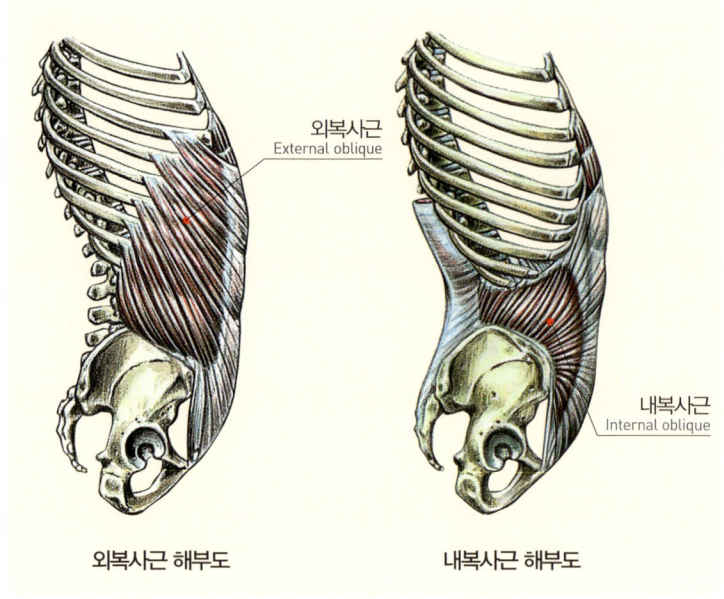

외복사근 해부도   내복사근 해부도

🟡 바닥에 누워서 다리를 굽히고, 머신이나 고정된 물체에 발을 끼우거나 혹은 파트너에게 발을 잡아 주도록 요청한다 **1**.

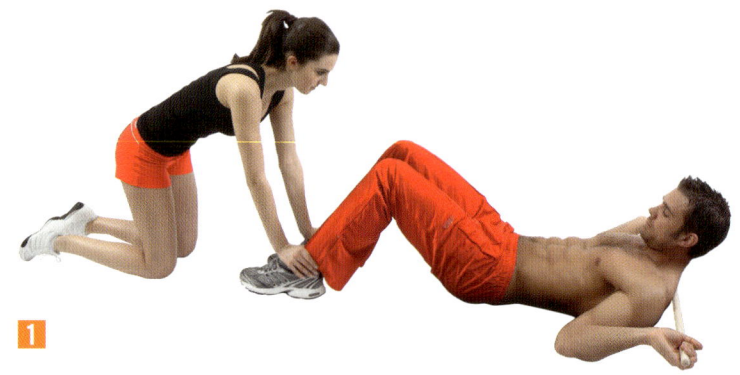

🍃 양손은 귀 옆에 두거나 긴 바를 잡는다. 오른쪽 어깨를 바닥에서 들어 오른쪽 팔꿈치를 왼쪽 무릎으로 이동시킨다 **2**. 즉, 몸을 왼쪽으로 비튼다. 그리고 나서 왼쪽, 오른쪽으로 번갈아 반복한다.

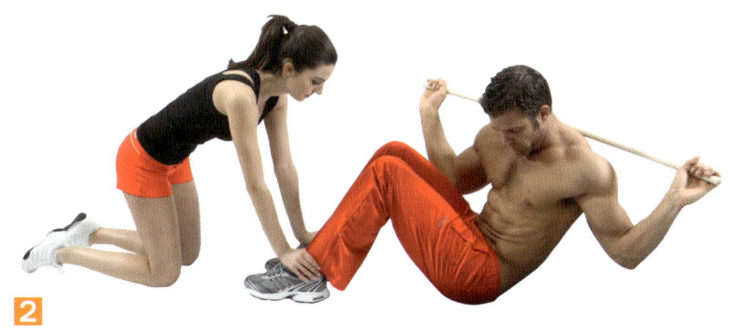

응용 동작

1 난이도를 높이려면 바닥 대신에 발을 고정할 수 있는 인클라인 벤치에 누워서 실시한다. 중량까지 사용하면 난이도는 한층 더 높아진다.

2 스태빌리티 볼 혹은 보수 볼 위에 누워서 운동의 가동범위를 넓힌다.

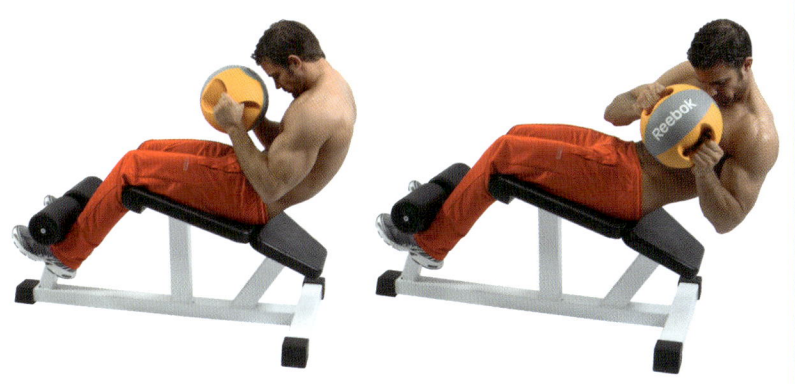

1 Ab 벤치에 누워서 메디신 볼을 들고 실시하기

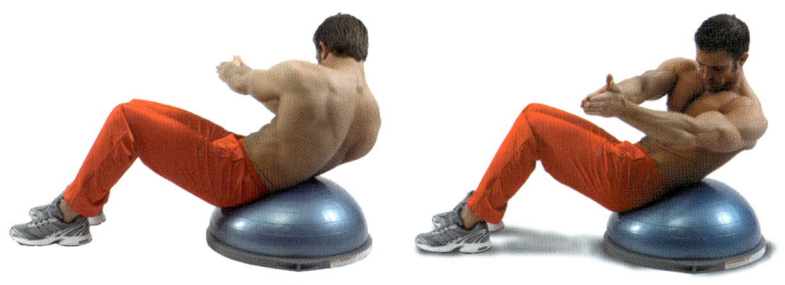

2 보수 볼 위에서 실시하기

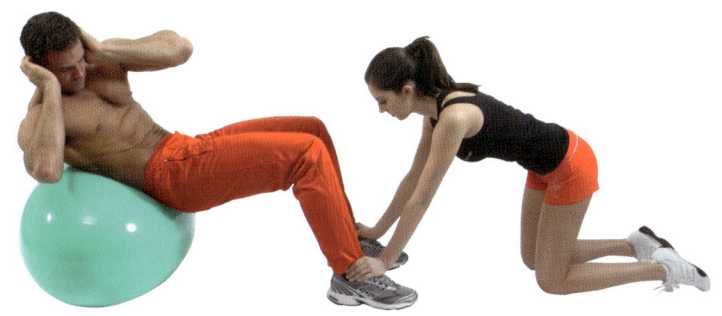

2 스태빌리티 볼 위에 누워서 파트너의 도움을 받아 실시하기

3 맨몸으로 실시하는 대신에 풀리나 탄력밴드를 사용해도 좋다. 풀리나 탄력밴드의 높이를 조정하면 자극이 가해지는 각도에 변화를 줄 수 있다.

장 점

트위스트 크런치는 격투기 선수를 위한 안성맞춤 운동이다.

단 점

신체 양쪽을 모두 운동해야 하기 때문에 시간이 많이 걸린다.

위험 요소

⚠ 디스크 부상을 방지하려면 다음의 두 가지를 조심한다.
- 몸을 25cm(약 10인치) 이상 비틀지 않는다.
- 등을 뒤로 아치 모양으로 굽히지 않는다.

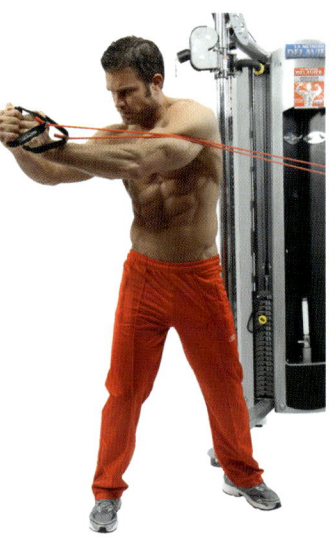

3 탄력밴드를 사용한 운동법

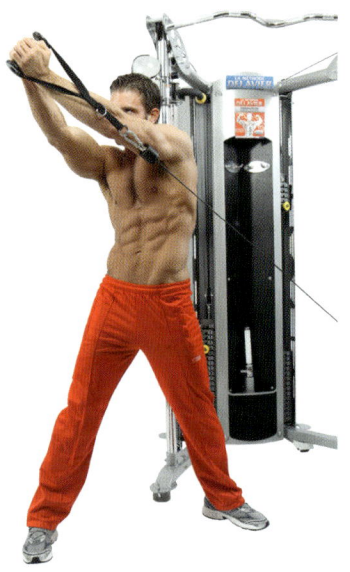

3 풀리를 사용한 운동법

트위스트 크런치가 격투가 선수에게 중요한 이유는

타격기를 구사할 때에는 일단 상체부터 회전해야 한다. 펀치를 예로 들면, 투수가 와인드업을 하듯이 일단 상체를 뒤로 회전해야 한다. 이러한 상체 회전을 담당하는 근육을 발달시키면 다음과 같은 효과를 볼 수 있다.
- 상체를 힘차게 회전해서 타격기에 파괴력을 더할 수 있다.
- 상대방의 아래에 깔렸을 때, 상대방을 더 쉽게 뒤집고 탈출할 수 있다.
- 비교적 부상에 취약한 복근을 부상으로부터 보호할 수 있다.

회전 운동은 2가지 방식으로 실시해야 한다.
- 상체만 회전하기(하체는 고정한 상태로)
- 하체만 회전하기(상체는 고정한 상태로)

시합에서도 이와 비슷한 상황이 자주 발생한다. 내 위에 올라탄 상대방을 뒤집고 일어설 때에는 상체만 회전하게 된다. 반면에 바닥에 깔렸을 때 다리의 반동을 사용해 상대방을 뒤집을 때에는 하체만 회전하게 된다.

복벽 운동

4 풀업 바에서 실시하는 레그 로테이션 Leg Rotation on Pull-up Bar

복사근을 자극하는 고립운동이다.

격투기 선수에게 필요한 이유

★ 상대방이 나를 그라운드에 눕히고 올라탔을 때, 하체의 힘을 사용해 상대방을 뒤집고 탈출할 수 있다.

● 오버 그립(엄지손가락이 마주 보게)으로 풀업 바를 잡고 매달린다. 양손은 어깨너비보다 약간 넓게 벌린다. 다리는 곧게 펴고, 천장을 향해 발을 최대한 높이 든다 **1**.

● 복사근을 사용해서 하체를 오른쪽으로 회전한다 **2**.

● 90도 이상 회전하지 않는다. 시작지점으로 돌아왔다가 왼쪽으로 반복한다 **3**.

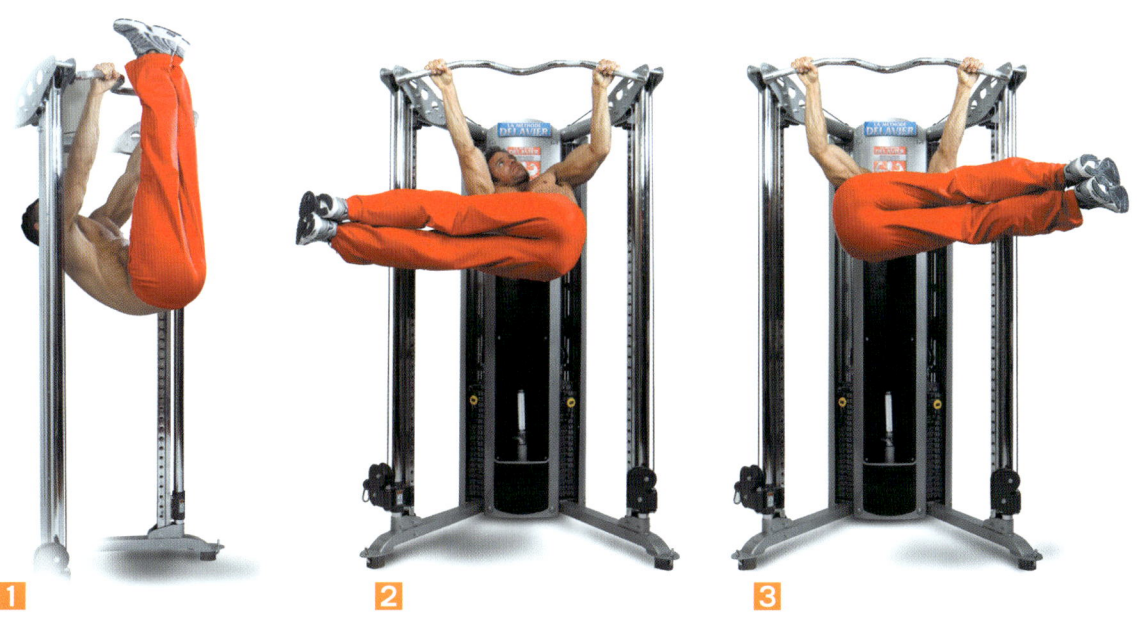

1 **2** **3**

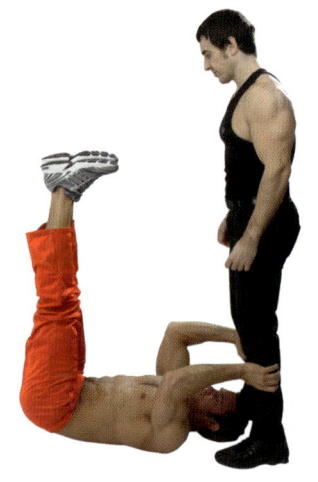
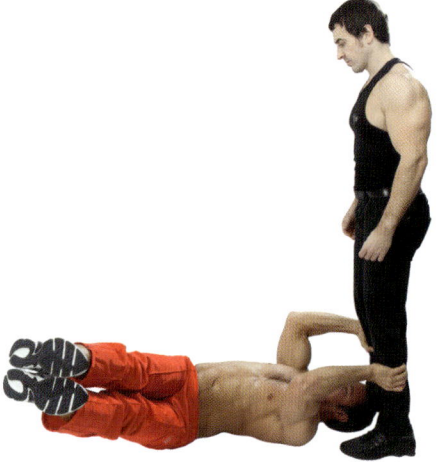

２ 파트너의 발목을 잡고 실시하기

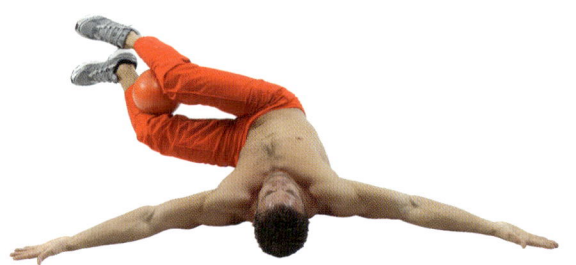

３ 메디신 볼을 끼우고 실시하기

장점

몸을 고정하기 위해 팔과 다리도 많이 사용되기 때문에 복사근뿐만 아니라 수많은 근육이 동시에 자극된다.

단점

몸을 지나치게 비틀면 위험하다.

위험 요소

⚠ 등에 문제가 있으면 이 운동을 하면 안 된다.

응용 동작

１ 다리를 곧게 펼수록 난이도가 높아지고, 종아리가 넓적다리에 닿을 정도로 다리를 굽히면 난이도가 낮아진다.

２ 풀업 바에서 실시하는 게 너무 힘들면 바닥에 누워서 해도 좋다. 고정된 물체를 양손으로 잡아서 몸을 고정시킨다.

３ 이 운동이 너무 쉽게 느껴지면 넓적다리 사이에 메디신 볼을 끼우고 해 보자. 운동 난이도가 높아지고 내전근도 강해진다. 다리 사이에 상대방을 끼워서 뒤집을 때의 동작과 유사하다.

복벽 운동

5 플랭크 Plank

복벽 전체를 등척성으로 수축하는 고립운동이다.

격투기 선수에게 필요한 이유

★ 복벽을 강화하고, 정적인 근지구력을 향상시킬 수 있다.

- 바닥에 엎드린 후 팔꿈치와 발끝으로 몸을 지탱한다.
- 몸을 최대한 곧게 편 상태로, 이 자세를 최소 30초 간 유지한다 **1**.

동작 포인트

손바닥으로 바닥을 짚는 게 힘들면 주먹을 쥐고 새끼손가락이 바닥에 닿게 한다 **2**. 머리의 무게가 너무 무겁게 느껴지면 고개를 앞으로 숙여서 양손 위에 머리를 올린다. 요가 매트를 사용하면 팔뚝의 불편함을 해소할 수 있다.

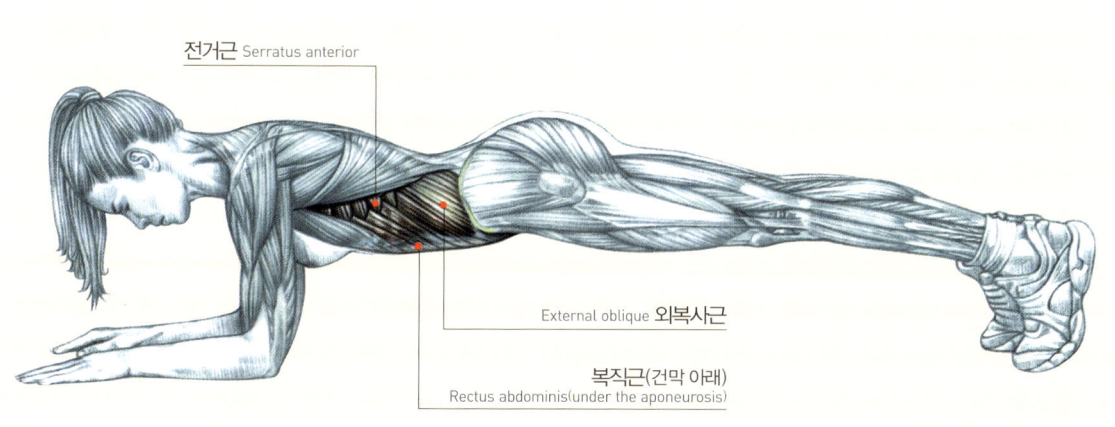

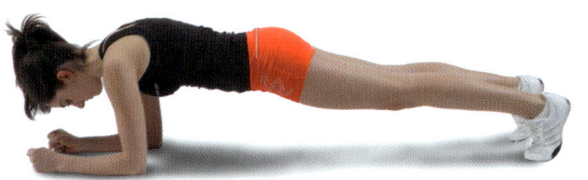

응용 동작

1. 난이도를 높이려면 파트너의 도움을 받아 허리에 중량을 올린다. 혹은 파트너가 등에 올라타도 좋다. 등에 아치 모양이 생기지 않도록 각별히 주의한다.

2. 옆으로 누워서 실시하면 복사근에 자극을 집중할 수 있다. 이게 너무 힘들게 느껴지면, 처음에는 반대쪽 손으로 바닥을 짚어서 몸을 지탱해도 좋다.

장 점

아무런 도구 없이 어디에서나 실시할 수 있다. 동료 선수들과 누가 더 오래 버티는지 시합을 해도 좋다.

단 점

플랭크가 좋은 운동이기는 하지만, 앞에서도 설명했듯이 한 가지 방식으로만 복벽을 단련하는 것은 좋지 않으니 주의해야 한다.

위험 요소

⚠ 등을 뒤로 굽혀 아치 모양을 만들면 디스크를 다칠 수 있다. 숨을 참으면 운동이 쉬워지지만 숨을 참아서는 안 된다. 호흡이 거칠어지면 숨을 여러 번으로 나누어서 조금씩 내쉰다.

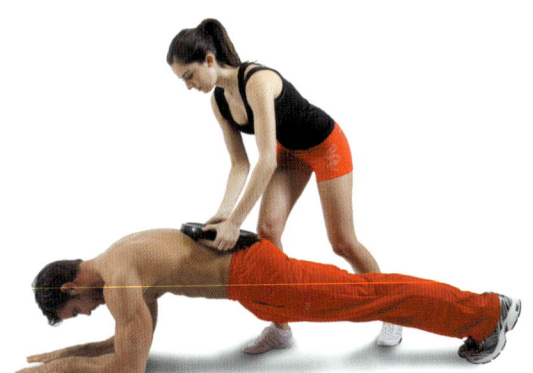

1 중량을 사용해서 실시하기

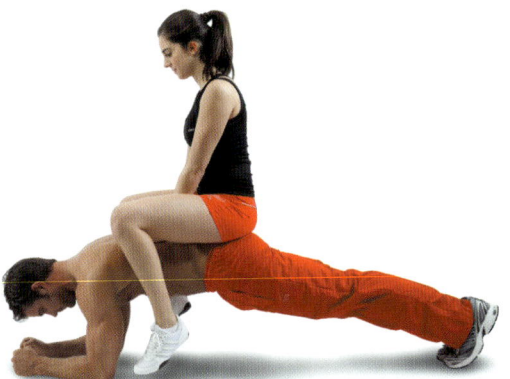

1 파트너를 등에 태우고 실시하기

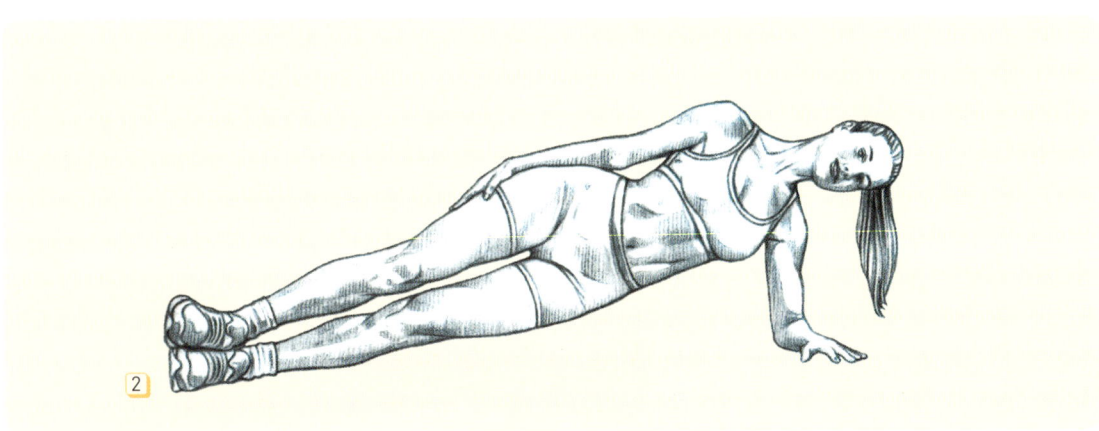

2

03 펀치와 엘보 스트라이크 PUNCHES & ELBOW STRIKES

펀치를 할 때에는 신체의 거의 모든 근육이 사용된다. 펀치의 파괴력을 결정하는 요인은 테크닉과 근력, 그리고 여러 근육무리(넓적다리, 상체, 팔) 사이의 협응력이다.

이번에 소개하고자 하는 운동들은 이중에서도 특히 근력 및 협응력 향상에 초점을 맞추고 있다.

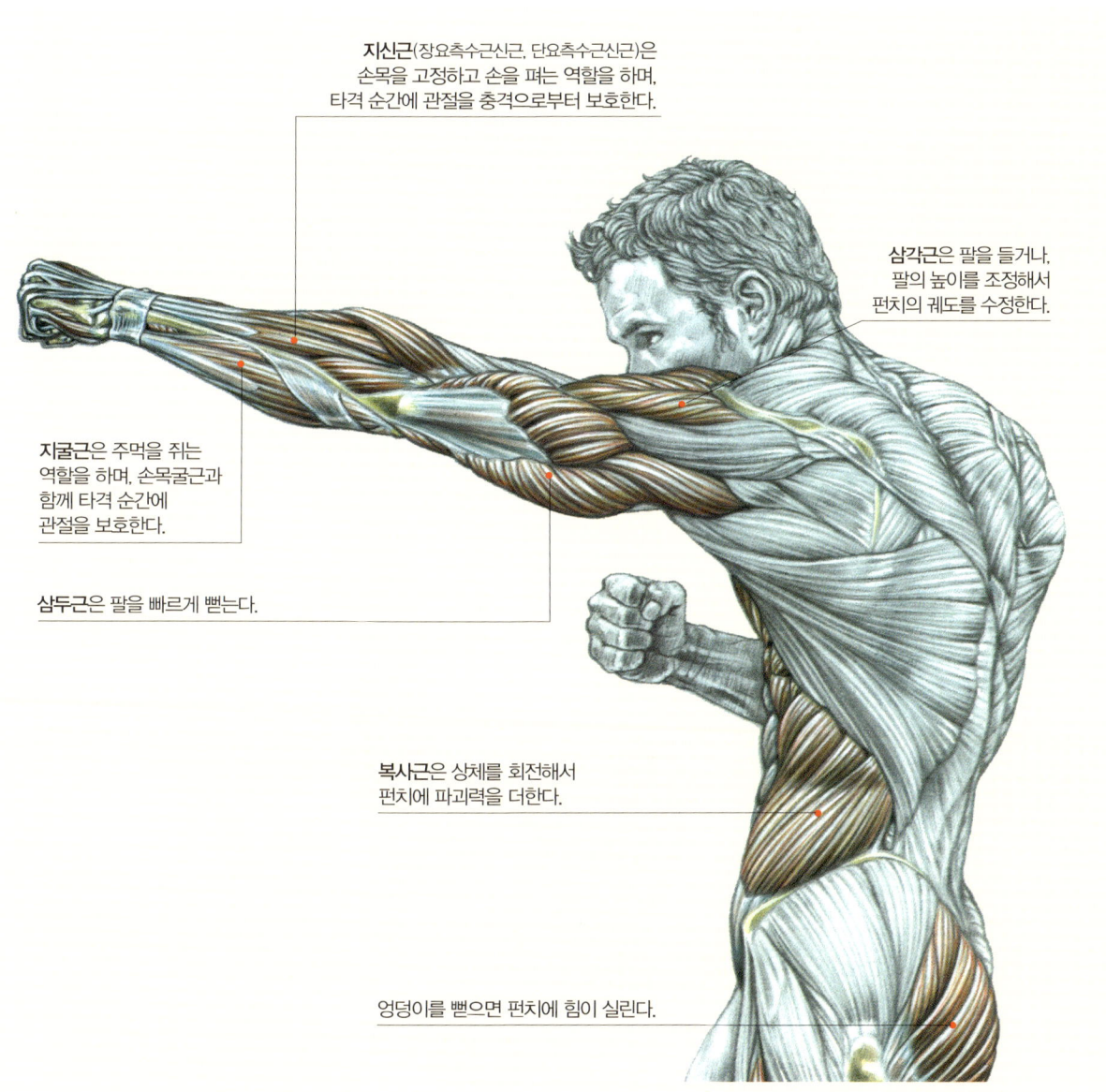

지신근(장요측수근신근, 단요측수근신근)은 손목을 고정하고 손을 펴는 역할을 하며, 타격 순간에 관절을 충격으로부터 보호한다.

삼각근은 팔을 들거나, 팔의 높이를 조정해서 펀치의 궤도를 수정한다.

지굴근은 주먹을 쥐는 역할을 하며, 손목굴근과 함께 타격 순간에 관절을 보호한다.

삼두근은 팔을 빠르게 뻗는다.

복사근은 상체를 회전해서 펀치에 파괴력을 더한다.

엉덩이를 뻗으면 펀치에 힘이 실린다.

파괴력 향상을 위한 운동
1 내로우 그립 벤치프레스 Narrow-grip Bench Press

삼두근, 흉근, 어깨를 자극하는 복합운동이다.

격투기 선수에게 필요한 이유

★ 상체의 모든 근육을 발달시켜서 펀치와 해머 피스트의 파괴력을 증가시킨다.

★ 케이지를 등지고 뒤로 몰렸을 때, 상대방을 밀어내는 힘을 키울 수 있다.

🟡 일반 벤치나 스쿼트 랙 안에 놓인 벤치에 눕는다. 오버 그립(엄지손가락이 마주 보는)으로 바를 잡고, 양손 간격은 펀치를 할 때와 비슷하게 유지한다 **1**.

🟡 그립 너비를 넓히면 더 많은 힘을 낼 수는 있지만, 와이드 그립은 격투기의 타격기 동작과 유사하지 않다(펀치를 몸 바깥쪽으로 뻗는 경우는 거의 없다). 가슴 쪽으로 바를 내렸다가 힘차게 팔을 뻗어서 다시 들어 올린다.

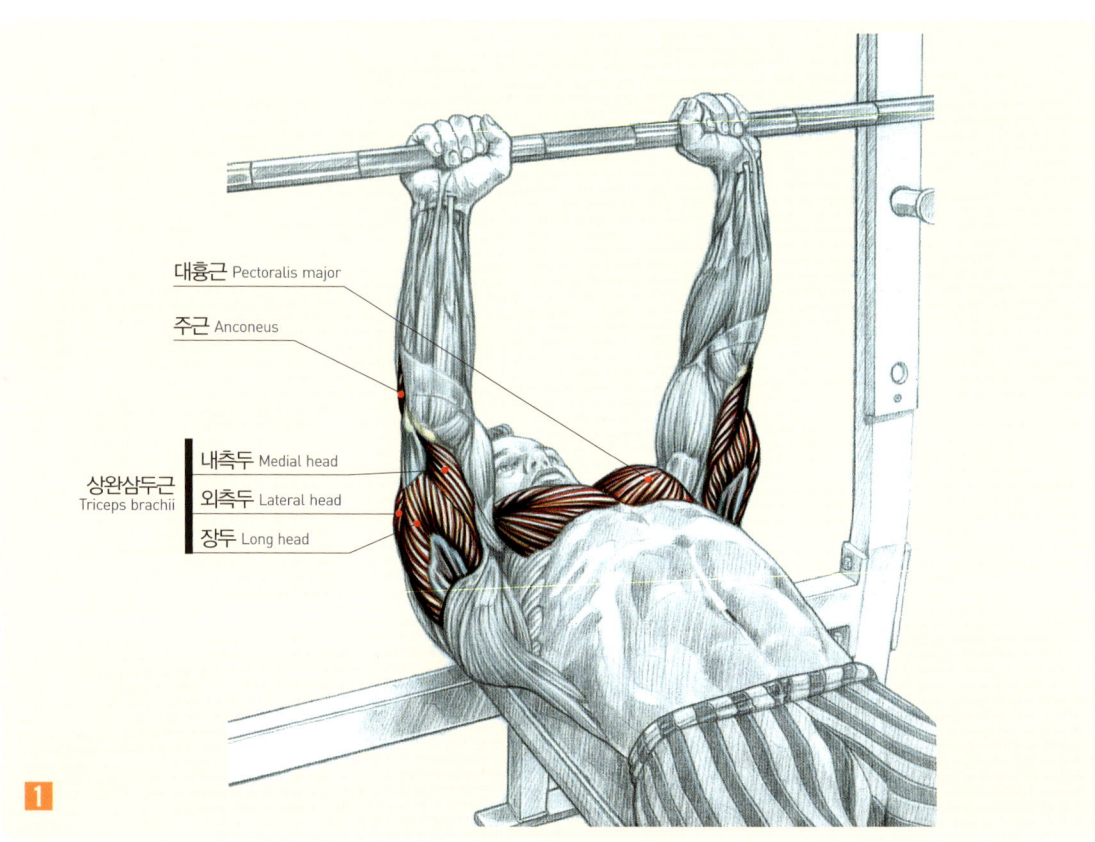

대흉근 Pectoralis major
주근 Anconeus
상완삼두근 Triceps brachii
　내측두 Medial head
　외측두 Lateral head
　장두 Long head

1

동작 포인트

그립 너비를 좁히고, 팔꿈치를 옆으로 벌릴수록 삼두근의 자극이 증가한다.

응용 동작

1. 쉬지 않고 반복하는 대신에 동작 하위지점에서 잠시 멈춘다. 낮게 설정한 세이프티 바에 바를 내려놓고 잠시 쉰다. 3초 간 휴식한 후에(더 쉬어도 좋다) 팔을 뻗는다. 이러한 근육의 수축 리듬은 실제 시합 중에 펀치를 날리는 속도와 유사하다. 또한 평소보다 더 무거운 중량을 들 수 있다.

2. 내로우 그립 벤치프레스를 전체 가동범위의 상단만 사용해서 부분반복으로 실시해 보자. 삼두근을 한층 더 강하게 자극할 수 있다. 그렇게 되면 해머 피스트 같은 기술의 파괴력이 증가한다. 해머 피스트의 파괴력은 삼두근의 힘이 결정하기 때문이다.

   트라이셉스 익스텐션을 해도 해머 피스트에 도움이 되며, 내로우 그립 벤치프레스를 부분반복으로 실시하면 트라이셉스 익스텐션 기록도 향상된다.

3. 나보다 키가 큰 상대를 가격하거나 어퍼컷의 파괴력을 증가시키고 싶다면, 약간 경사진 인클라인 벤치를 사용한다.

4. 나보다 키가 작은 상대를 가격할 때나 그라운드에 쓰러진 상대에게 펀치를 날릴 때 파괴력을 더하고 싶다면, 약간 경사진 디클라인 벤치에서 실시한다.

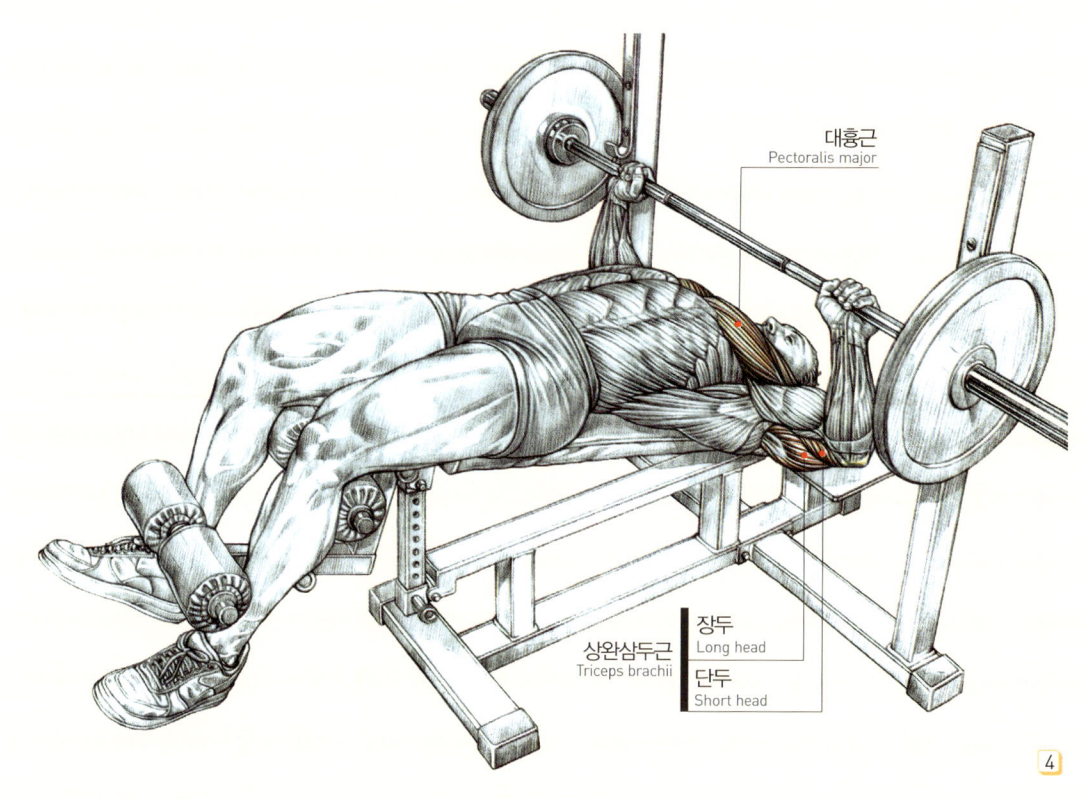

대흉근
Pectoralis major

상완삼두근
Triceps brachii

장두
Long head

단두
Short head

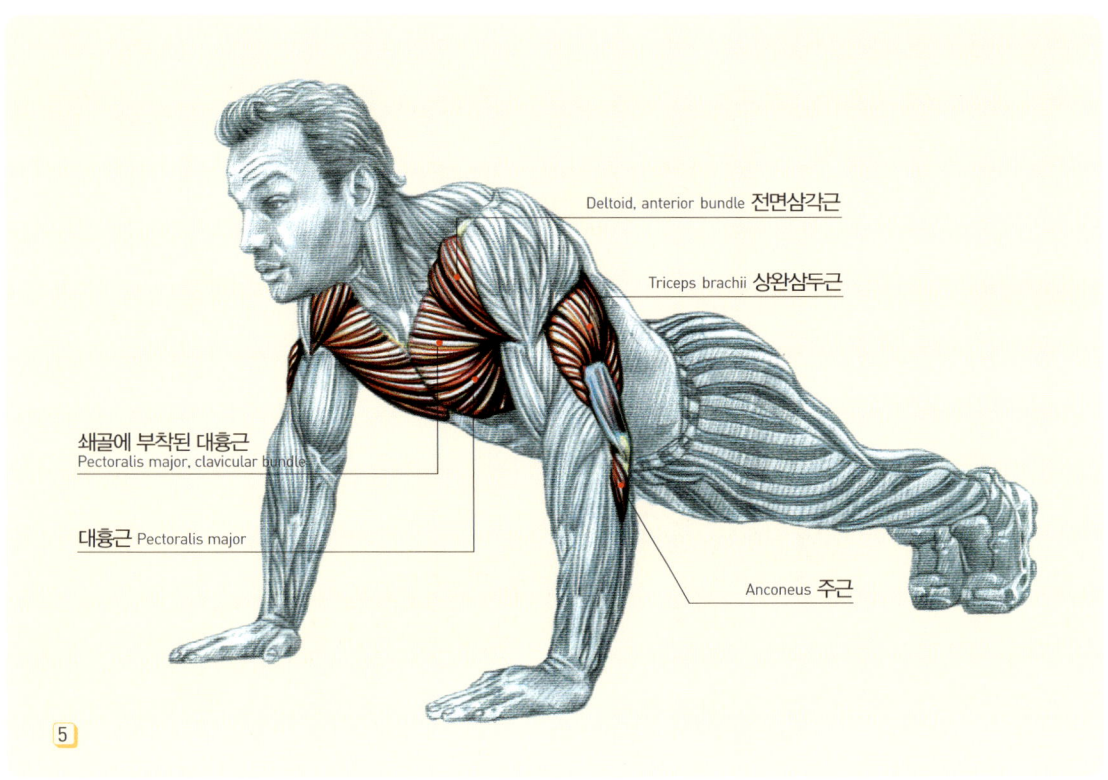

5 내로우 그립으로 푸시업을 해도 좋다. 내로우 푸시업은 삼두근, 어깨, 흉근을 자극하는 복합운동이다. 푸시업의 장점은 벤치프레스와 달리 견갑골을 움직일 수 있다는 것이다. 그러면 견갑골을 고정시키기 위해서 전거근이 개입된다. 전거근은 팔을 앞으로 뻗는 기능을 하며, 펀치에 파괴력을 더한다.

전거근을 고립해서 자극하고 싶다면 팔을 곧게 편 상태로 부분반복을 실시한다. 견갑골이 튀어나오도록 상체를 아래로 꺼지게 하면 된다. 일반 푸시업을 하다가 실패지점에 도달했을 때 이 동작을 이어서 실시해도 좋다.

6 벤치에 누워서 프레스를 하는 대신에 무릎 아래에 쿠션을 깔고 바닥에서 푸시업을 해도 된다. 그러면 넓적다리의 힘까지 사용할 수 있다. 바닥에 등을 깔고 수비를 할 때의 자세와 비슷하다.

난이도를 높이고 싶다면 다리 사이에 메디신 볼을 끼우고 실시한다. 그러면 넓적다리가 한층 강하게 자극된다. 푸시업을 할 때에는 팔과 다리가 모두 사용된다.

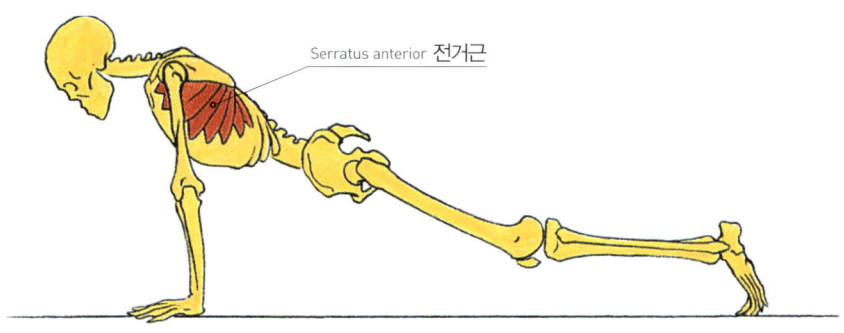

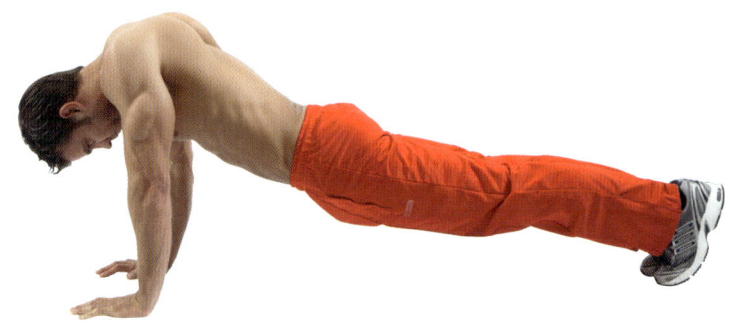

5 부분반복으로 실시하면 전거근이 더 잘 자극된다.

장 점	단 점	위험 요소
격투기뿐만 아니라 모든 종목의 경기력 향상에 도움이 되는 운동이다. 근력 트레이닝을 막 시작한 초보자에게도 유용하다. 상체 근력을 빠르게 키울 수 있다.	시합 중에 양팔로 동시에 펀치를 날리는 경우는 드물며, 견갑골을 벤치에 고정한 채로 펀치를 날리는 일도 없다. 내로우 그립 벤치프레스를 실시해서 근력을 키운 후에는 격투기에 맞게 수정한 운동들을 실시해야 한다. 이 운동들은 이어서 소개한다.	⚠ 벤치프레스를 할 때에는 팔을 더 멀리 뻗을수록 흉근과 어깨 관절의 부상 위험이 증가한다.

파괴력 향상을 위한 운동

2. 탄력밴드와 풀리를 사용한 펀치 및 엘보 스트라이크

이 운동은 삼두근, 흉근, 전거근, 어깨, 복사근, 넓적다리, 종아리를 자극하는 복합운동이다.

- 풀리나 탄력밴드를 등지고 서서, 손잡이를 손에 쥔다 **1**. 파이팅 스탠스를 취한 후 최대한 격렬하게 펀치를 날린다 **2**.

- 다시 수비 자세로 돌아온다. 동작을 기계적으로 반복하지 않는다. 도중에 타격을 잠시 멈추고 수비 자세를 취한 상태로 1~2초씩 휴식한다.

- 한쪽 팔로 1세트를 마쳤으면, 쉬지 말고 바로 반대쪽으로 반복한다.

격투기 선수에게 필요한 이유

★ 펀치의 파괴력을 증가시키는 4가지 동작을 숙달하는 데 좋다. 즉, 하체(종아리, 대퇴사두근, 엉덩이)가 탄탄해지고, 상체 회전력(복사근)이 좋아지고, 어깨(전거근, 삼각근, 흉근)와 팔(삼두근)을 앞으로 뻗는 능력이 향상된다.

동작 포인트

허공에 펀치를 날리는 것보다는 특정한 물체, 예를 들면 보수 볼 같은 것을 때리는 게 좋다 **3**.

어드바이스

이 운동은 최대한 격렬하게 실시한다. 사용하는 중량보다는 펀치의 속도가 중요하다.

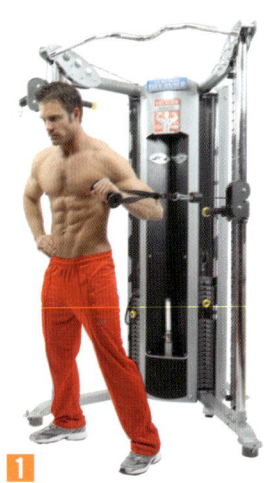
1

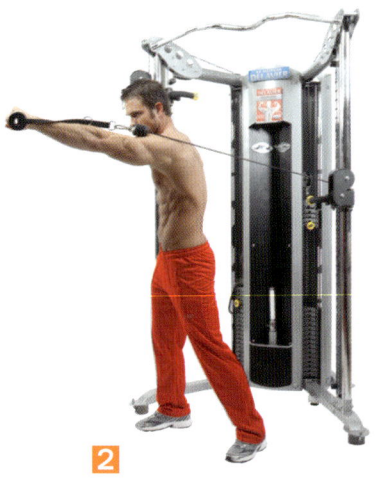
2

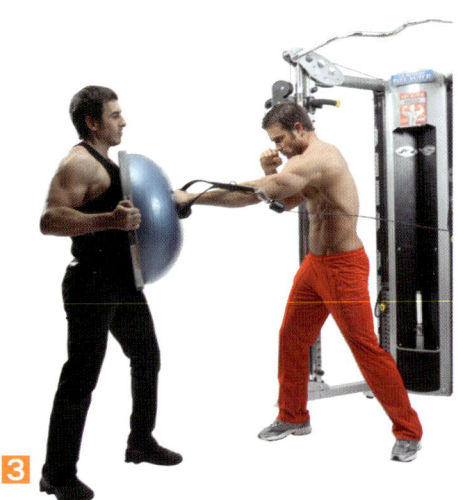
3

> **응용 동작**

1 팔꿈치의 위치에 변화를 줘서 다양한 펀치를 연습해 보자. 한 가지 펀치에만 집착하지 않는다.

3 등에 탄력밴드를 두르거나 혹은 풀리 2개를 동시에 사용하면 양팔로 번갈아가며 펀치를 날릴 수 있다.

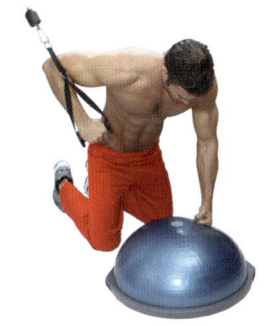

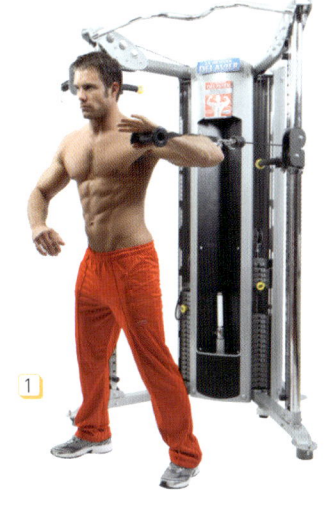

1

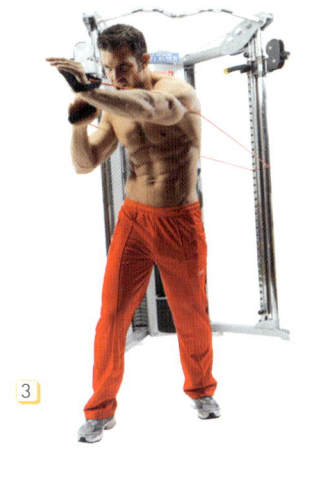

3

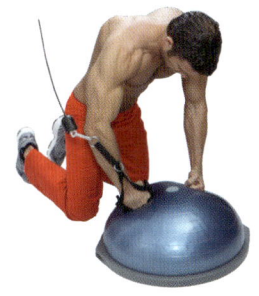

5 무릎 꿇고 펀치 날리기

2 로우 풀리를 사용하면 어퍼컷을 연습할 수 있다.

4 바닥에 쓰러진 상대를 가격하듯이 상체를 앞으로 숙이고 펀치해 본다.

6 바닥에 쓰러진 상대방을 엘보 스트라이크로 가격하듯이, 무릎을 꿇고 연습해 본다.

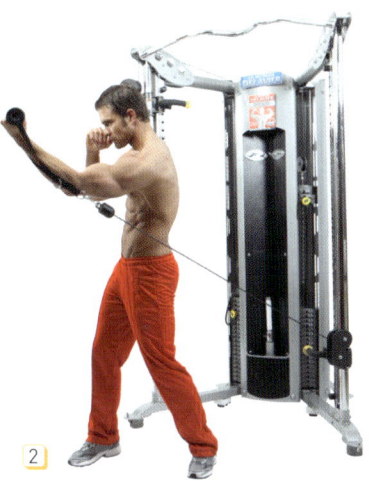

2

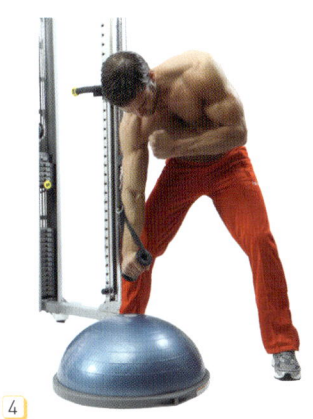

4

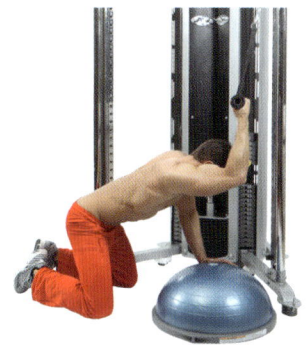

5 바닥에 쓰러진 상대방에게 파운딩을 하듯이 무릎을 꿇고 펀치해 본다.

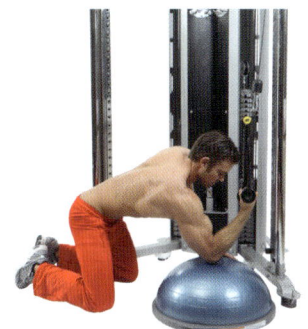

6 무릎 꿇고 엘보 스트라이크로 공격하기

장점

실전에서 펀치를 날릴 때와 가장 유사한 방향으로 저항이 가해진다. 반면에 덤벨을 들고 펀치를 연습하면 어깨만 자극된다.

단점

운동 도중에 근육을 이완할 틈이 없다. 따라서 아무런 저항 없이 하는 훈련도 필요하다(샌드백을 사용해서).

위험 요소

⚠ 펀치 훈련을 할 때에는 어깨 관절에 많은 부담을 주므로 어깨를 충분히 풀어주어야 한다. 중간 높이로 설정한 풀리나 탄력밴드를 사용해서 숄더 로테이션을 하면 좋다.

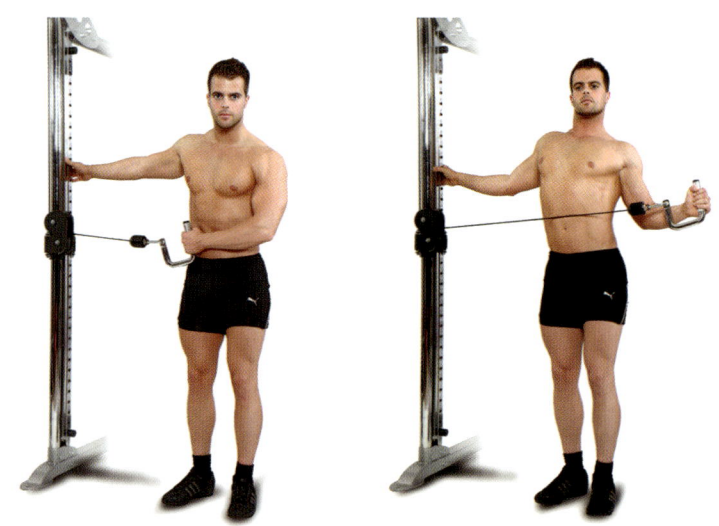

풀리를 사용한 숄더 로테이션

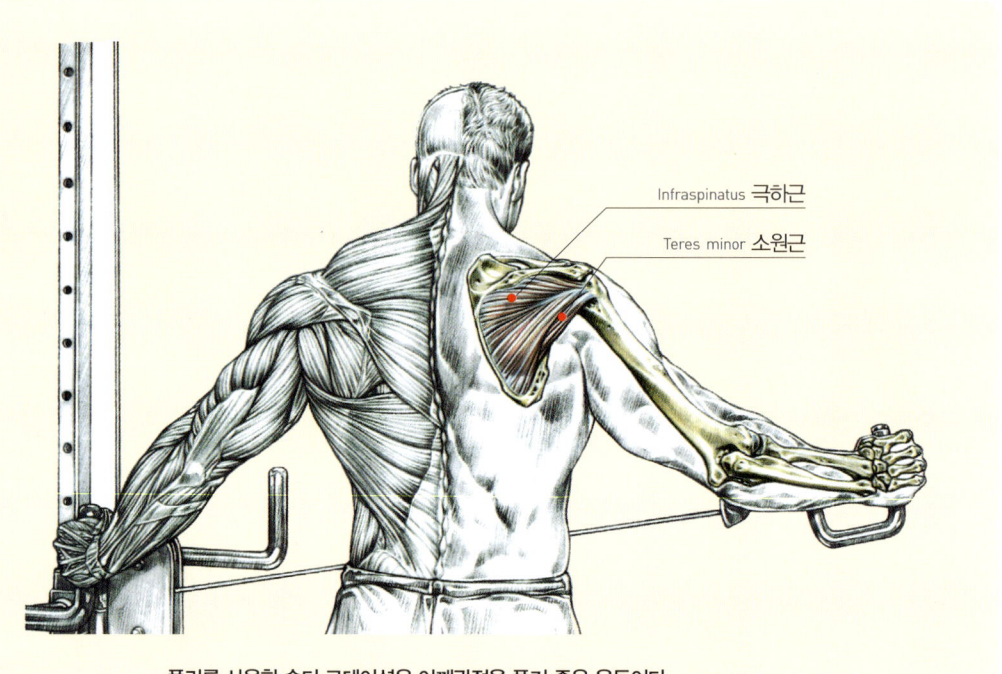

풀리를 사용한 숄더 로테이션은 어깨관절을 풀기 좋은 운동이다.

파괴력 향상을 위한 운동
3 메디신 볼 던지기 Medicine Ball Throw

삼두근, 어깨, 복벽을 자극하는 복합운동이다.

격투기 선수에게 필요한 이유

★ 펀치의 파괴력이 증가한다.

🟡 싯업(75쪽 참조)과 메디신 볼 던지기를 결합해서 실시하는 것도 좋다. 가슴 상단 앞에 공을 들고 **1**, 상체를 들어서 공을 최대한 힘차게 던진다 **2**.

🟡 상체가 무릎에 닿기 전에 공을 던져야 한다.

🟡 파트너는 나의 발 근처에 서 있다가 공을 받아야 하며, 내가 상체를 내리기 전에 다시 건네줘야 한다.

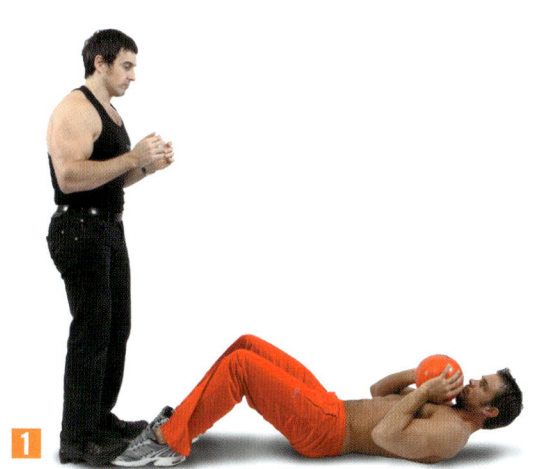

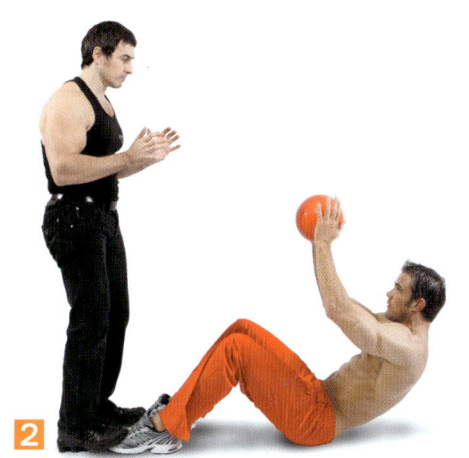

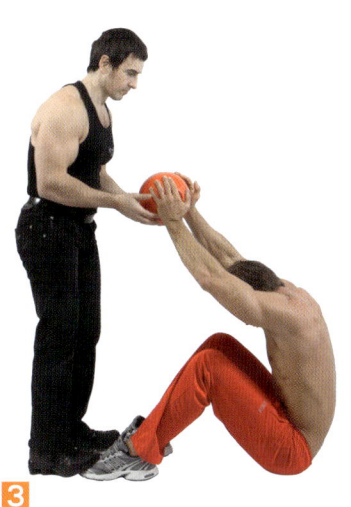

응용 동작

메디신 볼을 전방으로 곧장 던지는 대신에 왼쪽이나 오른쪽 사선에 서 있는 파트너를 향해 상체를 회전해서 공을 던져 본다. 매회 양 방향으로 번갈아가며 공을 던질 수 있도록 파트너가 끊임없이 자리를 옮겨주는 게 좋다.

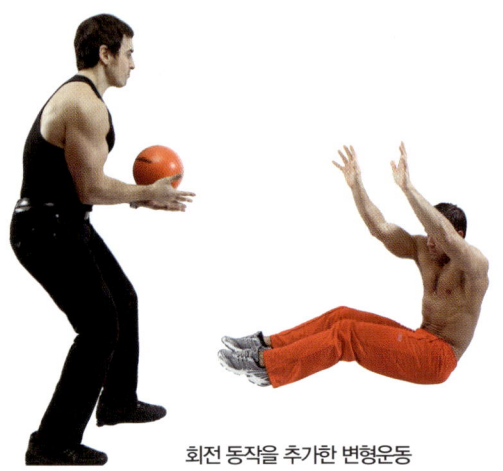

회전 동작을 추가한 변형운동

동작 포인트

파트너는 공을 던져서는 안 되며, 내 손에 공을 살포시 전달해야 한다 **3**. 파트너가 던진 공을 받으려고 무리하다 보면 근육이 손상되거나 근육의 회복이 느려질 수 있다. 시합 중에 펀치를 날릴 때를 상상해 보자. 펀치를 날린 후에 상대방이 던진 공을 받을 일이 없지 않은가? 근력 트레이닝을 할 때도 이러한 특징을 잘 살려야 한다.

장 점

동작에 폭발적인 파괴력을 더해 주어 재미있는 운동이다.

단 점

일반적으로는 서 있는 자세에서 트레이닝하는 게 좋지만, 그러면 복벽이 그다지 강하게 자극되지 않는다.

위험 요소

⚠ 공을 던질 때 허리에 아치 모양을 만들면 몸이 안정되는 것처럼 느껴지겠지만, 절대 등에 아치 모양을 만들어서는 안 된다.

전완

상대방의 몸에 펀치가 적중했을 때 손목이 꺾이는 것을 방지하기 위해서는 전완신근과 전완굴근을 강화해서 손목관절을 튼튼하게 만들어야 한다. 손목관절을 강화한다고 해서 유연성이 감소하는 것은 아니다. 상대방의 몸에 펀치가 닿았을 때, 손목이 움직이지 않도록 전완근이 잘 잡아준다는 뜻일 뿐이다. 손목이 미세하게 흔들리면 펀치의 파괴력이 감소하고 관절이 손상된다. 이 문제를 해결할 두 가지 운동이 바로 리스트 익스텐션과 리스트 컬이다.

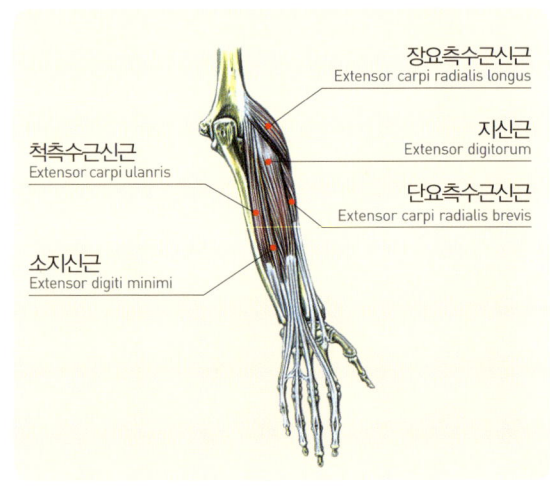

전완 운동

1 리스트 익스텐션 Wrist Extention

전완 바깥쪽을 자극하는 고립운동이다.

격투기 선수에게 필요한 이유

★ 펀치가 적중하는 순간에 손목이 안쪽으로 꺾이지 않도록 전완신근을 강화할 수 있다.

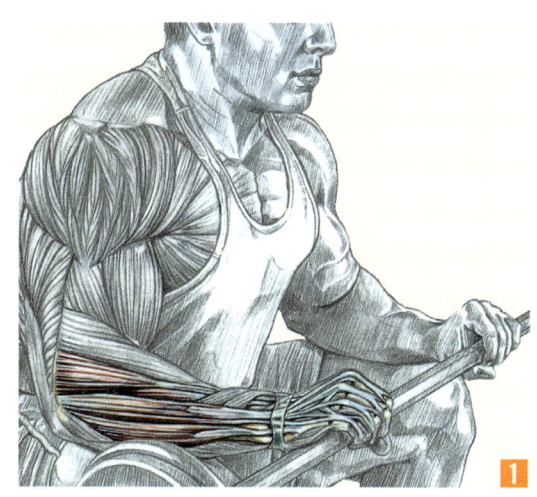

🟡 자리에 앉아 바(스트레이트 혹은 이지 바)나 덤벨 2개를 든다. 이때 오버 그립(엄지손가락이 마주 보는)을 사용한다 **1**.

🟡 넓적다리 위에 전완을 올리고, 손은 다리 가장자리 너머로 나오게 한다 **2**. 그런 다음 전완의 힘을 사용해서 손을 위로 든다 **3**.

🟡 이 자세로 1초간 수축한 후 천천히 중량을 내린다.

동작 포인트

팔을 약 90도로 접고 수행하다가 실패지점에 이르면 팔을 펴 몇 회 더 실시한다. 팔을 곧게 펼수록 더 많은 힘을 낼 수 있다.

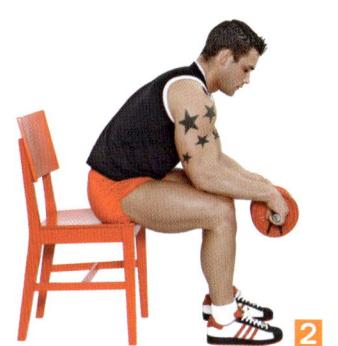
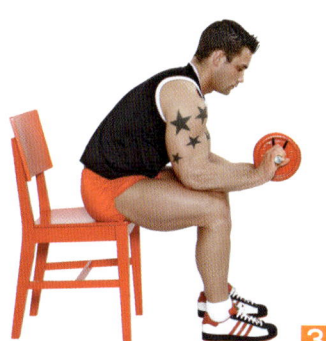
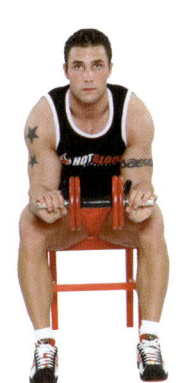

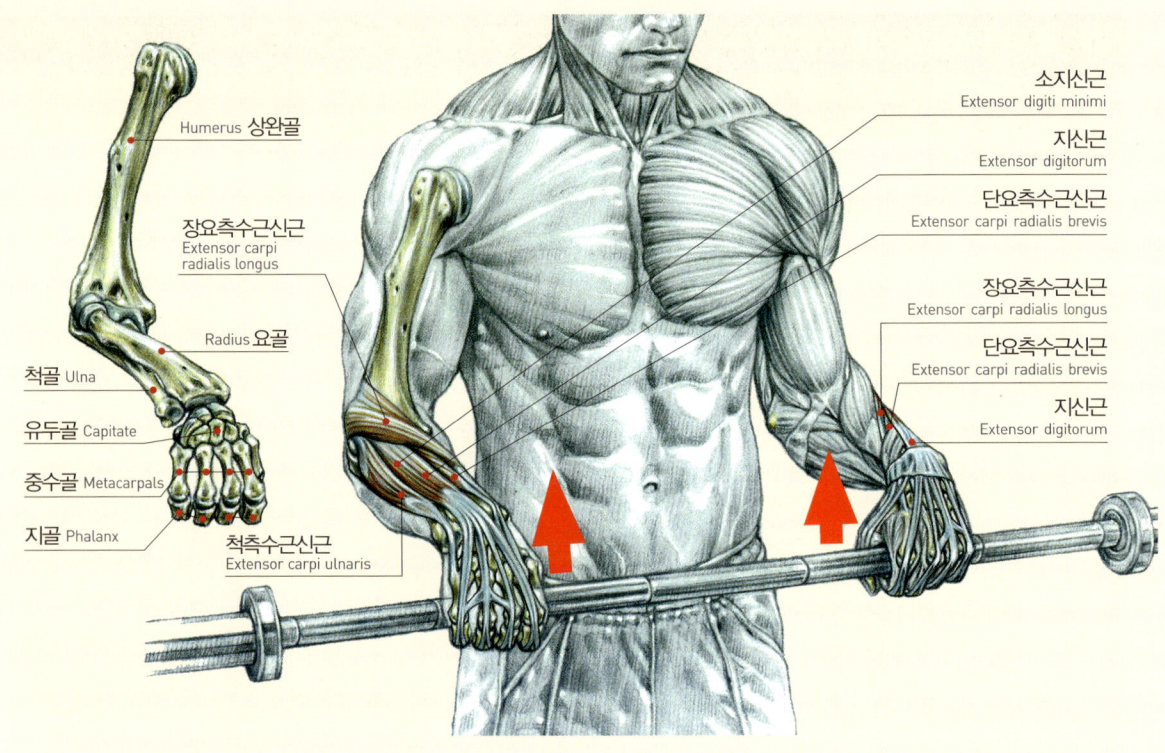

오토바이에 시동을 거는 동작과 유사한 리스트 익스텐션

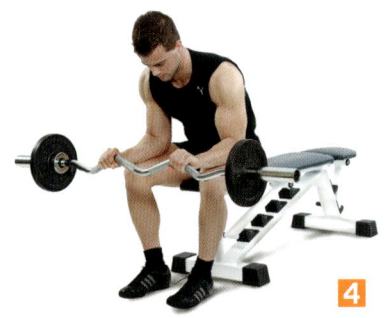

장점

신근은 굴근보다 힘이 약하다. 따라서 리스트 익스텐션은 격투기 선수가 손목을 보호하기 위해 실시할 수 있는 최고의 운동이다.

단점

스트레이트 바를 잡는 게 힘들다고 호소하는 이들이 많다. 그렇다면 굳이 억지로 할 필요는 없다. 구부러진 이지 바를 사용하면 엄지손가락을 새끼손가락보다 높이 들어서 손목의 불편함을 해소할 수 있다 4.

위험 요소

⚠ 하위지점에서 손목을 과도하게 아래로 꺾으면 안 된다. 그러면 신근이 지나치게 늘어난다.

전완 운동

2 리스트 컬 Wrist Curl

전완 안쪽을 자극하는 고립운동이다.

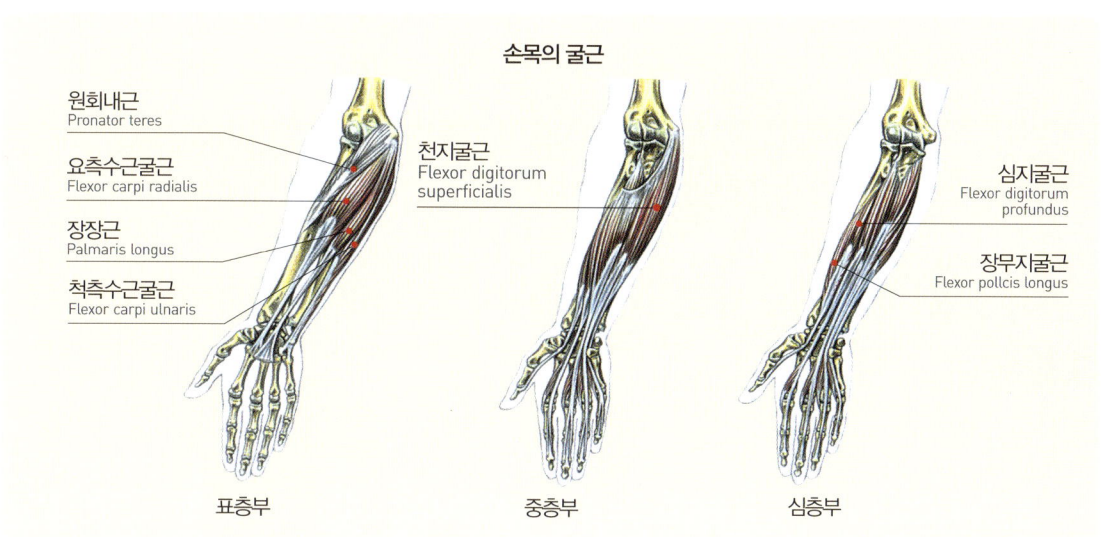

격투기 선수에게 필요한 이유

★ 굴근을 강화하면 펀치를 날릴 때 손목을 보호할 수 있다. 굴근의 근력과 지구력을 키우면 상대방을 붙잡는 힘도 강해진다.

🟡 자리에 앉아 바(스트레이트 혹은 이지 바)이나 덤벨 2개를 언더 그립(엄지손가락이 바깥쪽을 향하는)으로 잡는다. 넓적다리나 벤치에 팔뚝을 올리고, 손이 가장자리 너머로 나오도록 한다 1.

🟡 전완의 힘으로 손을 최대한 높이 든다 2. 1초간 수축한 후에 중량을 천천히 내린다.

동작 포인트

이 운동을 할 때에는 팔을 굽힐수록 더 많은 힘을 낼 수 있다.

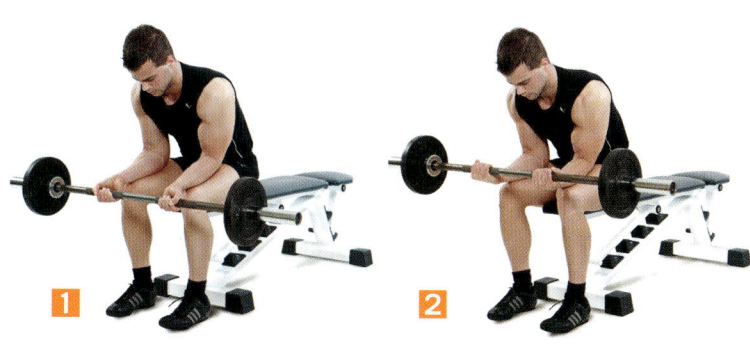

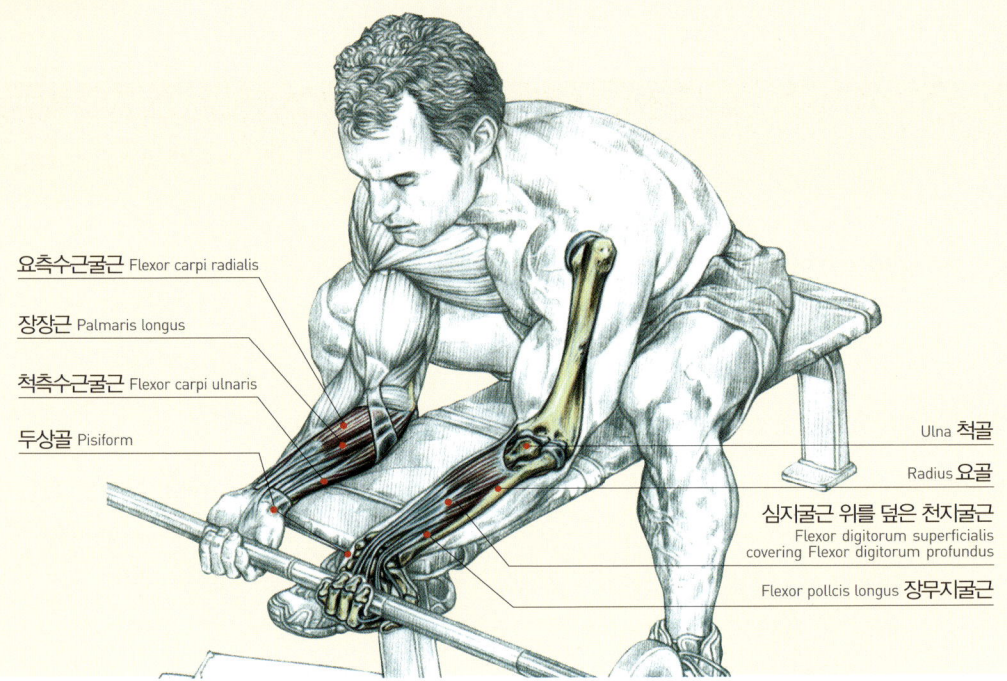

요측수근굴근 Flexor carpi radialis
장장근 Palmaris longus
척측수근굴근 Flexor carpi ulnaris
두상골 Pisiform
Ulna 척골
Radius 요골
심지굴근 위를 덮은 천지굴근
Flexor digitorum superficialis covering Flexor digitorum profundus
Flexor pollicis longus 장무지굴근

응용 동작

1. 바를 몸 뒤에 오버 그립(엄지손가락이 마주 보는)으로 들고 선다. 손목의 부담이 적기 때문에 더 무거운 중량을 사용할 수 있다.

2. 바를 몸 앞이나 뒤로 들고 선다. 하지만 손바닥이 땅과 수직이 됐을 때 주먹을 쥐는 대신에 손바닥을 편다. 그리고 다시 주먹을 쥔 후에 컬을 재개한다. 이 변형 운동은 악력을 강화하는 동시에 전완굴근의 표층부와 심층부를 모두 자극한다.

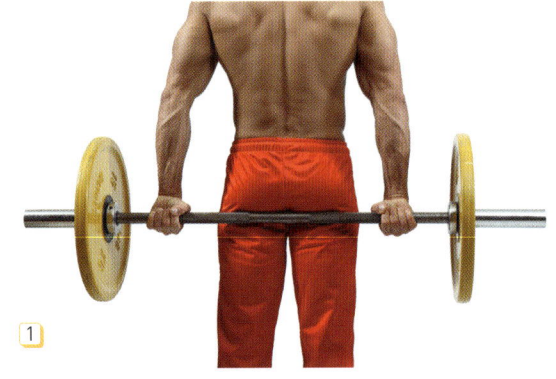

1

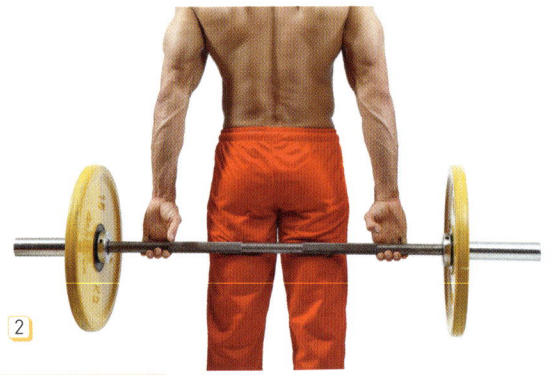

2

장점
리스트 컬을 하면 그래플링에서 상대방을 제압할 수 있다.

단점
굴근은 신근보다 힘이 세다. 따라서 전완을 보호하고 싶다면 리스트 컬보다는 리스트 익스텐션을 중점적으로 실시해야 한다는 뜻이다.

위험 요소
⚠ 하위지점에서 손목을 지나치게 펴면 안 된다.

스탠스 강화하기

1. 부분반복 스쿼트 Partial Squat

대퇴사두근, 엉덩이, 슬굴곡근, 허리, 종아리를 자극하는 복합운동이다.

격투기 선수에게 필요한 이유

★ 하체 근육은 펀치를 날릴 때 몸을 고정하는 중요한 역할을 한다.

★ 스쿼트는 슈퍼맨 펀치나 점핑 니킥을 구사할 때 가속도를 더한다.

★ 고중량 스쿼트를 하면 선 자세에서 상대방과 근접전을 벌일 때 상대를 더 힘차게 밀어낼 수 있다. 즉, 상대방이 뒤로 더 쉽게 밀려난다.

★ 스쿼트를 하면 엉덩이, 슬굴곡근이 강화돼서 스피닝 킥과 스톰핑 킥의 파괴력이 증가한다.

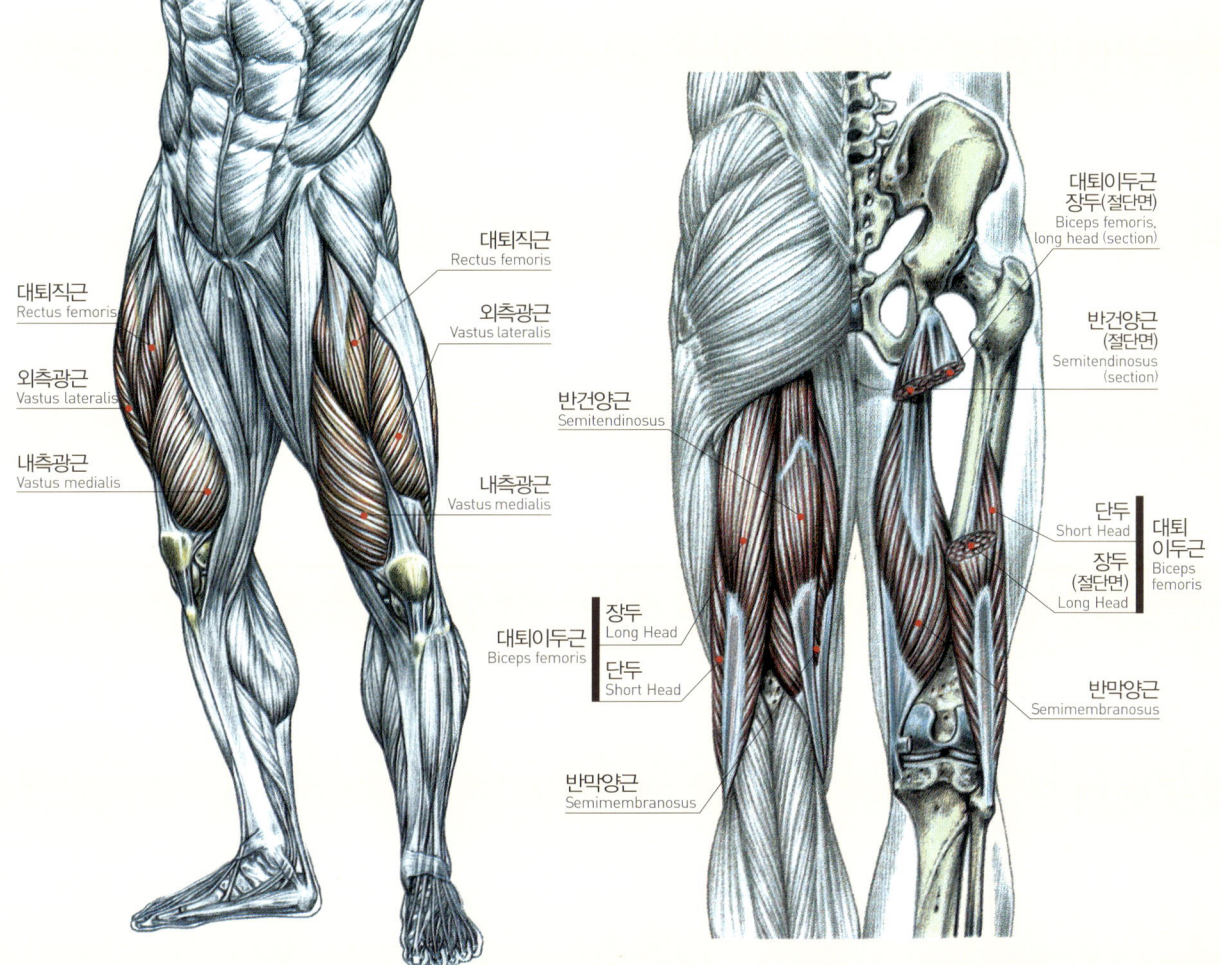

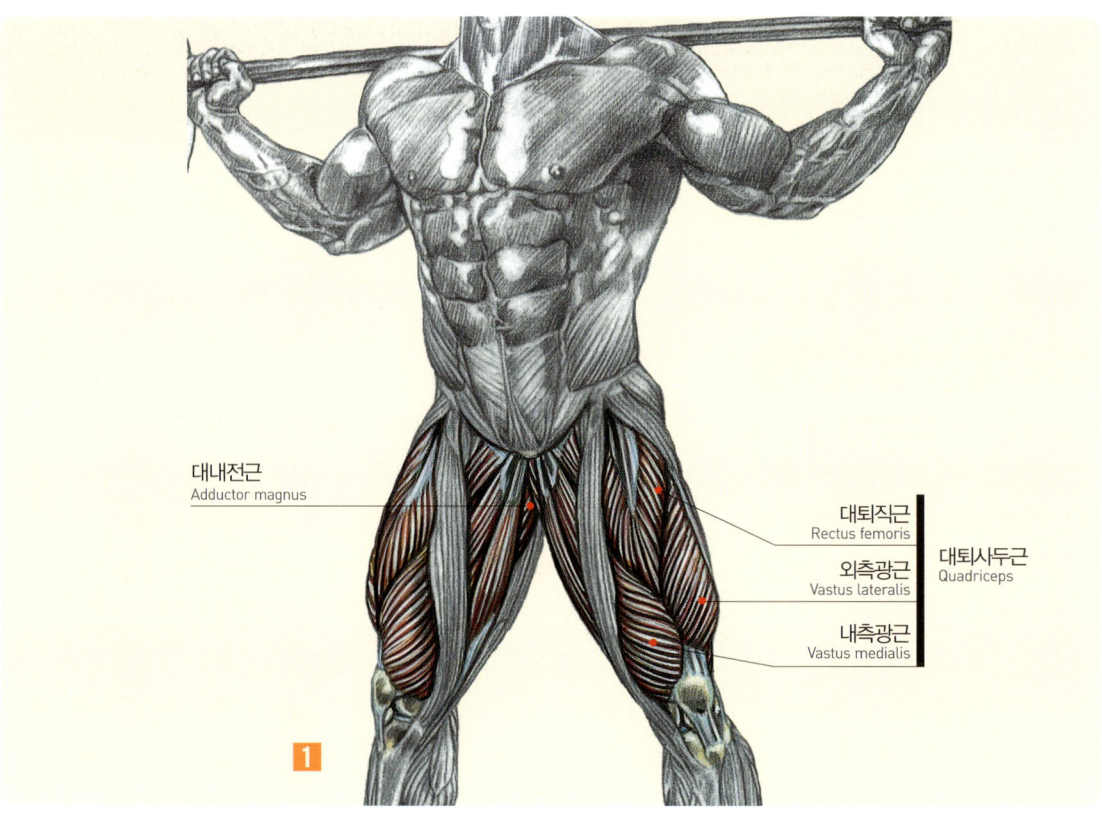

- 양발을 어깨너비보다 좁게 벌리고, 어깨 뒤쪽(목이 아니라)에 바를 걸치고 선다. 등을 곧게 펴되, 뒤로 살짝만 아치 모양을 만든다.
- 뒤로 한두 걸음 물러나서 랙에서 빠져나온다. 등을 최대한 곧게 편 상태에서 다리를 굽힌다.
- 20~25cm 하강한 후에 바닥을 밀고 일어선다 **1**.

> ⚠️ 시선은 전방에 고정하되, 살짝 위쪽을 본다. 바닥을 보면 몸이 앞으로 기울어서 부상을 당할 수 있다.

동작 포인트

지나치게 밑으로 하강할 필요는 없다. 시합 중에 다리를 굽힐 때와 최대한 비슷한 가동범위 내에서 무거운 중량을 들기만 하면 된다.

장점

스쿼트를 하면 단시간 내에 하체 전체를 자극할 수 있다.

단점

다리가 긴 사람은 스쿼트를 할 때 허리를 아래로 내리는 동작 중에 더욱 부상을 당하기 쉽다. 또한 상하체의 비율이 안 맞으면 상체가 앞으로 쏠려서 허리에 부담이 가해질 수 있다(30쪽 참조).

위험 요소

⚠️ 무릎뿐만이 아니라 복근, 복사근, 등 근육을 완전히 풀어야 허리의 부상 위험을 줄일 수 있다. 스쿼트도 척추에 압박을 가하는 운동이므로, 운동을 마친 후에 풀업 바에 매달려서 장시간 스트레칭을 해야 한다(53쪽 참조).

스탠스 강화하기

2 스탠딩 카프 레이즈 Standing Calf Raise

종아리 전체와 허리를 자극하는 고립운동이다.

격투기 선수에게 필요한 이유

★ 종아리 근육의 힘을 키우면 다리가 땅에 고정돼서 타격기를 더 효율적으로 구사할 수 있다. 종아리가 땅에 단단히 고정되면 킥이나 니킥의 파괴력도 증가한다.

★ 종아리 근육의 힘을 키우면 슈퍼맨 펀치나 점핑 니킥을 구사할 때 가속도를 낼 수 있다.

★ 종아리 근육의 힘이 세면 클린치 상황에서 상대방을 뒤로 밀어내기 쉽다.

🟡 중량을 세팅하고 머신에 올라간다. 발끝은 발판에 올린다.

🟡 종아리 근육을 살짝 늘려줬다가 발끝으로 발판을 밀어 몸을 최대한 높이 밀어 올린다 **1**.

🟡 1초간 수축한 후에 종아리를 아래로 늘려준다.

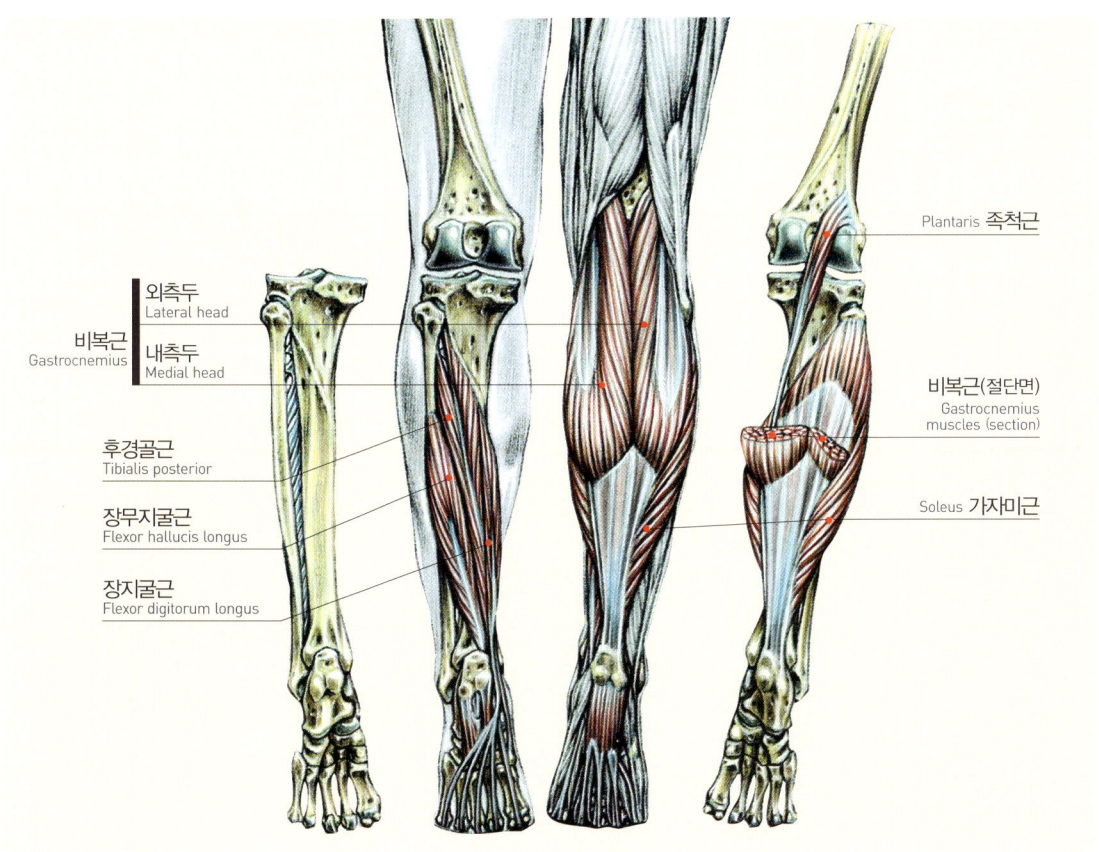

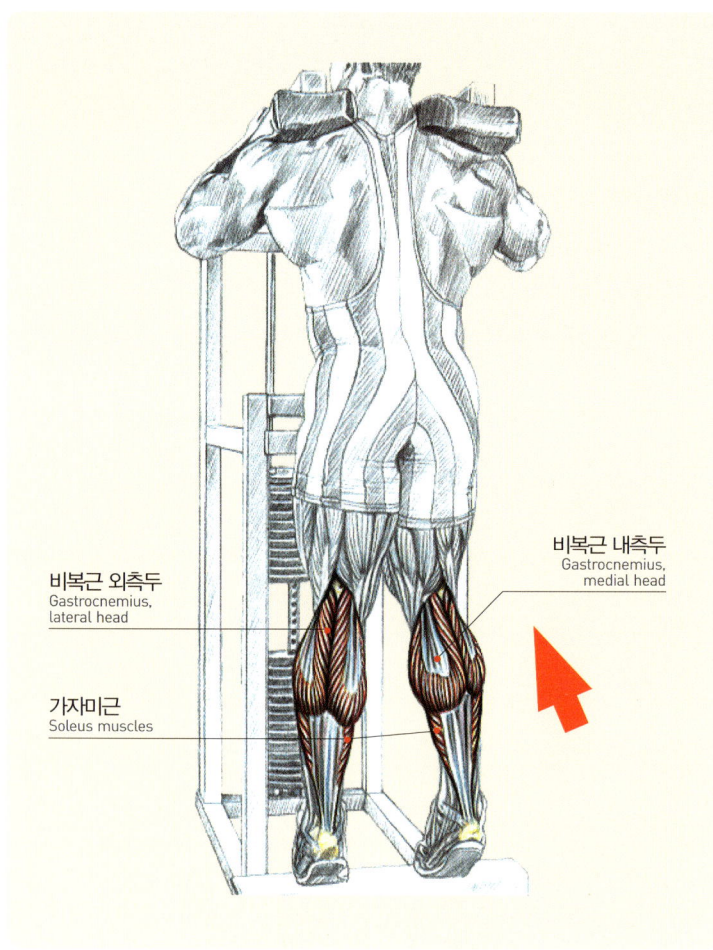

비복근 외측두
Gastrocnemius, lateral head

비복근 내측두
Gastrocnemius, medial head

가자미근
Soleus muscles

응용 동작

1 머신이 없다면 스쿼트 랙에서 실시해도 좋다. 어깨에 바를 걸치거나 양손에 덤벨을 들고 실시한다.

2 발끝을 바깥쪽이나 안쪽으로 돌려도 괜찮지만 무릎이 비틀리는 것을 방지하려면 정면을 향해 놓는 게 가장 좋다. 이 자세에서 종아리의 힘도 가장 강해진다. 운동에 꼭 변화가 필요하다면 양발의 간격에 변화를 준다(양발을 모으거나 더 넓게 벌린다). 혹은 한쪽 종아리씩 개별적으로 운동해도 된다.

동작 포인트

허리에 아치 모양을 만들면서 상체를 앞뒤로 흔들면 부상 위험이 높아진다. 다리를 너무 곧게 펴면 이런 일이 발생한다.

고개는 똑바로 들고, 시선은 아주 살짝 위쪽에 둔다.

장 점
종아리 전체가 자극된다.

단 점
양쪽 종아리를 동시에 자극하는 것은 쉽지 않다. 개별적으로 자극해도 되지만, 그러면 시간이 많이 걸린다.

위험 요소
⚠ 사용하는 중량이 증가할수록 척추에 가해지는 압박도 증가한다.

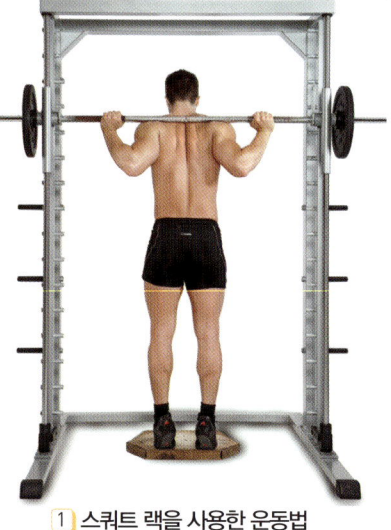

1 스쿼트 랙을 사용한 운동법

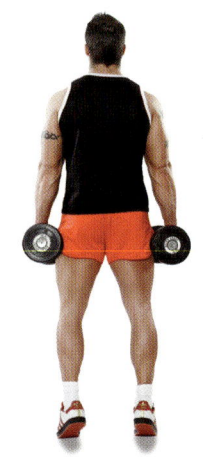

2 덤벨을 사용한 운동법

04 킥과 니 스트라이크 KICKS AND KNEE STRIKES

놀랍게 들리겠지만, 킥과 니 스트라이크의 파괴력은 사실 넓적다리와 그다지 상관이 없다. 오히려 넓적다리는 발차기의 속도를 느리게 만든다. 하체가 매우 두꺼우면 그 무거운 무게를 움직이느라 킥의 속도가 떨어질 수 있다는 것이다. 킥과 니 스트라이크의 파괴력은 요근과 장골근이 결정한다. 대퇴사두근 중에서 고관절굴곡근을 지탱하는 것은 대퇴직근뿐이다. 한쪽 다리로 서 있을 때 넘어지지 않도록 안정감을 더해주는 근육은 중둔근과 종아리다. 따라서 이 네 근육을 단련해야 한다.

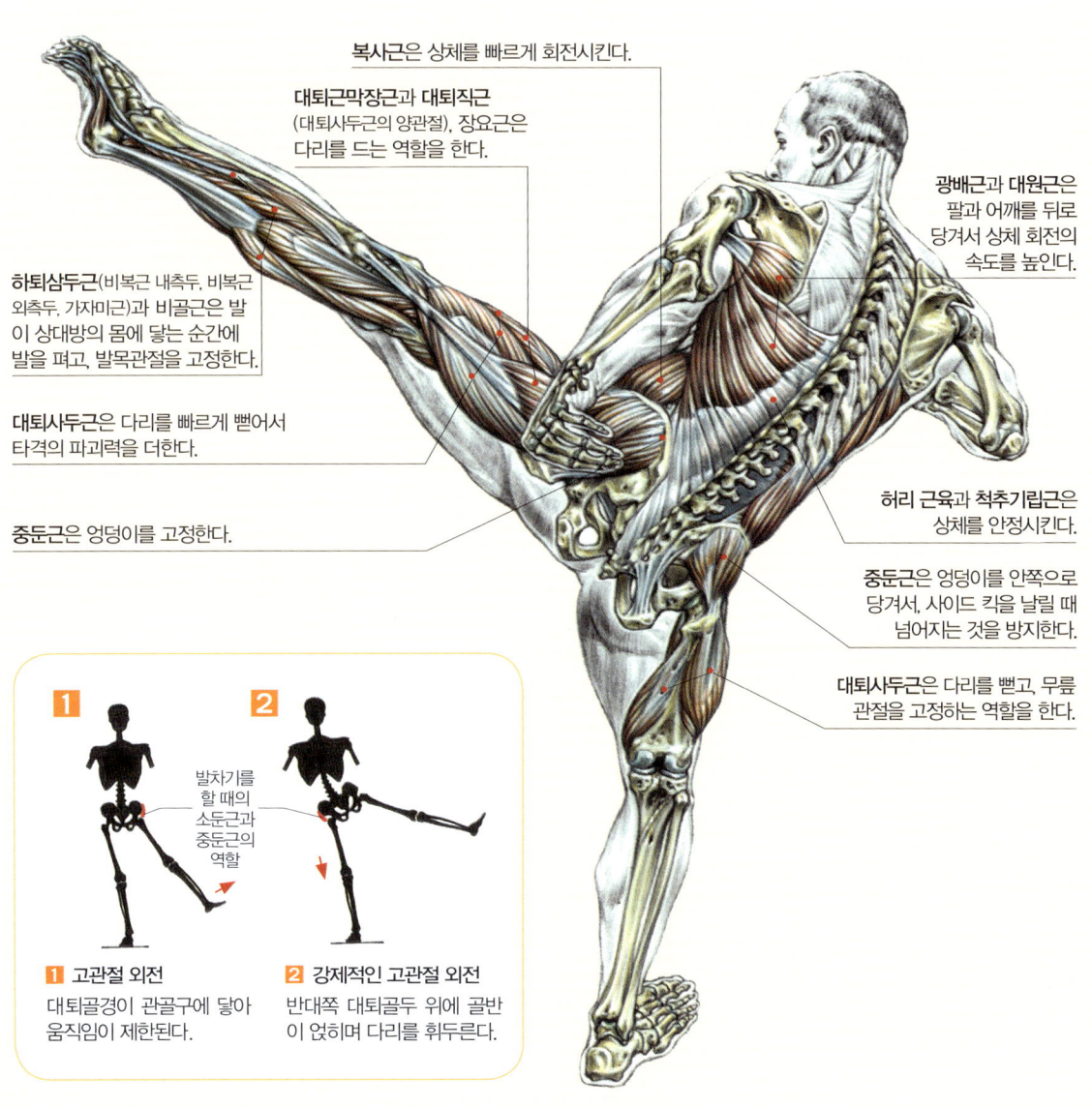

복사근은 상체를 빠르게 회전시킨다.

대퇴근막장근과 대퇴직근(대퇴사두근의 양관절), 장요근은 다리를 드는 역할을 한다.

광배근과 대원근은 팔과 어깨를 뒤로 당겨서 상체 회전의 속도를 높인다.

하퇴삼두근(비복근 내측두, 비복근 외측두, 가자미근)과 비골근은 발이 상대방의 몸에 닿는 순간에 발을 펴고, 발목관절을 고정한다.

대퇴사두근은 다리를 빠르게 뻗어서 타격의 파괴력을 더한다.

중둔근은 엉덩이를 고정한다.

허리 근육과 척추기립근은 상체를 안정시킨다.

중둔근은 엉덩이를 안쪽으로 당겨서, 사이드 킥을 날릴 때 넘어지는 것을 방지한다.

대퇴사두근은 다리를 뻗고, 무릎 관절을 고정하는 역할을 한다.

발차기를 할 때의 소둔근과 중둔근의 역할

1 고관절 외전
대퇴골경이 관골구에 닿아 움직임이 제한된다.

2 강제적인 고관절 외전
반대쪽 대퇴골두 위에 골반이 얹히며 다리를 휘두른다.

요근의 패러독스

대요근을 이루는 근섬유의 60%는 속근(제2형)섬유라는 연구 결과가 있다. 하지만 대부분 사람의 대요근에서는 지근섬유의 크기가 더 크다. 즉, 요근을 제대로 단련할 줄 아는 사람이 드문 것이다. 여타 근육에서는 속근의 크기가 지근보다 크다. 요근에 있는 지근섬유의 크기를 키우면 요근이 상체를 뒤에서 지탱하는 역할밖에 하지 못한다. 즉, 무거운 중량으로 열심히 운동해도 근육이 충분히 자극되지 않는다는 뜻이다. 킥이 강점인 격투기 선수라면 이 문제를 반드시 해결해야 한다.

파괴력 넘치는 킥을 구사하려면 아주 무거운 중량으로 고관절굴곡근을 단련해야 한다. 고관절굴곡근에는 속근섬유가 많기 때문에 이러한 운동법을 따라야 한다.

> ⚠️ 격투기 선수라면 요근과 장골근을 열심히 단련해야 하지만, 그러면 몇 가지 문제가 발생한다. 이것이 바로 고관절굴곡근 트레이닝을 하며 마주치게 되는 두 번째 패러독스다. 고관절굴곡근을 단련하면 2가지 문제가 발생할 수 있다.
> 1. 단기적으로는 디스크가 손상될 수 있다.
> 2. 장기적으로는 고관절굴곡근을 지나치게 발달시키면 척추 하단이 아치 모양으로 굽는다. 이처럼 척추가 비틀어지고 근력 트레이닝을 통해 척추에 강한 압박까지 가하면 허리 부상을 당할 위험이 크게 증가한다.
>
> 이러한 문제를 방지하는 방법을 소개한다.
> - 요근과 장골근 운동을 마친 후에는 런지를 실시해서 스트레칭한다 **1**.
> - 풀업 바에 매달려서 척추의 압박을 해소한다(53쪽 참조).

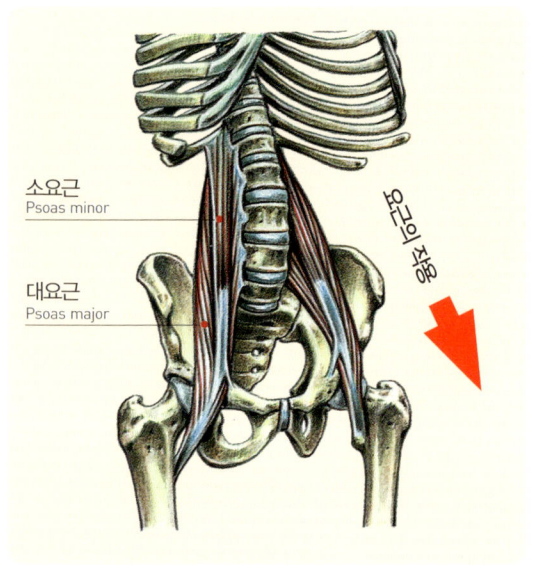

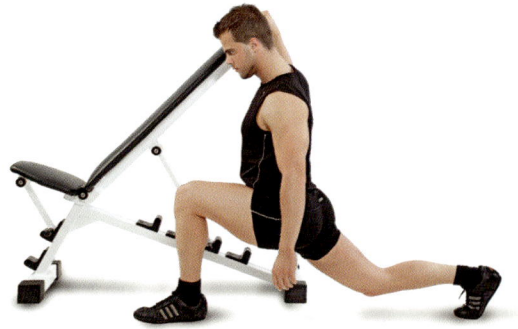

1 요근 및 장골근 스트레칭

근력 향상을 위한 운동법
1 스탠딩 레그 리프트 Standing Leg Lift

대퇴직근, 요근, 장골근, 복근, 중둔근, 종아리를 자극하는 고립운동이다.

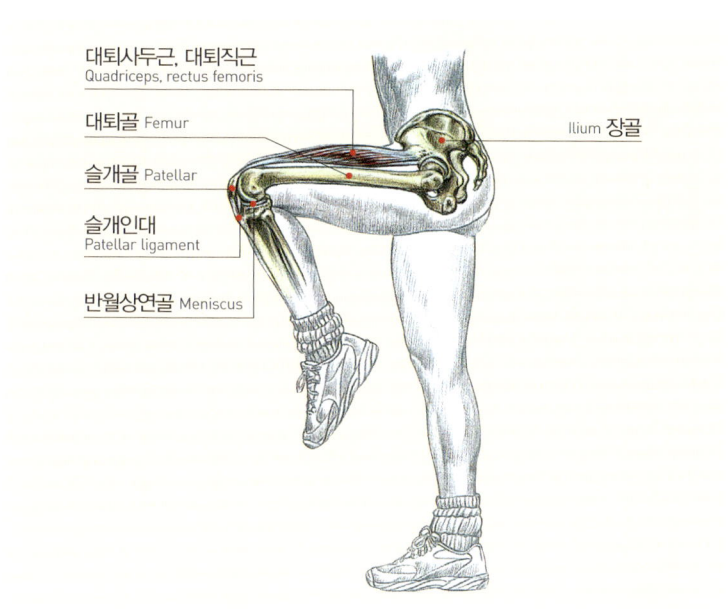

격투기 선수에게 필요한 이유

★ 킥과 니 스트라이크의 파괴력을 증가시키는 근육을 단련할 수 있다. 균형 감각도 향상돼서 한쪽 다리로 서는 게 더 편해진다.

● 똑바로 서서 원판이나 덤벨을 왼쪽 넓적다리 위에 올린다 **1**. 왼손으로 중량을 고정하고, 오른손으로 머신이나 벽을 잡아서 균형을 유지한다. 무릎을 굽혀서 다리를 최대한 높이 들어 올린다 **2**.

● 넓적다리가 바닥과 수직을 이룰 때까지 하강한다. 왼쪽 다리로 1세트를 마쳤으면 오른쪽 다리로 반복한다.

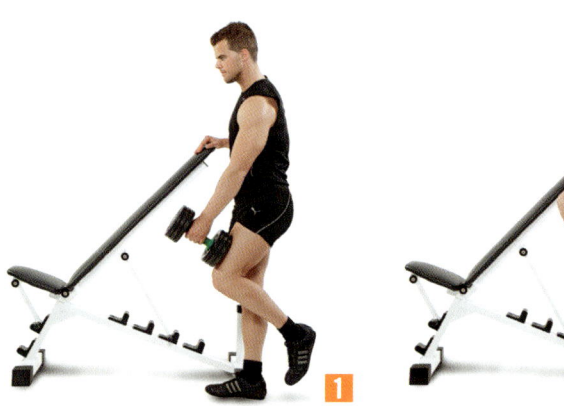
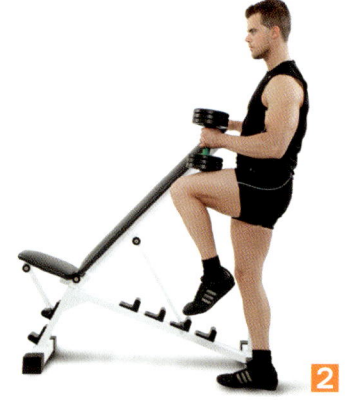

어드바이스

운동 도중에 발을 바닥에 내려놓고 쉬어도 된다. 그러면 더 무거운 중량을 사용할 수 있다.

응용 동작

1 덤벨을 사용하는 대신에 무릎 바로 위쪽에 탄력밴드를 둘러도 좋다. 밴드 반대쪽은 발로 밟는다.
2 탄력밴드와 중량을 동시에 사용해도 된다. 두 가지 중량의 시너지 효과를 경험할 수 있다.
3 안정근(중둔근과 종아리)을 발달시키고 싶다면 손을 사용하지 않고 균형을 잡으려 노력해 본다.

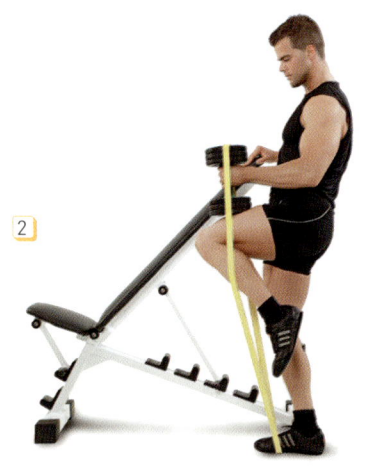

2

4 다리를 들면서 무릎을 굽히는 대신에 운동 내내 다리를 곧게 펴고 있는다.

5 레그 리프트 머신을 사용하면 균형을 잡기 쉽기 때문에 덤벨보다 운동하기에 좋지만, 격투기 선수에게는 그다지 유용하지 않다.

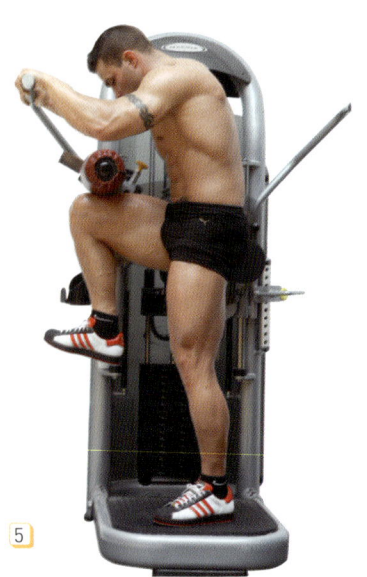

5

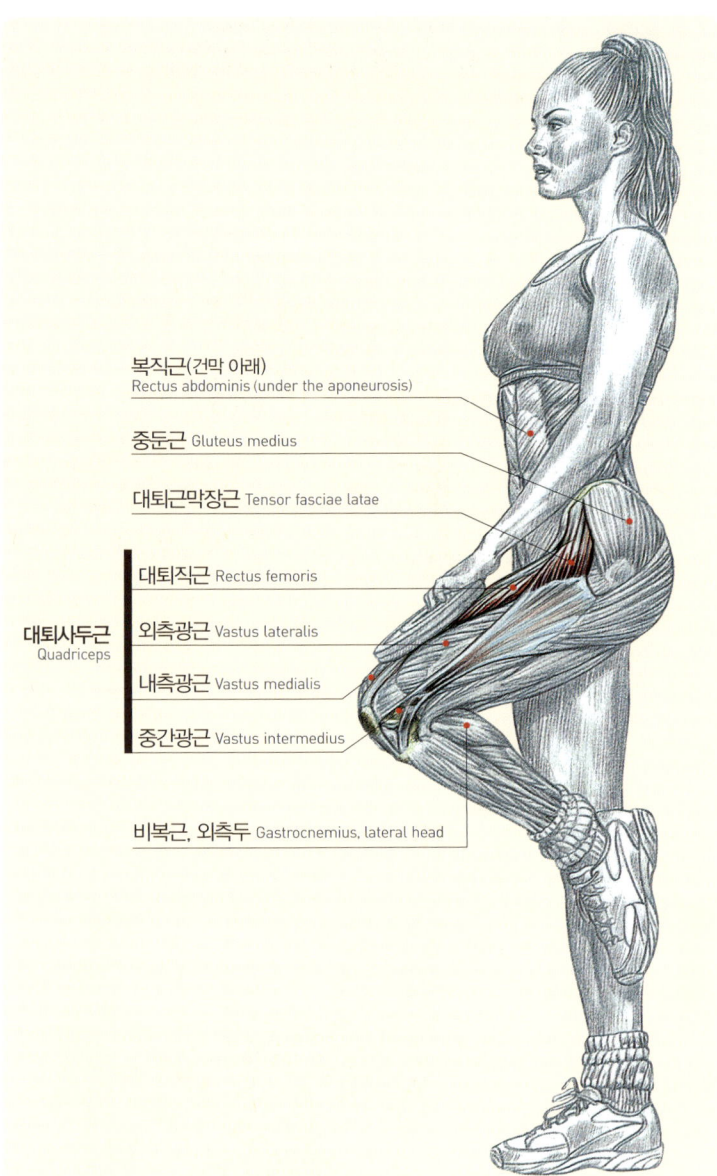

복직근(건막 아래) Rectus abdominis (under the aponeurosis)
중둔근 Gluteus medius
대퇴근막장근 Tensor fasciae latae
대퇴사두근 Quadriceps
- 대퇴직근 Rectus femoris
- 외측광근 Vastus lateralis
- 내측광근 Vastus medialis
- 중간광근 Vastus intermedius
비복근, 외측두 Gastrocnemius, lateral head

장점
레그 리프트는 격투기 선수에게 매우 중요하지만 줄곧 간과되곤 하는 근육들을 발달시킨다.

단점
양다리를 개별적으로 운동해야 하기 때문에 시간이 많이 걸린다.

위험 요소
⚠ 요근을 운동하면 척추가 당겨진다. 등을 곧게 펴고 허리에 아치 모양이 생기지 않도록 주의한다. 척추가 흔들리는 것 같으면 다리를 지나치게 높이 들지 말아야 한다.

근력 향상을 위한 운동법

2 풀업 바에서 실시하는 레그 리프트 Leg Lift on Pull-up Bar

대퇴직근, 요근, 장골근, 복근, 팔 근육을 자극하는 고립운동이다.

격투기 선수에게 필요한 이유

★ 상대방의 목을 양손으로 붙잡고 니킥이나 킥을 날릴 때 파괴력을 높일 수 있다.

🍋 풀업 바를 어깨너비의 언더 그립(새끼손가락이 마주 보게)으로 잡고, 이두근에 힘을 줘서 팔을 굽힌다 **1**. 오른쪽 다리를 굽혀서 턱을 향해 무릎을 당긴다 **2**. 골반을 앞으로 기울이는 동시에 다리를 최대한 높이 든다. 그리고 나서 다리를 내린다.

🍋 오른쪽 다리로 1회를 마쳤으면 왼쪽 다리로 반복한다. 다리보다 팔이 먼저 지치면 바닥에 발을 내려놓고 오버 그립(엄지손가락이 마주 보는)으로 세트를 마무리한다.

어드바이스

이 운동을 할 때에는 오직 팔의 힘에 의존해야 하기 때문에 처음에는 몸이 앞뒤로 흔들릴 것이다. 하지만 트레이닝을 지속하면 반동을 억제하는 법을 터득하게 될 것이다.

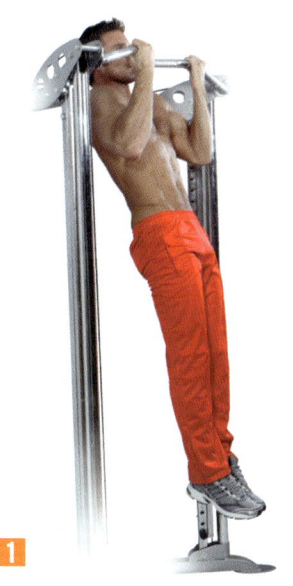

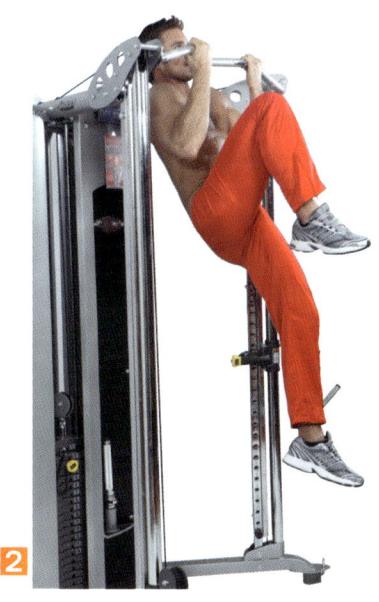

응용 동작

1 두 가지 방법이 있다.
- 다리를 곧게 펴고 실시하면 동작의 난이도가 높아진다.
- 넓적다리 밑으로 종아리를 굽히면 운동이 쉬워진다.

2 운동이 너무 쉽게 느껴지면 발목에 중량을 매단다. 혹은 바닥에 탄력밴드를 고정한 후에 무릎 바로 위쪽에 두른다. 하지만 탄력밴드를 사용하면 양다리로 번갈아가며 운동하는 게 불가능하다.

장점

모든 근육에 최대 강도의 자극이 가해지기 때문에 빠르게 성장할 수 있다.

단점

허리에 당기는 느낌이 든다면 운동을 잘못하고 있다는 뜻이다. 더 많은 연습이 필요하다.

위험 요소

⚠️ 허리를 아치 모양으로 만들지 않는다.

근력 향상을 위한 운동법

3. 그라운드 니킥 Knee Strike On All Fours

대퇴직근, 요근, 장골근, 복근을 자극하는 고립운동이다.

격투기 선수에게 필요한 이유

★ 그라운드에 쓰러진 상대에게 더 강한 니킥을 날릴 수 있다.

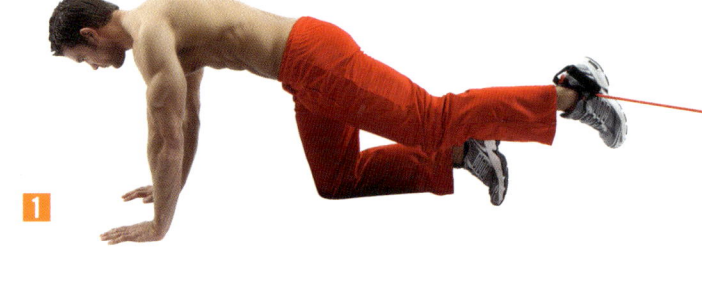

🏷 탄력밴드나 케이블을 로우 풀리에 연결하고, 왼쪽 발목에 묶는다 **1**. 바닥에 쓰러진 상대에게 니킥을 날리듯이 왼쪽 무릎을 앞으로 당긴다 **2**.

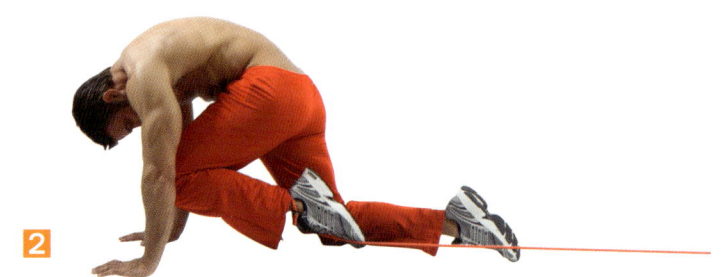

동작 포인트

보수 볼을 양손으로 잡고 무릎으로 공을 가격한다. 그러면 타격 순간에 근육을 더 강하게 수축할 수 있다.

응용 동작

그라운드 니킥을 할 때에는 양팔로 상대방을 제압해야 한다. 이 상황을 그대로 재연하기 위해서, 양손으로 머신이나 보수 볼을 최대한 꽉 잡는다.

장점

실전에서 일어나는 상황을 그대로 재연할 수 있다.

단점

한쪽 다리로 운동을 마친 후에 밴드를 풀고 반대쪽 다리에 다시 묶어야 하기 때문에 시간이 많이 걸린다.

위험 요소

⚠ 등을 뒤로 굽혀 아치 모양을 만들지 않는다. 디스크 부상을 방지하려면 등은 앞으로 굽혀야 한다.

05 잡기·당기기·조르기 GRABS, PULLS, AND CHOKES

상대방을 잡거나 균형을 잃게 만들고, 목을 조를 때에는 팔이 가장 중요하다. 팔이 힘을 내려면 등 근육도 강해야 한다. 또한 상대방을 붙잡아 제압하려면 팔뚝과 손의 힘도 키워야 한다.

잡기·당기기·조르기 운동법

1 풀업 Pull-Up

전완굴근과 등 근육을 자극하는 복합운동이다. 포지티브 동작과 정점 수축이 중요한 운동이다.

격투기 선수에게 필요한 이유

★ 상대방을 내 쪽으로 끌어당겨 균형을 잃게 만들려면 팔과 등 근육을 강화해야 한다.
★ 길로틴 초크의 파괴력을 높일 수 있다.

- 언더 그립(새끼손가락이 마주 보는)으로 풀업 바를 잡는다 **1**. 양손은 어깨너비보다 약간 좁힌다.
- 등과 팔의 힘으로 몸을 들어 올린다 **2**. 정점에서 턱이 바에 닿아야 한다.
- 5초간 수축한 후에 내려온다.

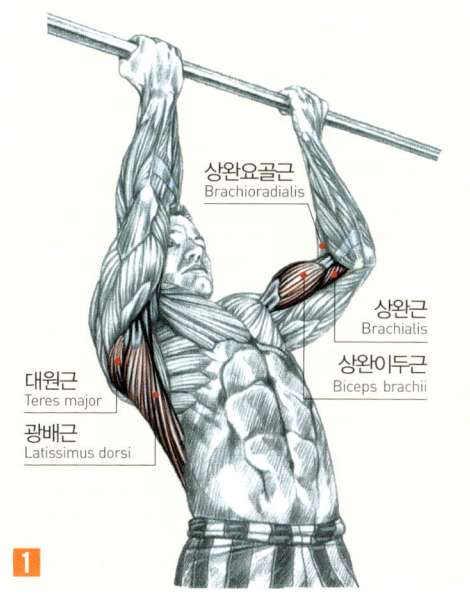

1

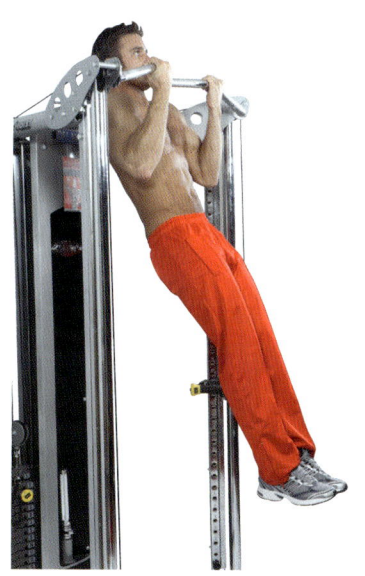

2

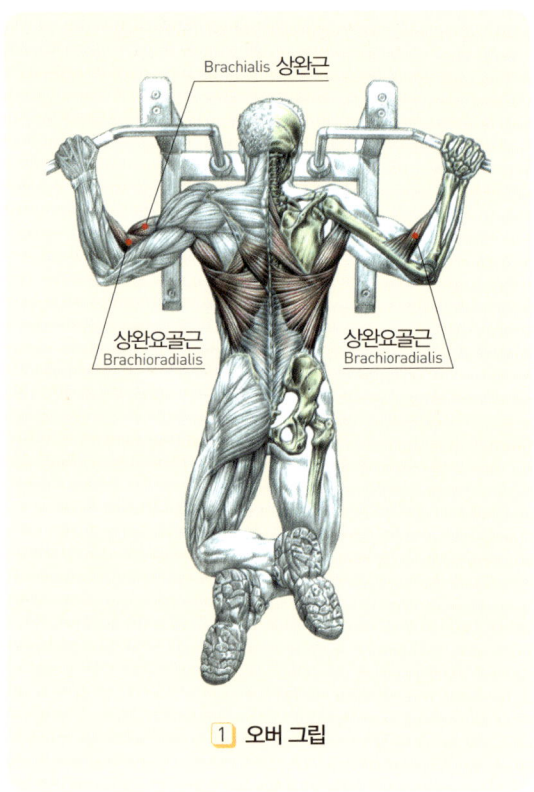

1 오버 그립

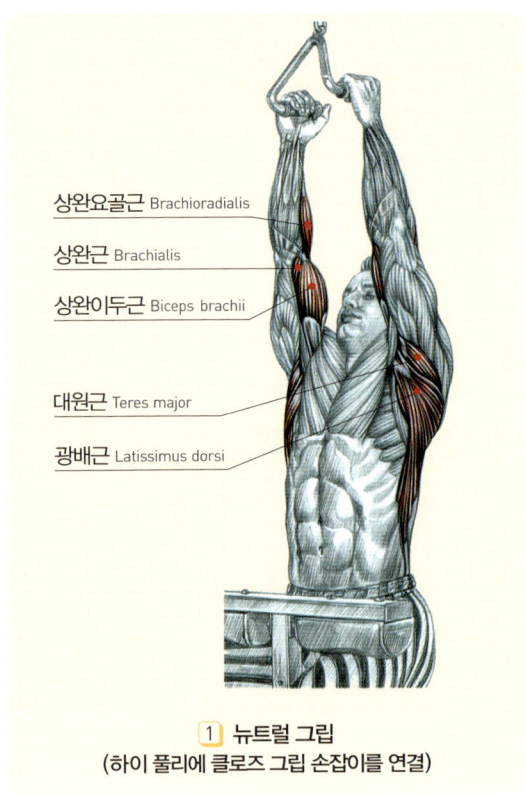

1 뉴트럴 그립
(하이 풀리에 클로즈 그립 손잡이를 연결)

응용 동작

1 근육을 균형 있게 발달시키고 싶다면 상완요골근을 자극하는 오버 그립(엄지손가락이 마주 보는)과 상완근을 자극하는 뉴트럴 그립(엄지손가락이 상체를 향한)도 사용해 보자.

2 풀업이 너무 쉽게 느껴지면 중량을 사용한다.

3 상대방을 내 쪽으로 끌어당기면 니킥을 날릴 수 있다. 풀업을 할 때에는 다리를 가만히 두지 말고 니킥을 연습해 본다.

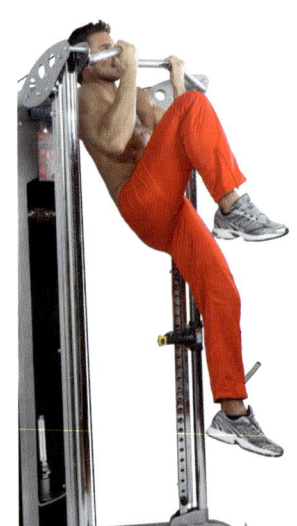

3

장점

풀업은 단시간에 상체의 다양한 근육을 자극하며, 별다른 도구도 필요 없다.

단점

풀업은 아무나 할 수 있는 운동이 아니다. 힘이 부족하다면 바닥이나 의자에 발을 내려놓고 실시해 본다.

위험 요소

⚠ 언더 그립(새끼손가락이 마주 보는)으로 운동할 때에는 이두근 부상을 당할 수 있으므로 팔을 완전히 펴지 않는다.

잡기 · 당기기 · 조르기 운동법

2 파워 트라이셉스 푸시다운 Power Triceps Push-Down

삼두근과 등 근육을 자극하는 복합운동이다.

격투기 선수에게 필요한 이유

★ 상대방을 내 쪽으로 당겨서 균형을 잃게 만들거나 혹은 상체의 힘으로 상대방을 강하게 조를 수 있다.

🟡 로프나 트라이셉스 바를 하이 풀리에 연결한다. 머신을 보고 선 상태에서 삼두근의 힘으로 바를 아래로 누른다 **1** **2**. 보디빌더들이 하듯이 상완과 팔꿈치를 옆구리에 붙이는 대신에 양손과 평행이 되게 든다.

🟡 흉근 하단에서 동작을 멈추지 말고 목까지 올라와서 상완이 바닥과 거의 평행을 이뤄야 한다. 등과 삼두근의 힘을 사용해서 넓적다리 위쪽을 향해 바를 힘차게 당기면 자극의 강도를 높일 수 있다.

응용 동작

무릎을 꿇고 실시하면 그라운드에서의 그래플링에 대비할 수 있다.

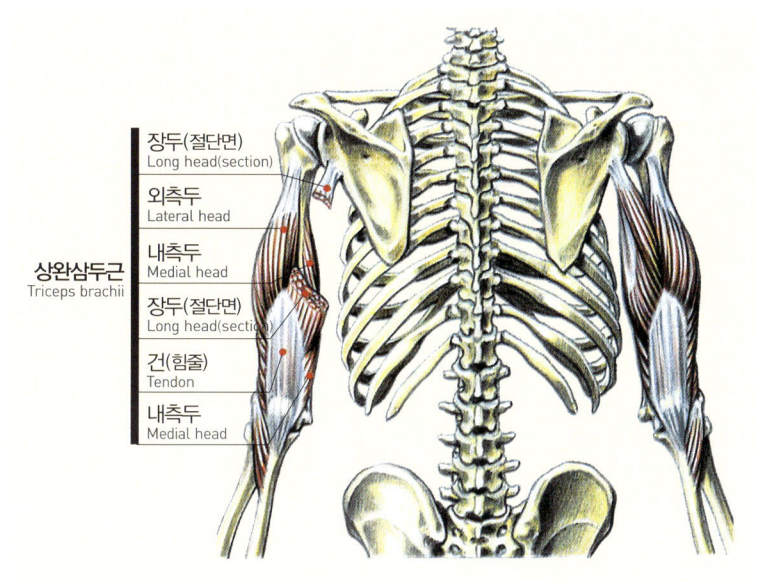

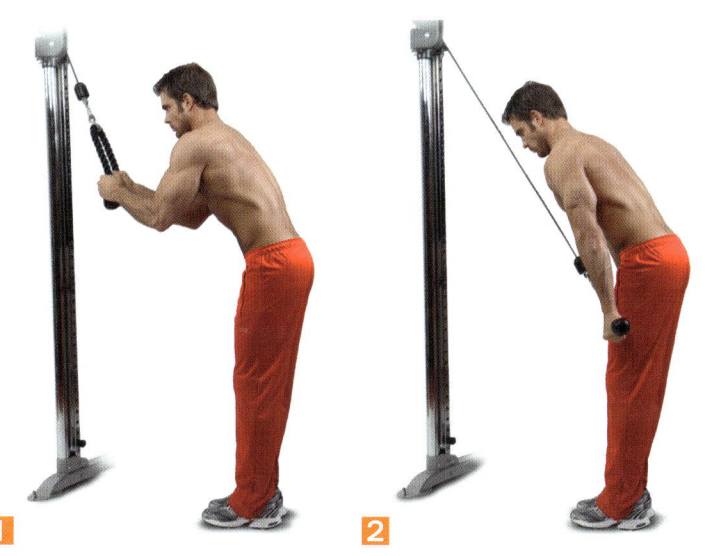

TIP 그라운드에 쓰러진 상대방을 제압할 때처럼 근육의 힘과 더불어 체중을 실어서 운동한다.

장점
케이블 풀리를 사용한 운동은 덤벨, 바, 머신을 사용한 운동보다 팔꿈치의 부담이 적다.

단점
무거운 중량을 사용하면 발이 바닥에서 자꾸 떨어진다. 그러면 무거운 덤벨 아래에 발을 집어넣어 고정시켜야 한다.

위험 요소
⚠ 등이 아치 모양이 되면 안 된다. 또한 머리 옆을 지나가는 케이블에 얼굴을 긁히지 않게 조심해야 한다.

동작 포인트
많은 힘을 쏟아부을 수 있는 운동이므로 중량 조절이 가능한 풀리를 사용하면 좋다. 트라이셉스 머신의 중량은 너무 가벼울 수 있다.

어드바이스
굵은 바나 로프를 사용하면 더 많은 힘을 낼 수 있고, 팔꿈치의 부담도 적다. 바의 직경은 대부분 2.5cm이지만, 이 두께는 사람의 팔에 비해 가늘기 때문에 상대 선수에 대비한 효과적인 훈련이 되지 않는다. 이럴 때에는 바에 스펀지를 끼워서 직경을 늘린다.

잡기 · 당기기 · 조르기 운동법

3 풀업 바에 매달리기 Hang From Pull-Up Bar

손목굴근, 특히 전완 심층부에 자리한 굴근을 자극하는 고립운동이다.

격투기 선수에게 필요한 이유

★ 모든 상황에서 더 강한 악력을 발휘할 수 있다. 이종격투기는 유도 같은 여타 종목보다 팔뚝(전완)의 힘이 중요하다. 정해진 스탠스가 없기 때문에 상대방을 잡으려면 팔을 붙잡는 수밖에 없기 때문이다. 하지만 선수들의 팔은 굵고, 둥글며, 땀이 흥건하기 때문에 잡고 있기가 쉽지 않다.

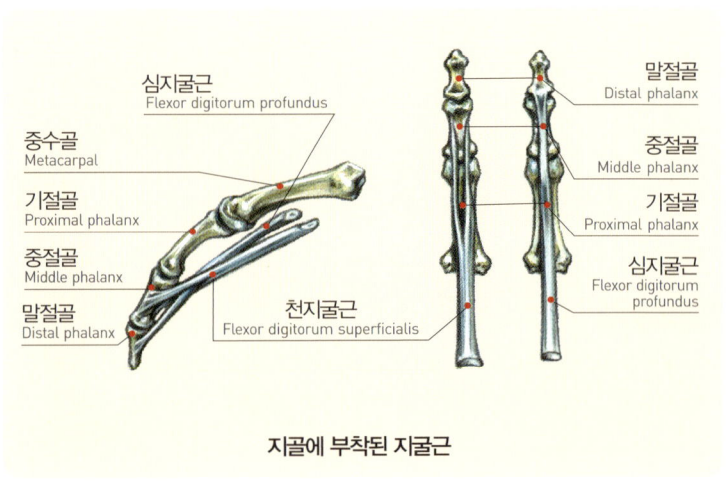

지골에 부착된 지굴근

- 오버 그립(엄지손가락이 마주 보는)으로 풀업 바를 잡고 매달려서, 팔을 곧게 편다 **1**. 손의 간격은 자신에게 맞게 조정한다. 손을 약간 펴되 바를 놓지 않도록 조심한다 **2**.

- 5cm 정도 하강했다가 다시 주먹을 쥐어서 위로 올라온다. 5~10초간 수축했다가 손을 다시 천천히 편다.

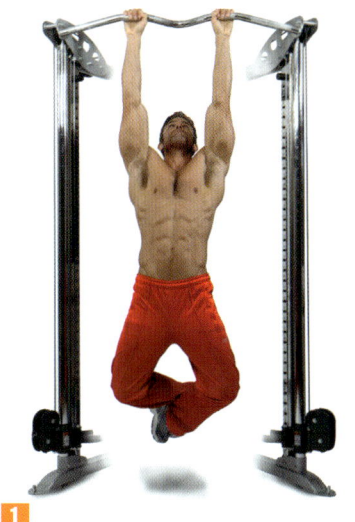
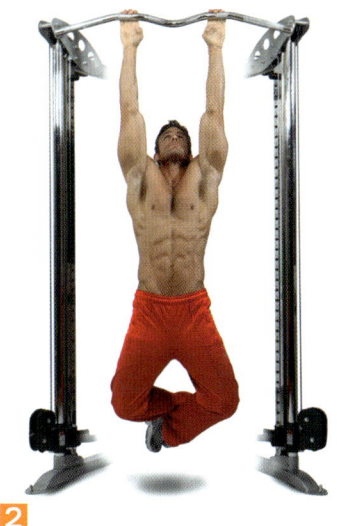

동작 포인트

손을 펼 힘이 없으면 주먹을 꽉 움켜쥐고 10초 정도 더 버틴다.

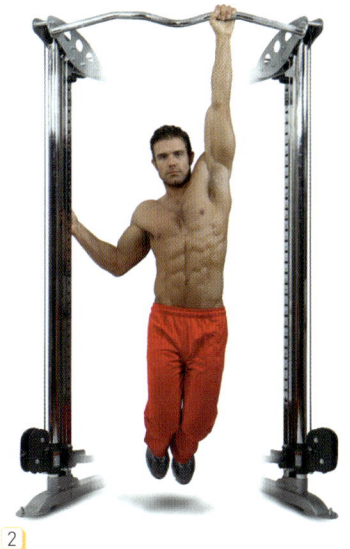

장점

악력을 쉽고 효과적으로 강화할 수 있다.

단점

손을 갑자기 펴면 부상을 당할 수 있으니 주의한다.

위험 요소

⚠ 실패지점이 가까워지면 발을 바닥 가까이로 내리자. 바를 놓쳐서 갑자기 바닥으로 떨어지면 다칠 수 있다.

어드바이스

프로 격투기 선수의 악력은 근력 트레이닝을 즐기는 일반인보다 겨우 8% 정도 더 강하다. 또한 야구선수에게는 한참 못 미친다. 야구선수는 MMA 챔피언보다도 악력이 강하다. 그래서 격투기 선수는 팔뚝 발달에 집중해야 한다. 풀업 바에서 이 운동을 실시하면 이 문제를 해결하는 데 도움이 된다.

응용 동작

1 손을 펴는 게 힘들다면 한쪽 발이나 양발을 의자나 바닥에 내려놓아서 체중을 분산시킨다. 일단 바에 매달린 채로 운동하다가, 실패지점에 도달하면 바닥에 발을 내려 몇 회 더 반복한다.

2 운동이 너무 쉽게 느껴지면 한 손으로만 매달려 본다. 반대쪽 손으로는 기둥을 잡아 몸을 고정한다.

잡기·당기기·조르기 운동법

4 해머 컬 Hammer Curl

전완의 모든 굴근, 즉 상완근과 상완요골근, 이두근을 자극하는 고립운동이다. 포지티브 동작과 정점 수축에 집중해야 한다.

격투기 선수에게 필요한 이유

★ 전완굴근의 등척성 근지구력을 향상시켜서 초크와 조르기를 더 효과적으로 구사할 수 있다.

🟡 뉴트럴 그립(엄지손가락이 위를 향하게)으로 덤벨을 잡는다. 팔을 굽혀서 엄지손가락이 천장을 향하게 한 후 **1**, 덤벨을 최대한 높이 들어 올린다. 팔꿈치를 뒤로 살짝 당겨도 좋지만 지나치게 당겨서는 안 된다. 5초간 수축한 후 천천히 시작지점으로 돌아온다.

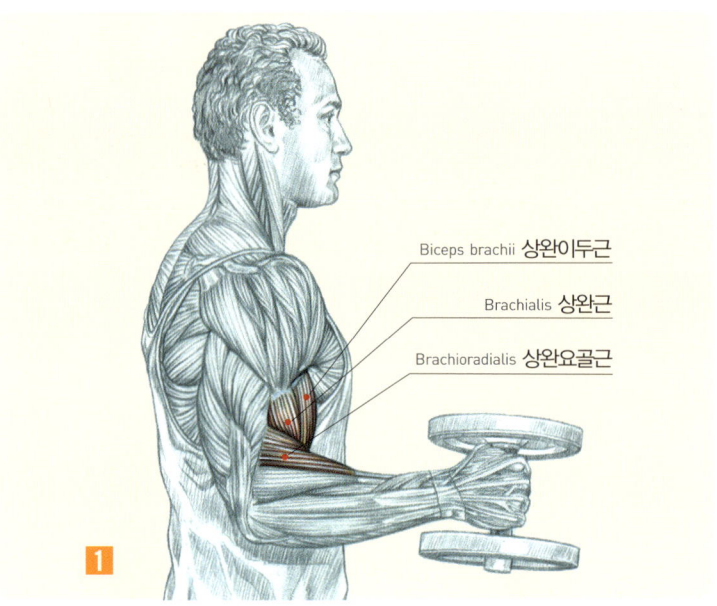

응용 동작

1️⃣ 서거나 앉은 자세(그라운드에서 싸울 때처럼)에서 모두 실시할 수 있다.

2️⃣ 이외에도 몇 가지 방법이 있다.
- 양손으로 동시에 실시하기
- 양손으로 번갈아 실시하기
- 한 팔로 1세트를 마친 후에 반대쪽 팔로 실시하기

3️⃣ 매 세트마다 엄지손가락의 위치에 변화를 주어 전완굴근을 다양한 각도에서 자극한다.

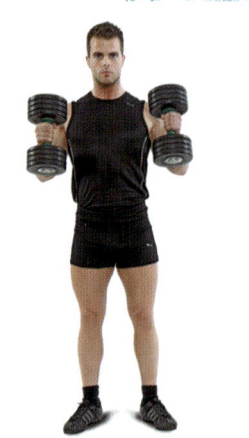

2️⃣ 양팔로 동시에 실시하기

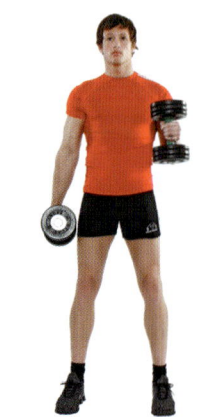

2️⃣ 양팔로 번갈아가며 실시하기

- 엄지가 바깥쪽을 향하면 이두근이 더 많이 사용된다.

- 엄지가 안쪽을 향하면 이두근의 자극은 감소하고, 상완요골근의 자극이 증가한다.

06 초크와 반격기 CHOKES AND COUNTERMOVES

상대방의 몸을 조를 때에는 신체의 모든 근육을 사용해야 한다. 하지만 그중에서도 팔의 역할이 가장 중요하고, 하체에서는 내전근과 정강이가 중요하다.

초크와 반격기는 수축 강도는 높지만, 움직임이 거의 없이 느리고 정적이라는 점에서 여타 타격기와 다르다. 따라서 등척성 운동을 반드시 실시해야 한다.

지구력 향상을 위한 운동법

1 스트랩에 매달리기 Hang From Straps

이두근, 전완, 등, 흉근을 자극하는 등척성 고립운동이다.

격투기 선수에게 필요한 이유

★ 팔의 정적인 근지구력을 키우면 상대방에게 강한 초크를 걸 수 있다.

● 자리에 서서 스트랩에 팔뚝을 올린다 **1**. 준비를 마쳤으면 다리를 굽혀서 스트랩에 매달린다 **2**. 처음에는 팔뚝의 힘만으로 버티다가 피로가 쌓이면 손으로 반대쪽 팔뚝을 잡아 더 오래 매달린다.

● 이 상태로 최소 30초 버틴다. 그러고 나서 10~15초 정도 쉬었다가 반복한다.

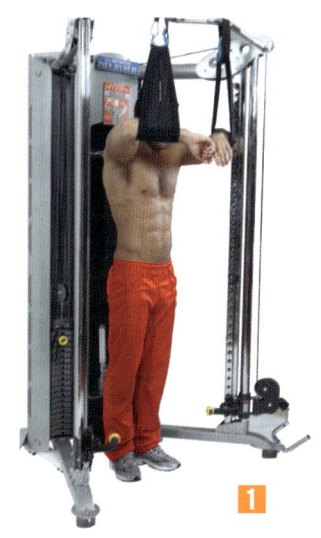

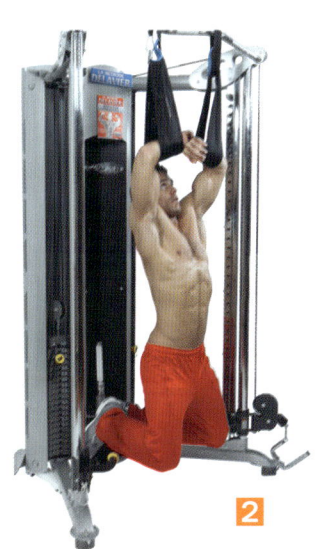

TIP 30초 이상 매달릴 수 있다면 몸에 중량을 매달거나, 파트너에게 다리를 당겨달라고 부탁해서 난이도를 높인다.

응용 동작

1. 시합 중에는 양팔로 상대방에게 초크를 걸면서 니킥을 날리는 경우가 종종 있다. 무릎을 가만히 굽히고 있지 말고, 매달린 상태에서 니킥을 연습해 보자.

2. 전완이 아니라 상완에 스트랩을 걸치면 등 근육이 더 많이 사용된다.

3. 넓적다리 사이에 커다란 메디신 볼을 끼우면 팔과 다리를 동시에 사용한 초크를 연습할 수 있다.

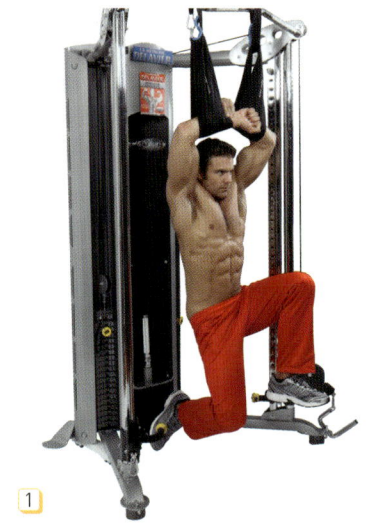

어드바이스

스트랩이 없다면 유도 띠를 사용해도 좋다. 띠를 한 개만 사용하면 공간이 너무 좁아서 다칠 수 있으므로 두 개를 사용한다.

장점

팔을 사용한 초크 기술을 그대로 모방한 등척성 수축 운동이다.

단점

비록 힘의 방향이 실전에서 사용하는 초크와 다르기는 하지만, 초크의 파괴력만큼은 확실히 키울 수 있다.

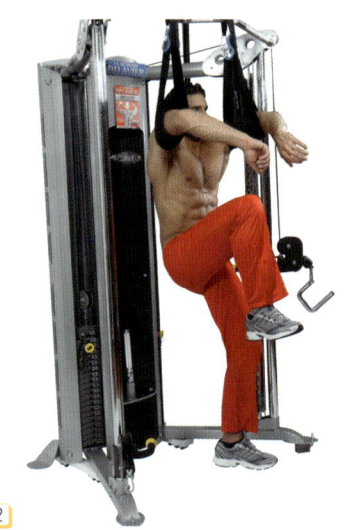

지구력 향상을 위한 운동법
2 아이소메트릭 어덕션 Isometric Adduction

실전에서와 마찬가지로 **내전근을 등척성으로 수축**하는 고립운동이다.

격투기 선수에게 필요한 이유

★ 그라운드에서 초크를 걸 때 필요한, 넓적다리로 상대방을 꽉 조이는 정적인 근지구력을 키울 수 있다. 내전근은 강력한 사이드킥을 날릴 때도 사용된다.

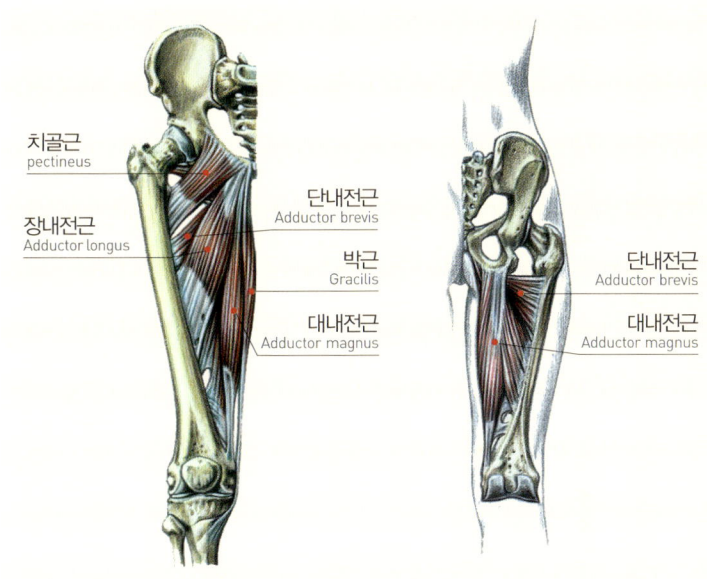

🟡 바닥에 누워서 다리 사이에 메디신 볼(최대한 큰)을 끼운다 **1**. 무릎 바로 위쪽에 끼우는 게 좋다.

🟡 공을 터뜨릴 기세로 강하게 쥐어짜면서 최소 30초 간 유지한다. 10~15초 정도 휴식한 후에 반복한다.

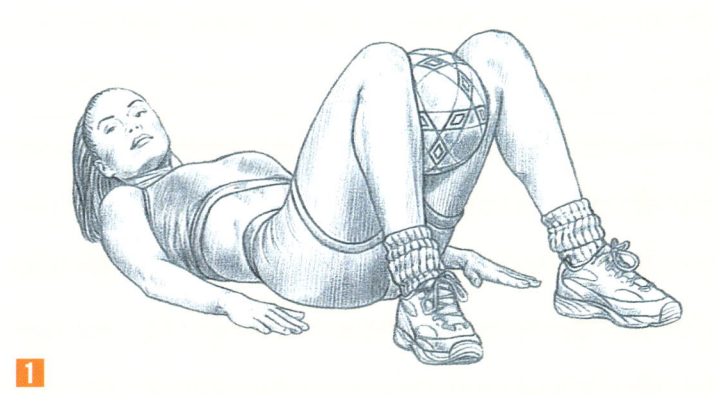

TIP 메디신 볼이 없으면 농구공을 사용해도 된다.

동작 포인트

시합 중에 상대방을 다리로 조를 때와 최대한 유사한 각도로 아이소메트릭(등척성) 수축을 해야 한다.

어드바이스

프로 격투기 선수는 근력 트레이닝만 하는 일반인보다 내전근의 힘이 44%나 강하다(Keating, 2011). 이 힘은 타고나는 게 아니기 때문에 키워야 한다.

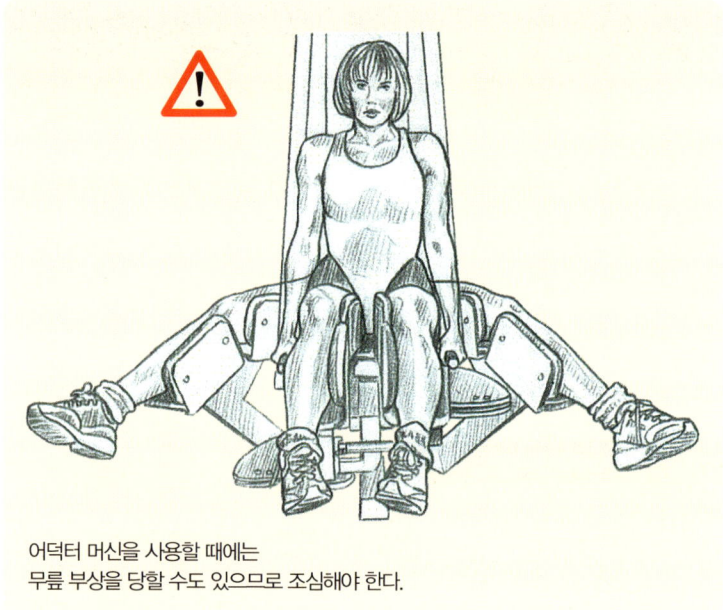

어덕터 머신을 사용할 때에는 무릎 부상을 당할 수도 있으므로 조심해야 한다.

응용 동작

1) 30초 이상 버티는 게 쉽게 느껴지면 파트너에게 공을 바닥으로 밀어 달라고 부탁한다. 그렇게 하려면 다리를 한층 강하게 쥐어짜야 한다.

2) 초크를 걸 때에는 넓적다리를 다양한 각도로 굽히게 된다. 따라서 운동할 때도 다리를 다양한 각도로 굽혀야 한다. 다리를 곧게 펴거나 혹은 45도, 90도로 굽히고 실시해 보자.

3) 바닥에 눕지 말고 무릎을 꿇은 후에 양손으로 바닥을 짚고 실시해도 좋다.

장점

그라운드에서 상대방에게 초크 기술을 걸 때 가해지는 힘의 방향을 그대로 재연할 수 있는 정적인 운동이다.

단점

메디신 볼은 사람처럼 초크에서 벗어나려 발버둥 치지 않는다. 하지만 내전근의 힘을 키우면 상대방이 발버둥 쳐도 쉽게 제압할 수 있다.

위험 요소

⚠ 발목이나 발에 중량을 걸고 실시하는 내전근 운동이나 머신도 있다. 이런 운동을 할 때에는 다리를 곧게 펴야 한다. 그러면 대내전근과 박근을 자극해서 하이킥의 파괴력을 증가시킬 수 있다.

하지만 이런 운동을 하면 반월상연골을 안쪽으로 당기는 무릎 인대가 파열될 수 있다. 또한 중량의 높이를 낮게 설정하면 관절구 사이에 반월상연골이 끼어서 심각한 통증을 느낄 수 있다.

지구력 향상을 위한 운동법

3. 전체가동범위를 사용한 레그프레스 Leg Press Using Full Range of Motion

대퇴사두근, 엉덩이, 슬굴곡근, 종아리를 자극하는 복합운동이다.

격투기 선수에게 필요한 이유

★ 내가 그라운드에 등을 대고 누워 있는 상태에서 상대방이 위로 올라타려고 할 때에는 다리로 상대방을 밀어내야 한다. 전체가동범위를 사용한 레그프레스를 실시하면 이 동작을 더 힘차게 실시할 수 있다.

★ 이번 세션에서 소개하는 다른 운동들은 모두 속도가 느리지만, 레그프레스는 폭발적으로 실시해야 한다. 또한 레그프레스는 스톰핑 킥의 파괴력도 향상시킨다.

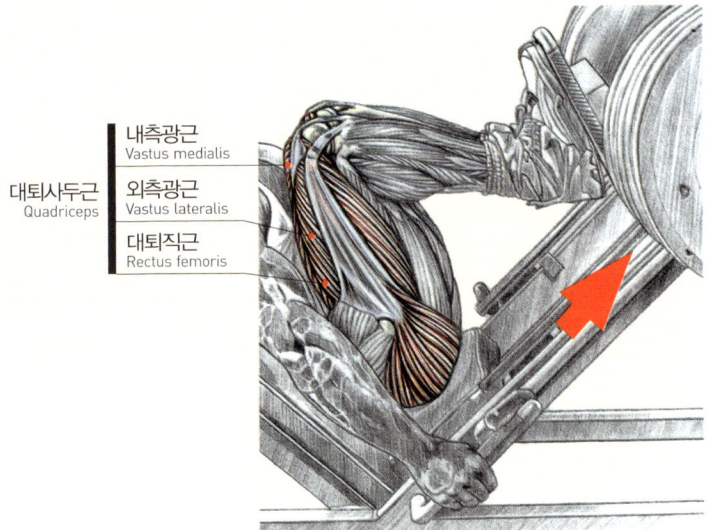

내측광근 Vastus medialis
대퇴사두근 Quadriceps
외측광근 Vastus lateralis
대퇴직근 Rectus femoris

● 중량을 세팅하고 머신에 앉아 양발을 발판에 어깨너비로 올린다 **1**. 넓적다리로 발판을 밀어서 세이프티를 푼다.

● 등을 곧게 펴서 등받이에 붙이고 넓적다리의 힘으로 발판을 천천히 내린다 **2**.

● 허리가 등받이에서 떨어지기 전에 정지한다. 다리가 곧게 펴질 때까지 발판을 밀어내고, 지칠 때까지 반복한다.

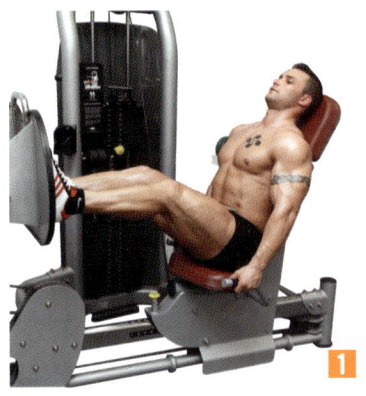

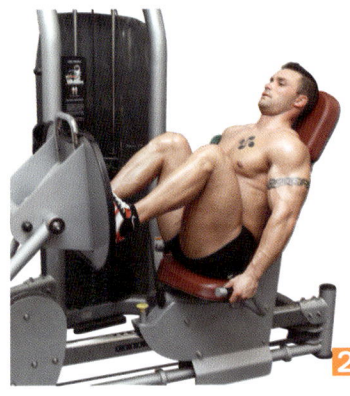

동작 포인트

레그프레스를 할 때에는 다리를 깊이 굽힐수록 등이 등받이에서 떨어진다. 그러면 근력이 증가하고 가동범위도 넓어지지만 허리 부상을 당할 수 있다. 따라서 등을 아치 모양으로 만들면 안 된다.

장점

단시간에 하체 전체를 자극할 수 있고 실전과 비슷한 방식으로 하체를 단련할 수 있다. 또한 스쿼트와 달리 허리도 잘 보호된다. 머신이 몸을 잘 고정시켜 주기 때문에 안전하다.

단점

등, 엉덩이, 무릎을 다칠 수 있다.

위험 요소

⚠ 등받이가 척추를 잘 지탱하고 있는 것처럼 보여도 척추에는 강한 압박이 가해진다.

지구력 향상을 위한 운동법
4 시티드 스쿼트 Seated Squat

넓적다리 전체를 자극하는 복합운동이다.

격투기 선수에게 필요한 이유

★ 벽을 등지고 그라운드에 앉아 있을 때, 상대방의 초크를 풀고 바닥에서 일어나는 힘을 키울 수 있다.

- 벽을 등지고 쭈그려 앉는다.
- 양손에 덤벨을 쥐고, 넓적다리 사이에 놓는다.
- 최대한 빨리 일어난다.

장점

좋은 운동이기는 하지만, 케이지에서 싸우는 선수들에게만 해당된다.

단점

덤벨과 달리 상대 선수는 내가 일어나려는 것을 방해하거나 막을 수 있다. 하지만 이 운동으로 근력을 충분히 키우면 상대방을 쉽게 뿌리칠 수 있다.

응용 동작

중량 없이 한쪽 다리로만 일어서는 연습을 해도 좋다. 이때 반대쪽 다리로 균형을 잡는다. 양다리로 번갈아 반복한다.

위험 요소

⚠ 무릎을 조심해야 한다. 쭈그려 앉은 자세에서 출발해야 하므로 무릎에 강한 압박이 가해진다.

어드바이스

중량 없이 먼저 동작부터 마스터한다. 이후 점차 중량을 늘려나가면 상대방이 누구든지 힘차게 뿌리치고 바닥에서 일어날 수 있을 것이다.

지구력 향상을 위한 운동법
5 라잉 레그 컬 Lying Leg Curl

슬굴곡근을 자극하는 고립운동이다. 이 운동은 유니레터럴 방식으로 한쪽 다리씩 따로 실시하는 게 좋다. 다리를 사용한 초크를 걸 때도 한쪽 다리를 주로 사용하기 때문이다.

격투기 선수에게 필요한 이유

★ 종아리와 다리 뒤쪽을 사용해서 상대방의 머리에 초크를 걸려면 슬굴곡근의 정적인 근지구력이 강해야 한다.

★ 서 있는 상대방의 다리를 걸어 넘어뜨리려면 슬굴곡근의 힘이 강해야 한다.

동작 포인트

격투기 선수라면 발의 위치에 신경을 써야 한다. 무릎을 향해 발끝을 굽히면 더 많은 힘을 낼 수 있다. 넓적다리뿐만이 아니라 종아리까지 사용되기 때문이다. 또한 격투기 선수에게 매우 중요한 부위인 정강이까지 단련된다.

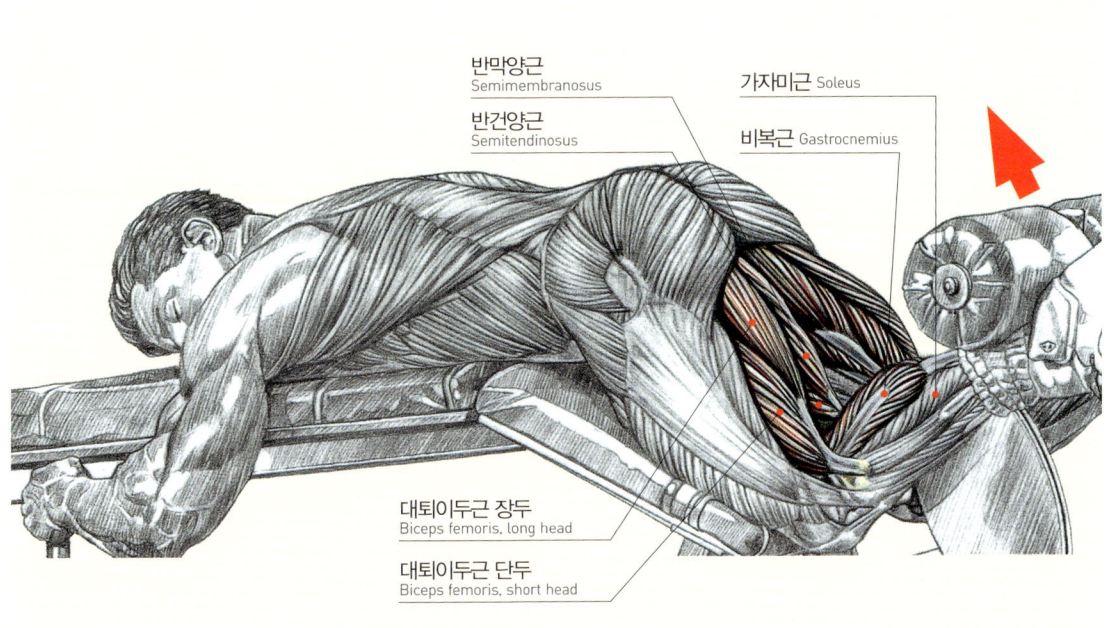

● 중량을 세팅하고 머신에 엎드린 후, 한쪽 발목을 쿠션 아래에 넣는다 **1**.

● 슬굴곡근을 사용해서 엉덩이를 향해 발을 당긴다 **2**. 5~10초 간 수축한 후에 내려온다.

● 발을 바꿔 반대쪽으로도 반복한다.

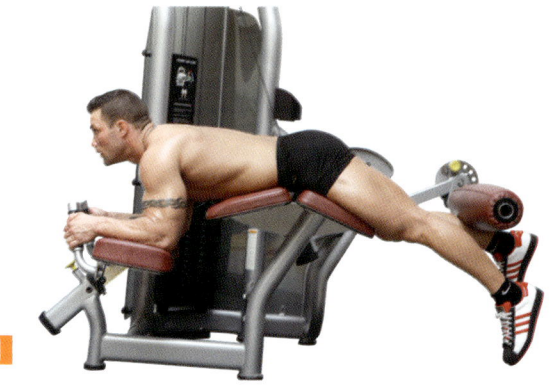

응용 동작

정점 수축을 할 때 머신에 가까운 쪽에 놓인 손으로 중량을 누르면 난이도를 높일 수 있다.

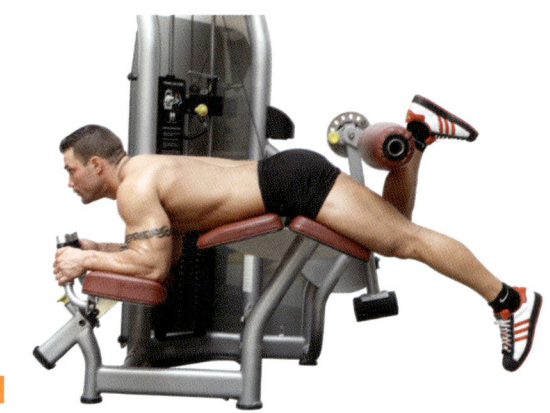

동작 포인트

다리를 뻗었을 때 쿠션이 발목에서 미끄러진다면 머신 레버를 다시 조정하라.

장점

슬굴곡근을 고립하는 운동이므로 비교적 수행하기 쉽다.

위험 요소

⚠ 등을 아치 모양으로 만들면 힘은 많이 낼 수 있지만, 허리에 부담이 된다.

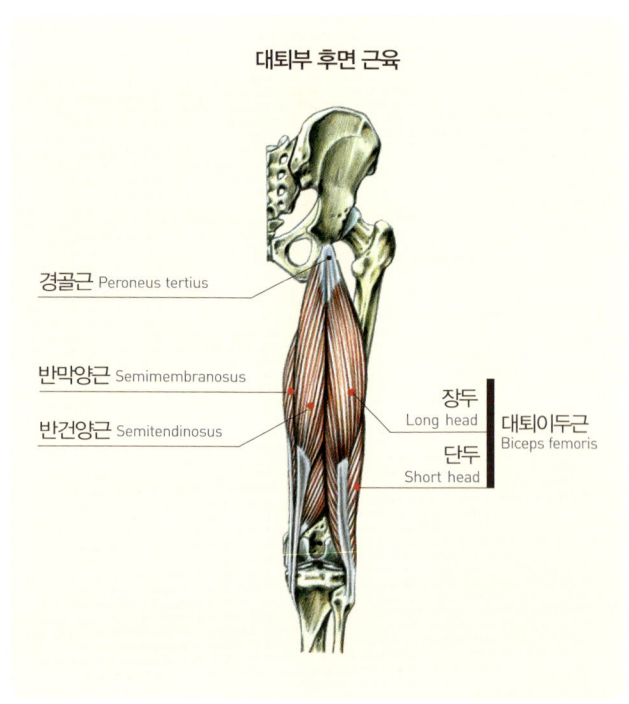

대퇴부 후면 근육

지구력 향상을 위한 운동법
6 리버스 카프 레이즈 Reverse Calf Raise

격투기 시합에서와 마찬가지로 **전경골근을 등척성으로 수축하는 고립운동이다.**

격투기 선수에게 필요한 이유

★ 그라운드에서 양다리를 삼각형으로 만들어서 상대방에게 초크를 거는 경우가 종종 있다. 이때 발등을 나의 종아리나 상대방의 넓적다리에 대서 고정하곤 한다. 이 자세에서 상대방이 꼼짝도 못하게 제압하려면 정강이 근육의 정적인 근지구력이 충분히 강해야 한다.

★ 전경골근은 경골을 보호하고, 종아리나 발등을 사용한 타격기의 파괴력을 증가시킨다.

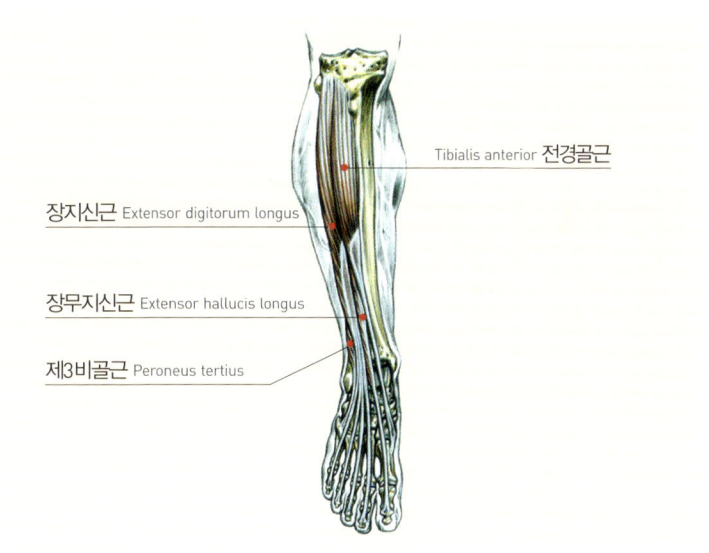

Tibialis anterior 전경골근
장지신근 Extensor digitorum longus
장무지신근 Extensor hallucis longus
제3비골근 Peroneus tertius

● 중량 머신처럼 고정된 물체 아래에 발을 집어넣고, 발끝은 안쪽으로 살짝 모은다.

● 상체를 뒤쪽 벽에 기대고 발뒤꿈치와 발등의 힘으로 버틴다. 이 등척성 수축 상태를 최소 30초 유지한다. 10~15초 쉬고 반복한다.

동작 포인트

처음에는 손으로 기둥을 잡고, 힘이 더 세지면 손을 쓰지 않도록 한다. 접은 수건을 발과 머신 사이에 끼우면 편안해진다. 하지만 발이 머신 아래에서 빠져나오지 않도록 주의해야 한다.

응용 동작

1 지구력이 어느 정도 증가하면 양발 대신에 한쪽 발만으로 운동해 본다.

2 초크를 걸 때에는 상황에 따라서 넓적다리의 각도가 매번 달라진다. 따라서 운동할 때도 다리의 각도에 변화를 줘야 한다. 다리를 곧게 펴거나, 45도나 90도로 굽힌 후에 선 자세로 실시하거나, 혹은 바닥에 앉아서 실시해 본다.

장점

전경골근은 그라운드에서 구사하는 초크 기술에서 중요한 역할을 하지만, 이를 간과하는 사람이 많다.

단점

이 운동을 하려면 발을 단단히 고정할 물체가 필요하다.

위험 요소

⚠ 발이 미끄러져서 빠져나오면 넘어질 수 있으니 주의한다.

지구력 향상을 위한 운동법
7 브릿지 Bridge

엉덩이, 허리, 슬굴곡근을 자극하는 고립운동이다.

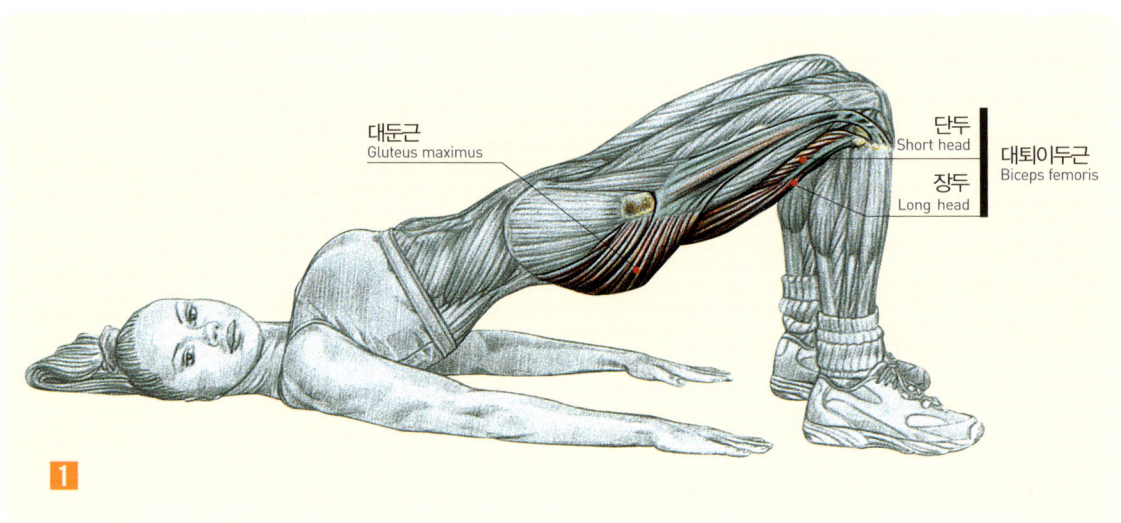

> ⚠️ 위 그림과 같이 고개를 측면으로 돌리면 안 된다. 경추를 보호하려면 머리는 천장을 보아야 한다.

격투기 선수에게 필요한 이유

★ 그라운드에 등을 대고 쓰러졌을 때 상대방이 올라타면 엉덩이의 힘으로 상대방을 밀고 일어나야 한다. 잘하면 상황을 역전할 수도 있다.

🟡 바닥에 누워서 팔을 뻗고, 양발을 어깨너비로 벌린다. 다리를 90도로 굽히고, 엉덩이를 향해 뒤꿈치를 당긴다.

🟡 엉덩이의 힘으로 상체와 하체를 최대한 높이 들어서 바닥과 삼각형을 만든다. 어깨는 바닥에 고정해서 지렛대 역할을 해야 한다 **1**.

🟡 1초간 수축하며 엉덩이를 강하게 쥐어짠다. 시작지점으로 돌아온 후 반복한다.

동작 포인트

내 위에 올라탄 상대방을 밀어내서 깜짝 놀라게 만들려면 골반을 최대한 빠르고 폭발적으로 밀어 올려야 한다.

장점

실전에서 구사해야 하는 자세와 매우 유사하다.

단점

이 동작이 너무 쉽게 느껴질 수 있다. 따라서 최대한 무거운 중량을 사용해야 한다.

위험 요소

⚠ 상체를 더 높이 들려고 등을 아치 모양으로 만들면 안 된다. 그러면 요추와 경추의 디스크를 다칠 수 있다.

한쪽 다리로 브릿지

발을 높이 올려놓고 브릿지

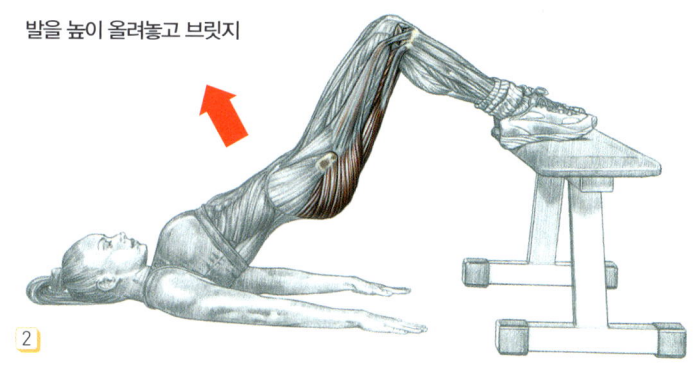

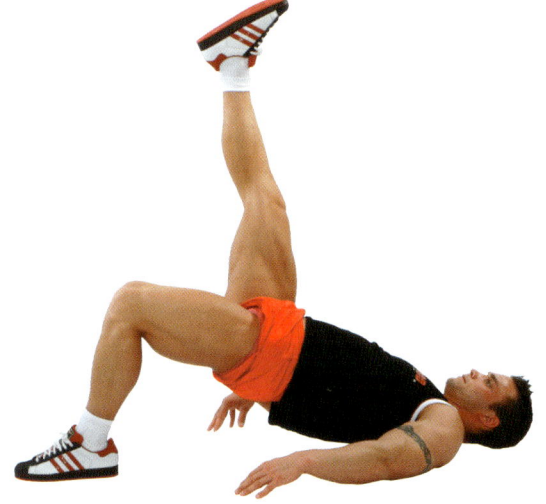

응용 동작

1 발과 엉덩이 사이의 거리나 양발 간격에 변화를 주면 실전의 다양한 상황에 대비할 수 있다.

2 바닥보다는 의자나 침대 가장자리에 발을 올려놓으면 둔근이 더 잘 신전되어 동작의 가동범위를 크게 할 수 있다.

3 한쪽 다리로만 수행하거나, 무거운 원판을 복부 위에 올리거나, 파트너가 복부에 올라타면 난이도가 올라간다. 두 가지를 동시에 해도 좋다.

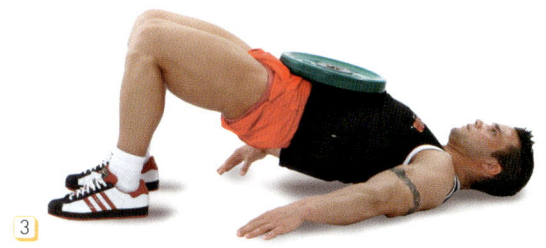

호흡근이 지구력에 미치는 영향

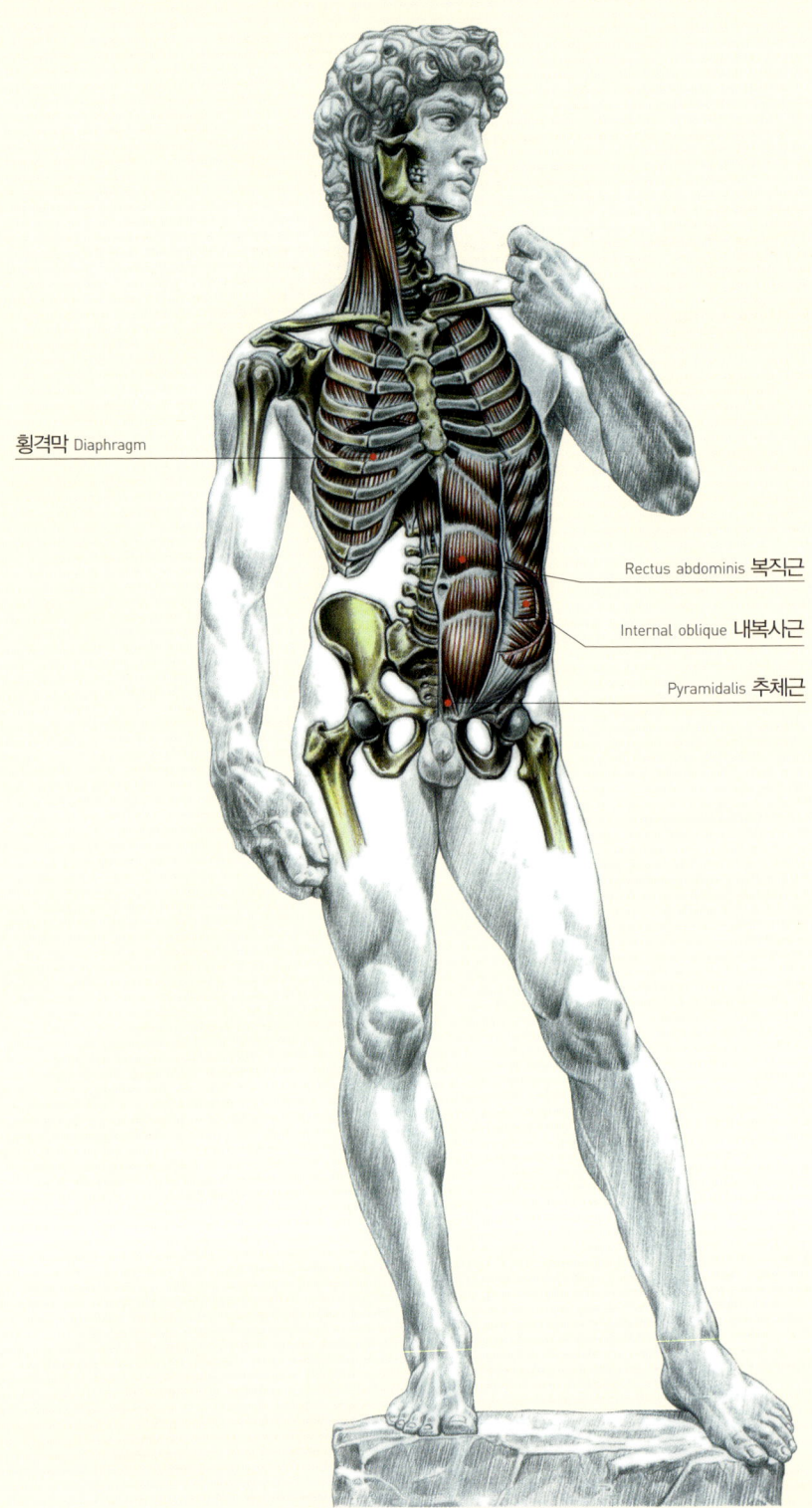

지구력을 요하는 운동을 실시하면 호흡에 사용되는 근육들, 특히 횡격막에 피로가 누적된다. 다른 근육과 마찬가지로 호흡근도 피로가 쌓이면 운동수행능력이 떨어진다. 하지만 근력 트레이닝을 통해 횡격막을 단련하면 지구력을 눈에 띄게 향상시킬 수 있다.

예를 들어, 달리기 선수가 경주 전에 호흡근을 풀어주자 지구력이 5%에서 7%로 상승했다. 또한 4주 동안 호흡근 트레이닝을 실시하자 지구력이 12% 증가했다(Lomax, 2011). 프로 운동선수는 운동량이 부족한 일반인보다 횡격막이 크다. 격투기 선수도 시합 중에 숨을 헉헉대지 않으려면 호흡근을 단련해야 한다.

호흡근 단련을 위한 운동법

1 중량을 사용한 라잉 립 케이지 익스팬션 Lying Rib Cage Expansion with Weight

흉곽이 확장하는 것을 억제함으로써 **들숨을 관장하는 모든 근육을 강화하는 고립운동이다.**

격투기 선수에게 필요한 이유

★ 시합 중에 쉽게 지치지 않을 수 있다. 또한 상대방이 위에 올라타서 흉곽이 눌렸을 때도 정상적인 호흡을 유지할 수 있다.

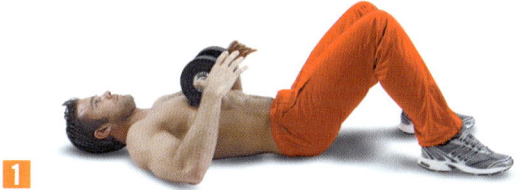

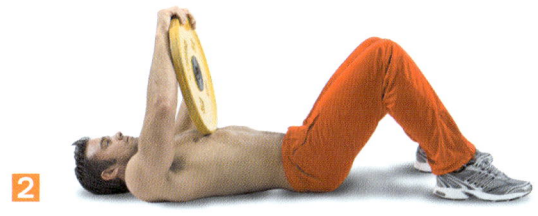

동작 포인트

이 운동은 많이 반복해야 지구력 향상 효과를 볼 수 있다(세트당 최소 50회).

응용 동작

1) 파트너가 흉곽 위에 앉아도 된다. 단, 충격을 주지 않도록 최대한 조심스럽게 앉아야 한다.

2) 마우스피스를 입에 끼고 실시해 본다. 그러면 호흡하는 게 한층 더 힘들어진다.

- 바닥에 누워 덤벨 1 혹은 원판 2 을 가슴에 올린다.
- 숨을 깊이 들이쉬어 흉곽을 최대한 확장한다.
- 숨을 내쉬어서 흉곽을 수축한다.

어드바이스

불편하지 않게 하려면 접은 수건을 원판 아래에 깔아준다. 그러면 아주 무거운 중량도 사용할 수 있다.

위험 요소

⚠ 흉곽이 부서질 정도로 무거운 중량을 사용하면 안 된다. 일단 가벼운 중량을 사용해서 흉곽을 운동에 적응시켜야 한다.

유연한 골반의 중요성

시합을 하다가 그라운드에 뒤로 넘어졌을 때, 고관절회전근과 엉덩이가 유연해야 다음과 같은 동작을 수행할 수 있다.

- 다리를 최대한 높이 밀어서 오모플라타를 건다.
- 상대방의 머리를 잡아서 트라이앵글 초크나 여타 초크를 건다.

근력 트레이닝을 하면 골반이 뻣뻣해지지만, 그럼에도 유연성을 잃어서는 안 된다. 프로 운동선수들은 근력 트레이닝을 즐기지만 스트레칭을 하지 않는 일반인보다 골반의 가동범위가 3분의 1이나 넓다(Keating, 2011). 가동범위를 유지하려면 스트레칭을 실시한다.

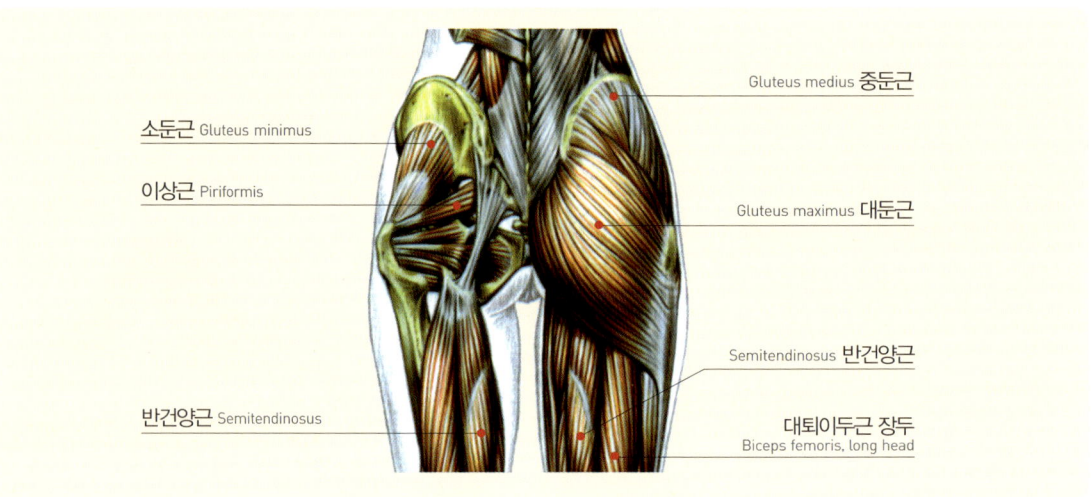

골반 운동법

1 고관절회전근 스트레칭 Hip Rotator Stretch

이상근과 엉덩이를 스트레칭하는 동작이다. 이상근은 정말 중요한 근육임에도 불구하고 방치하는 경우가 많다.

격투기 선수에게 필요한 이유

★ 무릎이 바깥쪽을 향하고, 발이 안쪽을 향해 있을 때 다리를 높이 들 수 있다.

- 바닥에 엎드려서 한쪽 다리를 앞으로 굽히고, 반대쪽 다리는 뒤로 뻗는다 **1**.
- 상체를 앞으로 숙이고, 손과 팔뚝을 바닥에 댄다 **2**.
- 이 자세를 20~30초 유지한 후에 반대쪽 다리로 반복한다.

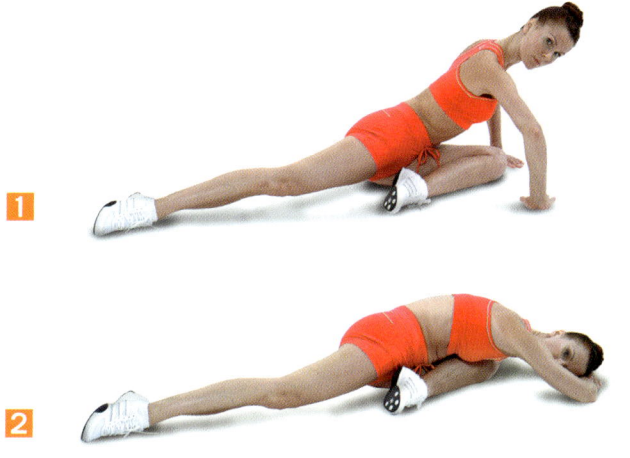

동작 포인트
더 강하게 스트레칭하고 싶다면 상체를 앞으로 더 숙인다.

어드바이스
신체 양쪽의 유연성을 균일하게 유지하는 게 매우 중요하다. 하지만 골반 양쪽이 모두 유연한 사람은 드물다. 고관절회전근이 뻣뻣하면 허리에까지 악영향을 미쳐서 부상에 취약해진다.

> 응용 동작

1 등을 바닥에 대고 눕는다. 왼쪽 다리는 바닥에서 일자로 뻗고, 오른쪽 다리를 굽힌다. 오른손으로 무릎을 머리 쪽으로 가볍게 당긴다. 왼손으로 오른쪽 발목을 잡고 머리 쪽으로 당긴다.

2 근육을 더 늘려주고 싶다면 왼쪽 무릎을 사용해서 오른쪽 발목을 머리 쪽으로 밀어준다.

장점
이 스트레칭은 그라운드에 누워서 취하는 자세들과 매우 유사하다.

단점
스트레칭은 지루하다. 하지만 시합에서 승리하려면 스트레칭을 꼭 해야 한다.

위험 요소
⚠ 이상근은 매우 연약한 근육이기 때문에 조금만 무리해서 스트레칭해도 다칠 수 있다.

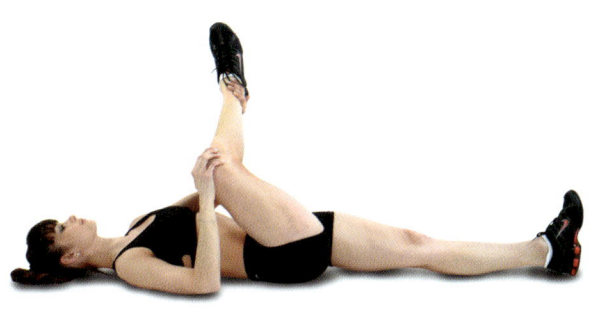

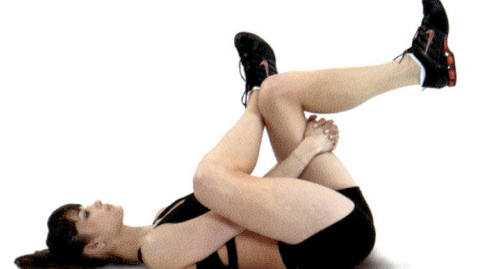

07 들어 올리기와 던지기 LIFTS AND THROWS

상대방을 들어 올려서 테이크다운이나 슬램을 구사하려면 허리 근육의 힘이 강해야 한다. 상대방을 내 쪽으로 당길 때에는 팔과 광배근이 중요한 역할을 한다. 이런 능력을 키우는 데에는 데드리프트나 중량을 당기는 운동이 효과적이다.

상대방을 들어 올리거나 뒤집는 상황은 주로 그라운드에서 발생하므로 무릎을 꿇고 실시하는 변형운동이 특히 중요하다.

들어 올리기와 던지기 운동법

1 컨벤셔널 데드리프트 Conventional Deadlift

허리 근육과 광배근, 팔뚝, 엉덩이, 넓적다리 근육을 자극하는 복합운동이다.

격투기 선수에게 필요한 이유

★ 상대방을 들어 올리거나 던질 때 필요한 전신 근력을 키울 수 있다. 하지만 격투기에 딱 맞는 운동이라고 할 수는 없다.

● 양발을 어깨너비보다 살짝 좁게 벌리고, 상체를 숙여서 발목 앞에 놓인 바벨을 잡는다 **1**.

● 등은 곧게 펴거나 살짝 아치 모양을 만들고, 다리로 바닥을 미는 동시에 등의 힘으로 중량을 당겨서 일어선다 **2**. 이때 다리와 등 근육을 동시에 사용해야 하며, 다리로 바닥을 민 다음에 등으로 당기면 안 된다.

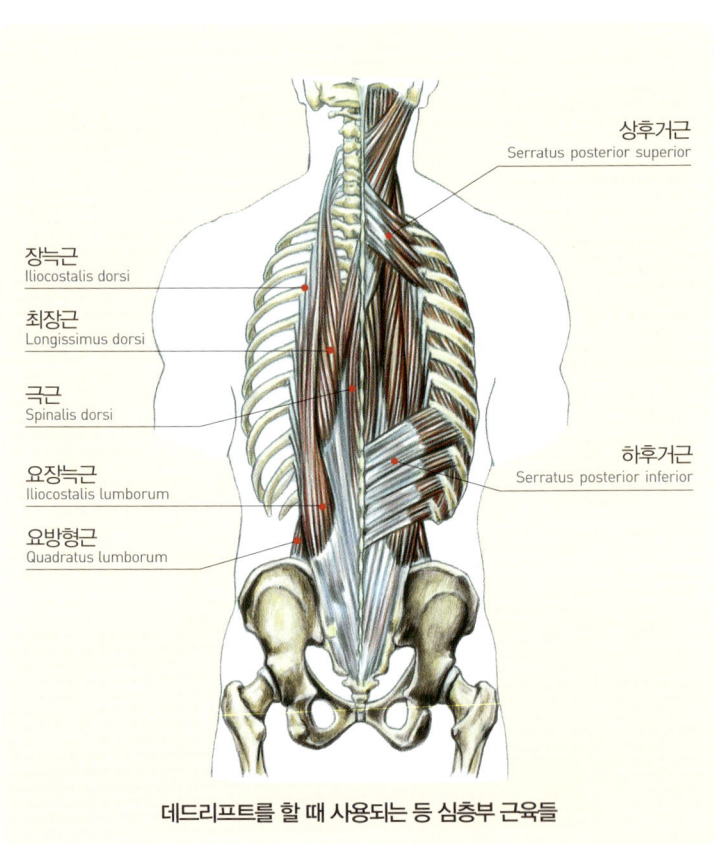

데드리프트를 할 때 사용되는 등 심층부 근육들

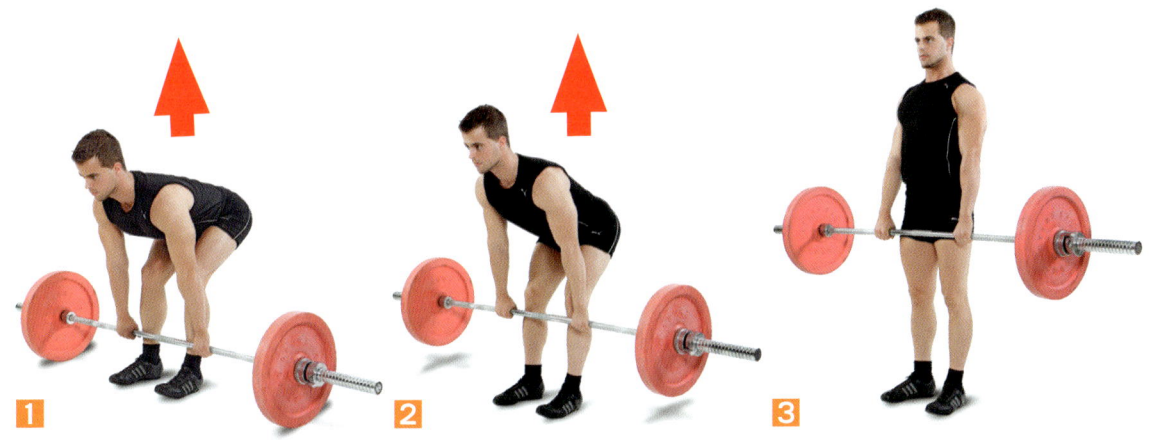

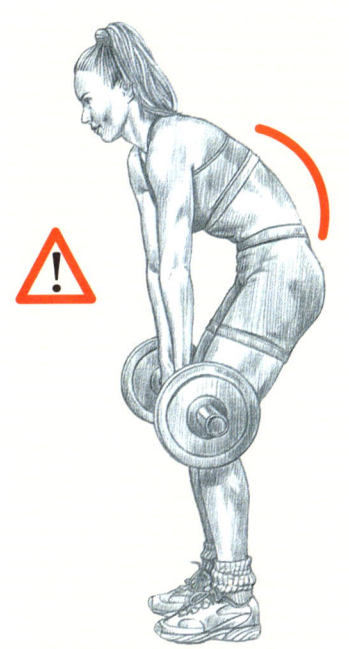

부상을 방지하려면 데드리프트 중에 절대로 등을 굽히지 말아야 한다.

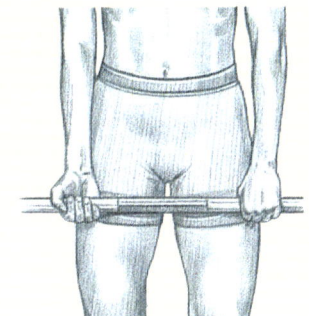
리버스 그립

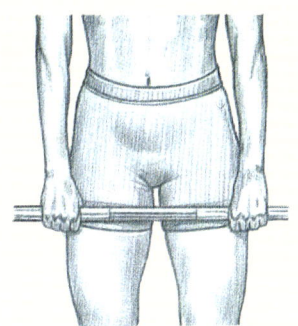
일반적인 그립

리버스 그립을 사용하면 바가 손에서 미끄러지는 것을 방지하고, 평소보다 무거운 중량을 들 수 있다.

🟨 자리에서 일어섰으면 **3**, 다리를 굽히는 동시에 상체를 숙여서 시작지점으로 돌아온다.

동작 포인트

허리 근육이 지치면 등의 자연스런 아치 모양을 유지하는 게 힘들어지기 때문에 등이 앞으로 굽는다. 이러면 운동이 쉽게 느껴져서 몇 회 더 반복할 수 있지만, 사실 이 자세는 부상에 매우 취약하다. 이 상태로 운동을 지속하는 것은 결코 좋은 생각이 아니다. 등이 굽기 시작하면 운동을 당장 중단한다.

어드바이스

데드리프트는 기계적으로 반복하면 안 된다. 바가 바닥에 닿으면 최소 2초 간 정지한다. 쉬지 않고 동작을 이어가면 근육에 축적된 탄성에너지의 도움을 받게 된다. 하지만 시합 중에 상대방을 들어 올려야 할 때에는 탄성에너지의 도움을 받을 수 없다. 이처럼 중간에 멈추는 방식으로 데드리프트를 실시하면 바닥에서 일어나는 힘과 가속도를 키울 수 있다.

응용 동작

1. 리버스 그립을 사용하는 게 일반적이다. 한 손은 오버 그립(엄지손가락이 안쪽을 향하게), 반대쪽 손은 언더 그립(엄지가 바깥쪽을 향하게)으로 쥐라는 것이다. 이 그립을 사용하면 바를 더 단단히 쥘 수 있지만, 언더 그립을 사용한 쪽의 이두근이 파열되기 쉽다. 반대로, 양손 모두 오버 그립을 사용하면 이두근은 보호되지만 바를 오래 잡고 있기 힘들다. 그럼에도 위험 부담이 적은 이 그립을 사용할 것을 권장한다.

2. 양발 간격을 조정해 본다. 시합 중에 자주 사용하는 스탠스를 참고한다.

3. 바벨 대신에 덤벨 2개를 사용해도 좋다. 이 방식에도 장점은 있지만, 무게중심이 지나치게 뒤로 이동한다. 시합 중에 상대방을 들어 올릴 때에는, 상대는 항상 바벨처럼 몸 앞쪽에 위치하고 있다.

4. 바벨을 바닥에 놓는 대신에 벤치나 스쿼트 랙에 놓아도 된다. 그러면 가동범위가 좁아져서 더 무거운 중량을 들 수 있고 허리 부상의 위험도 줄어든다. 내가 주로 서 있는 자세에서 상대방을 들어 올린다면 이 변형운동을 하는 게 좋다. 하지만 그라운드 싸움을 자주 하는 스타일이라면 전체가동범위를 모두 사용하는 게 낫다.

5. 무릎 꿇고 하는 데드리프트는 그라운드 기술 향상에 좋다. 바닥에 쓰러진 상대 앞에 무릎을 꿇고 있을 때 몸을 움직이거나 상대방을 뒤집는 힘을 키울 수 있다. 앞쪽 바닥에 놓인 덤벨 1개나 2개를 손에 쥐고 상체를 앞으로 숙인다. 상체를 뒤로 들었다가 다시 내려서 중량을 바닥에 내려놓는다. 도중에 1초 쉬는 것을 잊지 말아야 한다. 무릎이 불편하다면 접은 수건이나 매트를 아래에 깔아준다.

> ⚠️ 허리를 보호하려면 복근, 복사근, 등 근육을 사전에 충분히 풀어주어야 한다.

장점

전신의 근력을 키워주는 운동이다. 단시간에 전신의 근육을 자극할 수 있다.

단점

정말 많은 수의 근육이 사용되기 때문에 몸이 많이 피곤해진다.

위험 요소

⚠️ 이 운동은 척추를 강하게 자극한다. 올바른 자세로 운동해도 추간판에 심한 압박이 가해질 수 있다. 따라서 운동을 마친 후에는 풀업 바에 매달려서 장시간 스트레칭해야 한다(53쪽 참조).

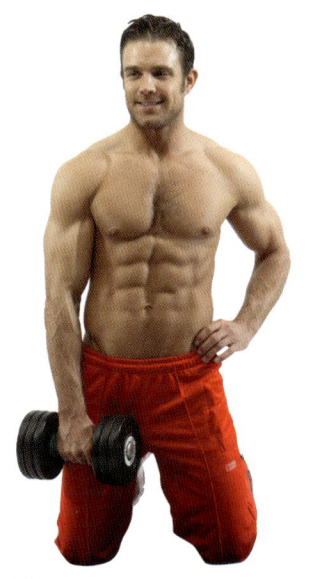

5

들어 올리기와 던지기 운동법
2 스트레이트-레그 데드리프트 Straight-Leg Deadlift

슬굴곡근, 둔근, 허리, 등 근육을 자극하는 복합운동이다.

격투기 선수에게 필요한 이유

★ 그라운드 싸움에 특히 도움이 된다(다음 쪽 박스 설명 참조).

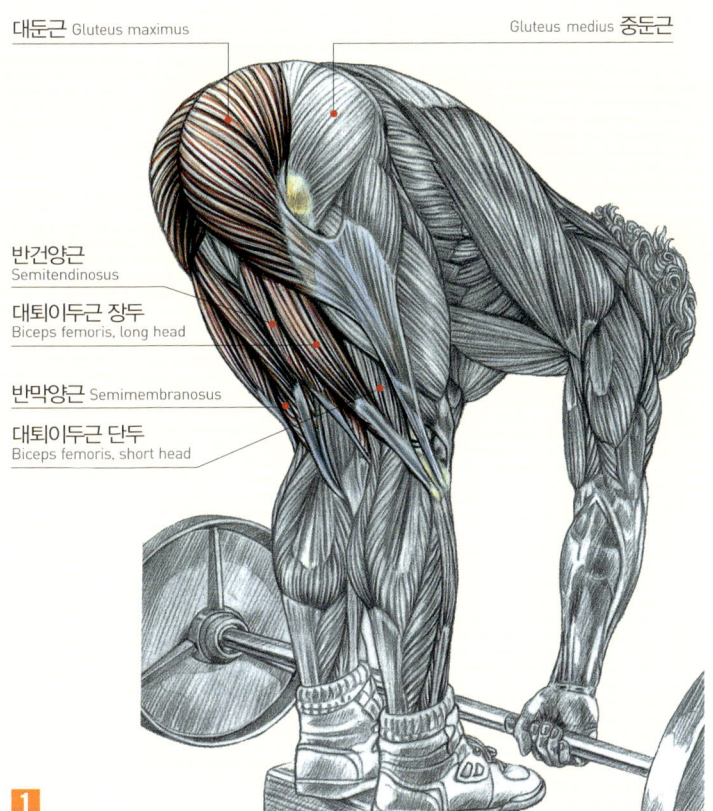

● 양발을 모으고 상체를 숙여서 오버 그립으로 바벨을 잡는다 **1**.

● 등을 곧게 펴되, 뒤로 살짝 아치 모양을 만든다. 이때 복근에 단단히 힘을 주고 등이 지지대 역할을 할 수 있도록 한다. 다리는 거의 곧게 펴고 슬굴곡근의 힘으로 일어난 후 엉덩이를 강하게 쥐어짠다.

● 다시 상체를 앞으로 숙이면서 시작지점으로 돌아온다.

동작 포인트

상체를 앞으로 숙일수록 등의 자연스러운 곡선을 유지하는 게 힘들어진다. 즉, 척추가 앞으로 굽기 시작하는데, 이것은 바벨을 너무 아래까지 내렸다는 뜻이다. 가동범위를 좁혀서라도 등을 곧게 편다. 난이도를 높이려면 보드나 박스 위에 올라서서 실시해 본다.

장점	단점	위험 요소
슬굴곡근을 강하게 스트레칭하는 운동이므로 운동 후에 심한 근육통이 느껴진다.	위험한 운동이다. 허리 근육이 지치면 척추가 앞으로 굽기 시작한다. 허리가 앞으로 굽으면 가동범위가 넓어지고, 힘도 평소보다 세지기 때문에 운동을 지속하고 싶은 유혹이 들지만, 절대 그러면 안 된다. 부상을 입지 않으려면 동작 가동 범위를 줄이더라도 등을 똑바로 펴야 한다.	⚠ 아무리 완벽한 자세로 동작을 실시하더라도 추간판을 짓눌러 척추가 강하게 압박된다.

스트레이트-레그 데드리프트와 컨벤셔널 데드리프트의 차이점

스트레이트-레그 데드리프트의 특징은 다음과 같다.
- 컨벤셔널 데드리프트의 변형운동이며, 그라운드 싸움에 특히 도움이 된다. 내가 서 있고 상대방이 바닥에 누워 있는 상황에서, 상체를 숙여 상대방을 붙잡거나 뒤집을 때 스트레이트-레그 데드리프트와 동일한 자세를 취하게 된다.
- 컨벤셔널 데드리프트보다 상체를 앞으로 더 숙여야 하므로 허리가 부상에 더 쉽게 노출된다.
- 컨벤셔널 데드리프트보다 슬굴곡근은 더 자극하고, 대퇴사두근은 적게 자극한다.

어드바이스

스트레이트-레그 데드리프트는 입식 타격기보다는 그라운드 싸움을 할 때의 자세와 유사하다. 따라서 자신의 스타일에 맞는 데드리프트를 골라서 실시하면 된다. 허리를 혹사시키지 않으려면 두 데드리프트를 하나의 루틴에 동시에 포함시켜서는 안 된다.

⚠ 데드리프트는 쉬운 동작처럼 보이지만, 사실은 아주 어렵고 위험한 동작이다. 균형을 유지하는 것은 물론이고 제대로 된 테크닉을 수행하는 것도 쉽지 않다.

들어 올리기와 던지기 운동법
3. 덤벨 클린 Dumbbell Clean

허리, 광배근, 팔, 엉덩이, 넓적다리, 종아리를 자극하는 복합운동이다. 머리 위로 팔을 드는 변형운동을 실시할 때에는 어깨도 강하게 자극된다. 역도선수들은 이 변형운동을 '클린 앤 프레스'라고 부른다.

격투기 선수에게 필요한 이유

★ 전신의 모든 근육을 자극하는 가장 완벽한 운동이다.

★ 격투기에 딱 맞는 운동이라고는 볼 수 없지만, 초보자들이 이 운동을 실시하면 상대방을 근접전에서 제압하는 전신 근력을 키울 수 있다.

🟡 상체를 숙여서, 발 옆에 놓인 덤벨 2개를 들어 올린다. 등은 곧게 펴거나 살짝 아치 모양을 만든다 **1**.

🟡 자신에게 가장 편안한 그립을 사용하면 되며, 엄지손가락을 전방을 향해 놓되 살짝 안쪽으로 돌린 그립이 이상적이다.

🟡 다리로 바닥을 미는 동시에 등의 힘으로 중량을 들고 일어선다 **2 3**. 이때 등과 하체를 동시에 사용한다.

🟡 선 자세에 도달하면 반동을 사용해서 팔을 굽히고 **4**, 중량을 어깨 높이로 들어 올린다 **5**.

🟡 중량을 아래로 내린 후 상체를 앞으로 숙이며 다리를 굽혀 시작지점으로 돌아온다.

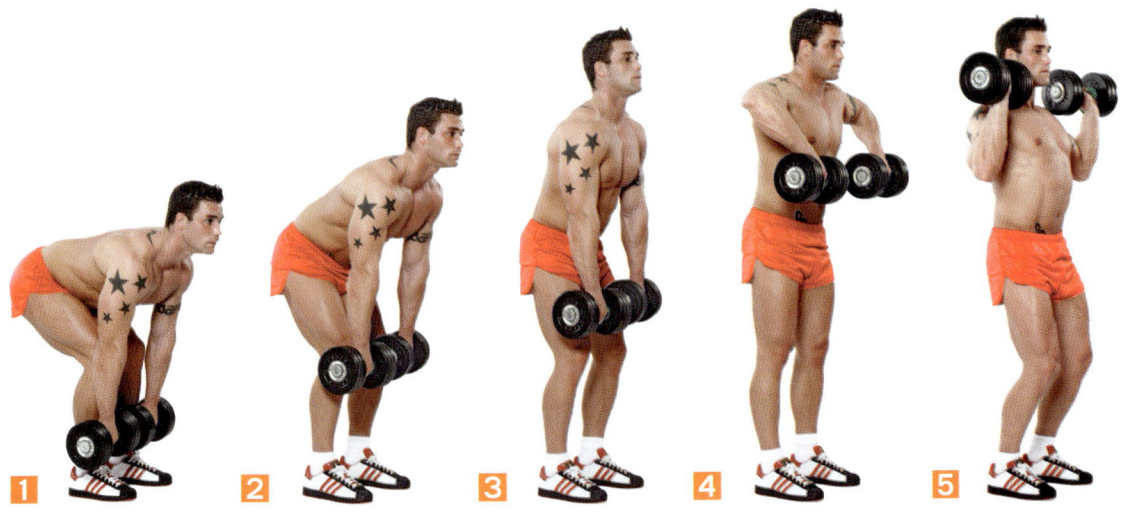

137

어드바이스

무거운 중량을 사용하기 전에는 몸을 충분히 풀어준다. 근육을 따뜻하게 달구는 동시에 앞으로 실시할 동작의 테크닉들을 머릿속으로 상기해보자.

동작 포인트

고개는 똑바로 들고, 시선은 약간 위쪽에 둔다. 고개는 절대 좌우로 돌리면 안 된다. 균형을 잃어서 등을 다칠 수 있다.

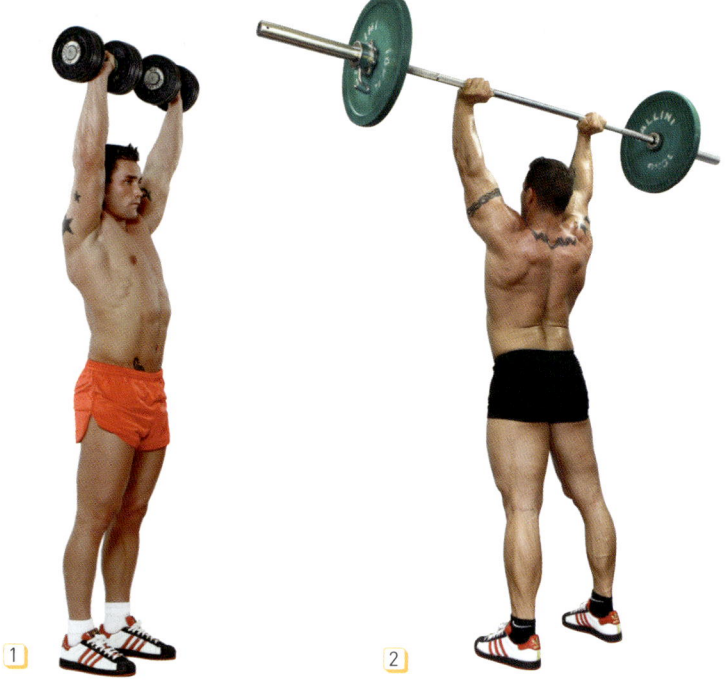

응용동작

1️⃣ 어깨와 삼두근까지 자극하고 싶다면 양팔을 머리 위로 뻗어서 완전히 클린한다. 난이도가 높기 때문에 근력 트레이닝 경험이 3개월 미만인 초보자에게는 권장하지 않는다.

2️⃣ 역도선수들은 이 운동을 할 때 긴 바를 사용한다. 그러면 신체 양쪽의 균형을 잡기가 더 쉽지만, 실전에서 마주하는 상황과는 거리가 멀다.

장점

클린 동작은 단시간에 신체의 주요 근육무리를 모두 자극한다. 또한 근육을 강화할 뿐만 아니라 협응력까지 향상시킨다. 동작을 폭발적으로 실시해야 하므로 순발력도 좋아진다. 여러 세트를 실시하면 지구력 향상에도 좋다.

위험 요소

⚠ 폭발적으로 실시해야 하는 운동이라서 위험하므로 정말 조심해야 한다. 처음부터 무거운 중량을 사용하면 안 된다.

단점

고도의 테크닉을 요하는 동작이다. 근육의 움직임과 테크닉을 마스터하려면 충분한 시간이 필요하다.

들어 올리기와 던지기 운동법
4 로우 Row

등 전체와 이두근, 팔뚝, 넓적다리를 자극하는 복합운동이다.

격투기 선수에게 필요한 이유

★ 그라운드에 넘어진 상대방을 들어 올리거나 뒤집을 때의 자세와 유사한 운동이다.
★ 선 자세에서 상대방을 내 쪽으로 끌어당겨 균형을 잃게 만드는 데 필요한 힘을 키워준다.

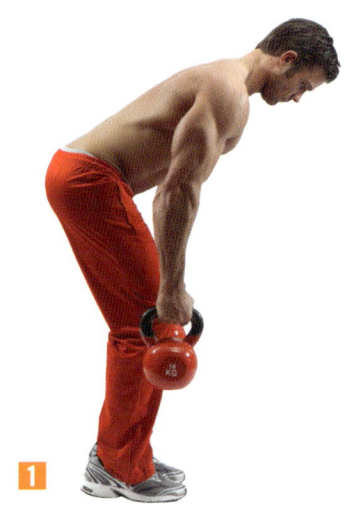 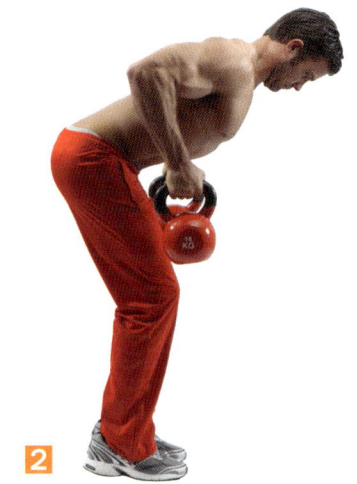

● 상체를 숙여서 바닥과 90~145도로 만든다. 덤벨이나 케틀벨 2개를 뉴트럴 그립(엄지가 전방을 향하게)으로 쥔다 **1**.

● 팔의 힘을 사용해서 중량을 당기고, 팔꿈치를 최대한 높이 든다 **2**. 견갑골을 쥐어짠 후에 중량을 내린다.

어드바이스

고개를 숙이지 말 것 특히 수축할 때는 더더욱 그렇다. 고개를 좌우로 돌려도 안 된다.

동작 포인트

덤벨은 배꼽을 향해 당겨야 한다. 가슴을 향해 높이 들거나, 넓적다리 쪽을 향해 아래로 드는 사람도 있기는 하다. 엄지손가락을 안쪽이나 바깥쪽으로 돌리는 사람도 있다. 각자의 격투기 스타일과 가장 유사한 자세로 실시하면 된다.

> **응용동작**

1 무릎 꿇고 실시하는 변형운동은 그라운드 싸움에 도움이 된다. 바닥에 누운 상대방 앞에 무릎을 꿇은 자세에서 상대를 움직이거나 들어 올리는 힘을 키울 수 있다. 바닥에 무릎을 꿇은 후 상체를 숙여 덤벨 1~2개를 손에 쥔다. 1회를 마친 후 덤벨을 놓고 1초 휴식했다가 재개한다.

2 무릎을 꿇으면 균형을 잡기가 쉽지 않다. 대퇴사두근을 강하게 수축해서 경골을 바닥에 고정해야 한다. 무릎이 불편하면 접은 수건이나 매트를 바닥에 깔아준다.

> **장점**

로우는 당기는 동작을 할 때 사용되는 모든 근육을 자극한다(선 자세에서든 앉은 자세에서든).

> **단점**

상체를 앞으로 숙이면 척추에 부담이 크다.

> **위험 요소**

⚠ 상체를 145도로 숙이면 90도로 숙일 때보다 위험이 적다. 하지만 로우가 위험한 운동인 것은 분명하다. 특히 무거운 중량을 사용하면 더욱 그렇다.

인기 있는 운동이 항상 정답은 아니다

격투기 선수들에게 인기 있는 운동을 한 가지 소개한다. 바닥에 누워서 언더 그립으로 바를 잡고 팔과 등의 힘으로 몸을 들어 올린다. 하지만 이 운동은 격투기에 별 도움이 안 된다. 시합 중에는 허리와 넓적다리를 이완한 상태에서 상대방을 끌어당길 일이 없기 때문이다. 팔과 등의 힘으로 상대방을 잡아당기려면 허리 근육을 거쳐 하체로 힘을 전달해서 몸을 바닥에 고정해야 한다. 굳이 이 운동을 할 생각이라면 요천추근과 넓적다리를 각각 자극하는 고립운동까지 별개로 실시해야 한다.

하지만 이 운동을 로우로 대체하면 팔과 등, 다리, 허리를 동시에 자극할 수 있다. 물론 힘들기는 하겠지만 전신이 모두 자극되는 것이다.

격투기 선수에게 그리 도움이 되지 않는 고립운동을 여러 가지 실시하는 것보다는 이런 운동을 실시하는 게 훨씬 더 생산적이고 시간도 절약된다.

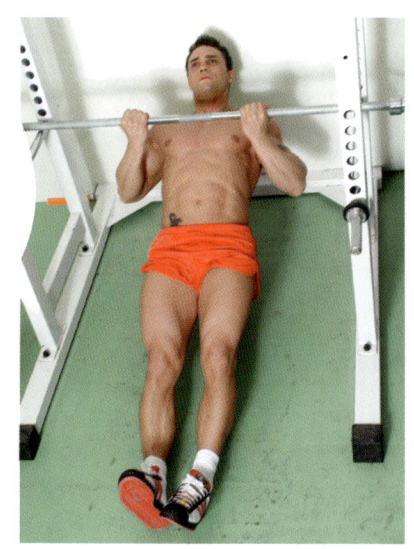

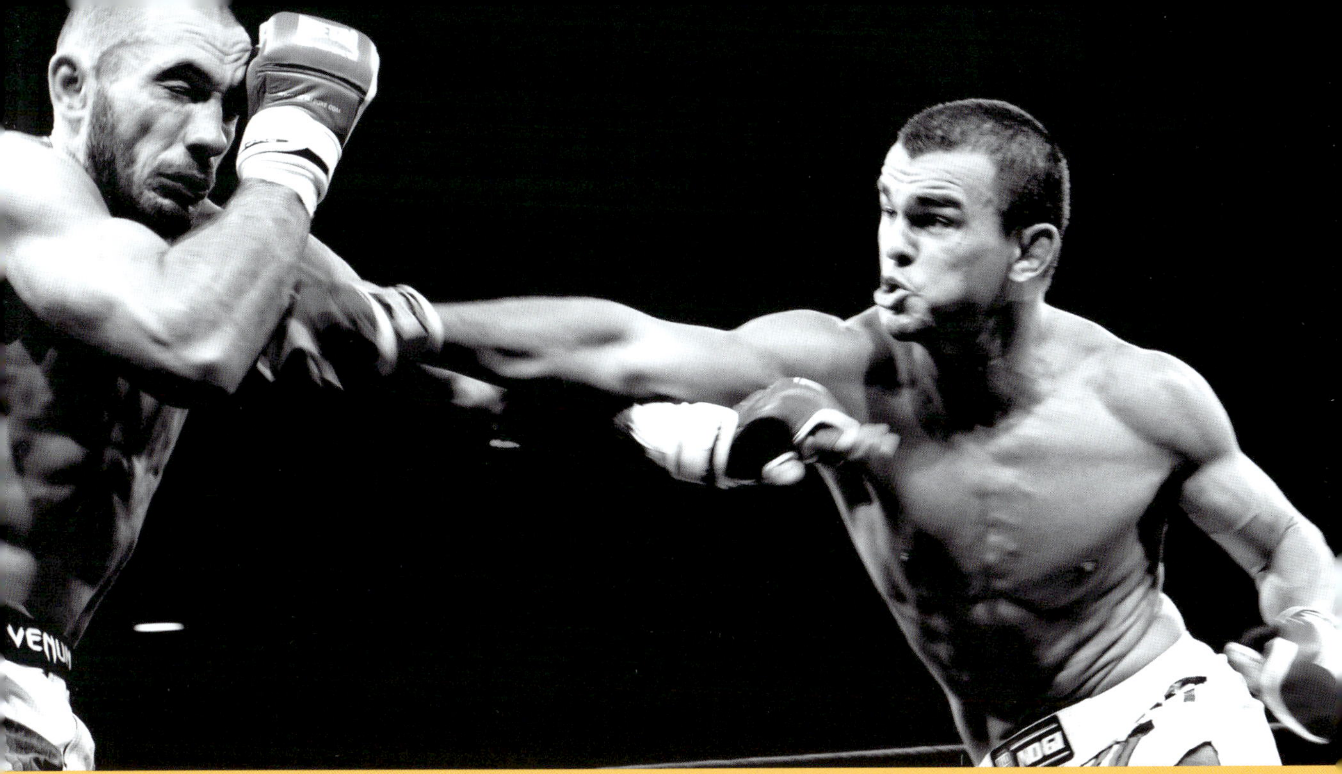

지금쯤이면 자신의 격투기 스타일에 맞게 근력 트레이닝 프로그램을 만들어야 한다는 것을 알게 됐을 것이다. 무작정 다른 사람들의 트레이닝 프로그램을 따라 해서는 곤란하다. 모든 운동을 최대한 상세히 설명하려 하였고, 이 운동들로 올바른 프로그램을 구성하는 방법은 3장에 소개하였다. 이 내용을 참조해서 프로그램을 만들면 중요한 근육을 모두 자극하는 동시에 격투기 훈련까지 병행할 수 있을 것이다.

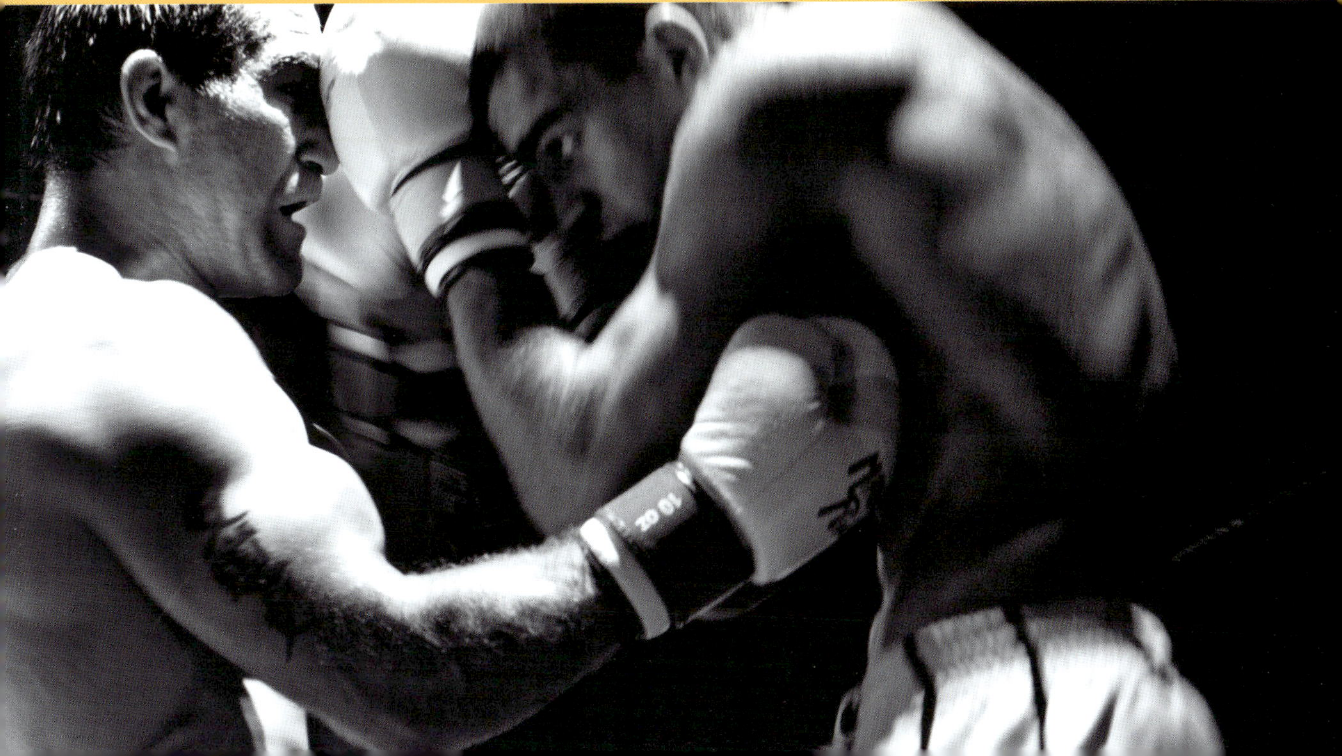

TRAINING PROGRAMS

- 초보자를 위한 전신 근력 향상 프로그램   144
- 격투기에 특화된 프로그램   146
- 세분화된 프로그램   148
- 컨디셔닝 서킷   151
- 세분화된 서킷   153
- 집에서 실시할 수 있는 서킷   155
- 부상 예방을 위한 서킷   156

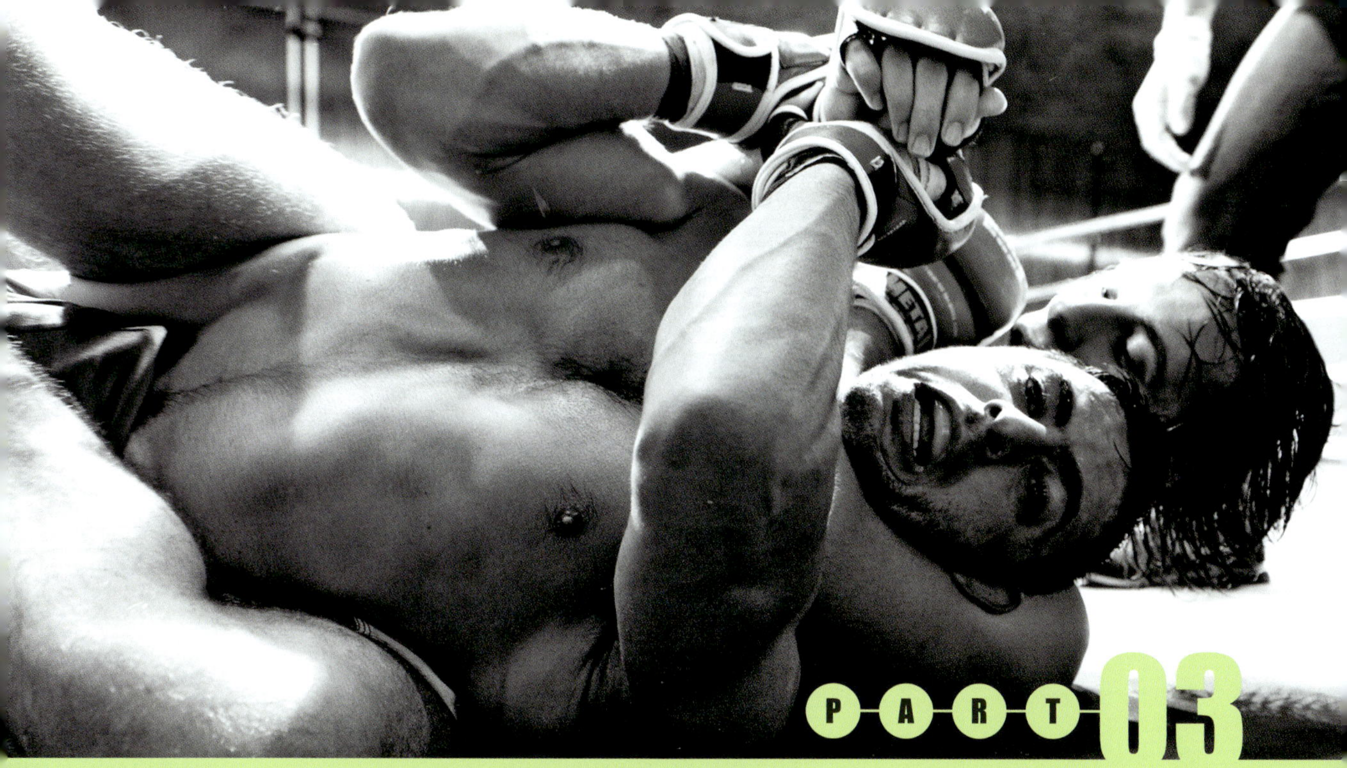

PART 03

트레이닝 프로그램

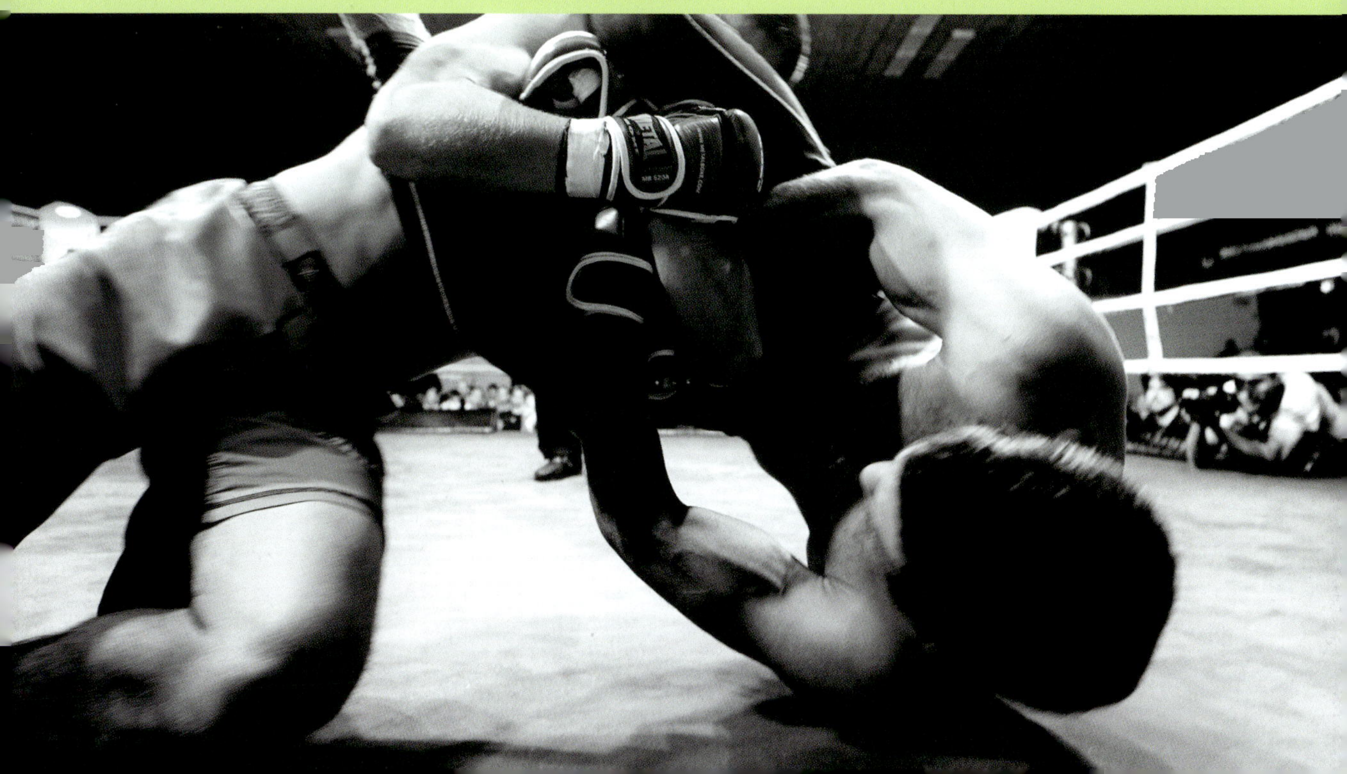

초보자를 위한 전신 근력 향상 프로그램

근력 트레이닝이 처음이라면 전신 근력 향상을 위한 프로그램부터 실시해야 근력을 빠르게 키울 수 있다. 일단 기초적인 운동 테크닉과 운동 자세, 등의 위치를 잡는 법, 올바른 호흡법을 익혀야 한다.

　여기에 소개된 프로그램은 비록 격투기에 특화된 프로그램은 아니지만, 초보자에게는 잘 맞는다. 자고로 달리기 전에 걷는 것부터 배워야 넘어지지 않는 법이다. 기초적인 테크닉을 마스터했다면 세분화된 격투기 프로그램 중 하나를 골라서 근력, 스피드, 순발력, 지구력을 향상시킨다.

근력 트레이닝에 익숙해지기

➡ 이 프로그램을 한 달 동안, 매주 1~2회 실시한다.

1 덤벨 클린　　　　　　　　　p.137
　　8~12 회씩 × 2세트

2 내로우 그립 벤치 프레스　　p.88
　　6~10 회씩 × 3세트

3 부분반복 스쿼트　　　　　　p.101
　　8~12 회씩 × 3세트

4 해머 컬　　　　　　　　　　p.116
　　12~20 회씩 × 3세트

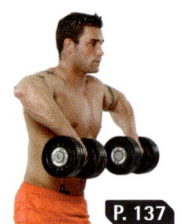
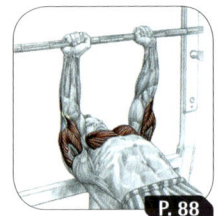
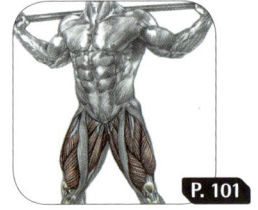
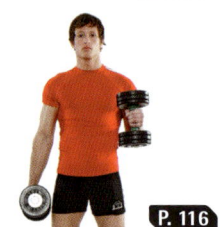

운동량 늘리기

➡ 위에서 소개한 프로그램에 충분히 익숙해졌으면 이 프로그램을 실시하자. 매주 2회면 충분하다.

1 덤벨 클린　　　　　　　　　p.137
　　4~10 회씩 × 2세트

2 내로우 그립 벤치 프레스　　p.88
　　4~8 회씩 × 3세트

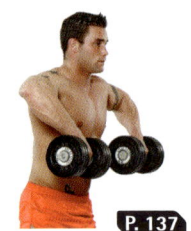
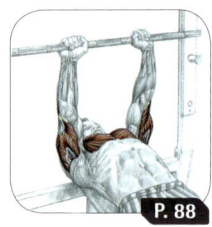

3 부분반복 스쿼트   p.101
  6～10 회씩 ×3세트

4 싯업   p.75
  12～20회씩 × 2세트

5 로우   p.139
  8～12 회씩 × 2세트

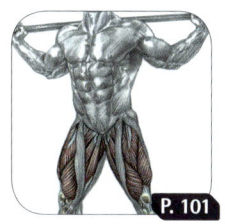
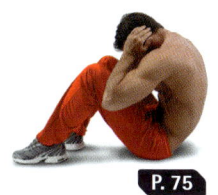
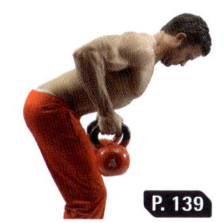

초보자를 위한 최종 관문

➡ 트레이닝을 시작한 지 2~3개월이 지나면 이 프로그램에 도전해도 좋다. 매주 최소 2회씩 실시하자.

1 덤벨 클린   p.137
  4～10 회씩 × 3세트

2 내로우 그립 벤치 프레스   p.88
  4～8회씩 × 3세트

3 부분반복 스쿼트   p.101
  6～10 회씩 × 3세트

4 싯업   p.75
  12～20회씩 × 2세트

5 로우   p.139
  8～12 회씩 × 2세트

6 파워 트라이셉스 푸시-다운   p.113
  8～12 회씩 × 2세트

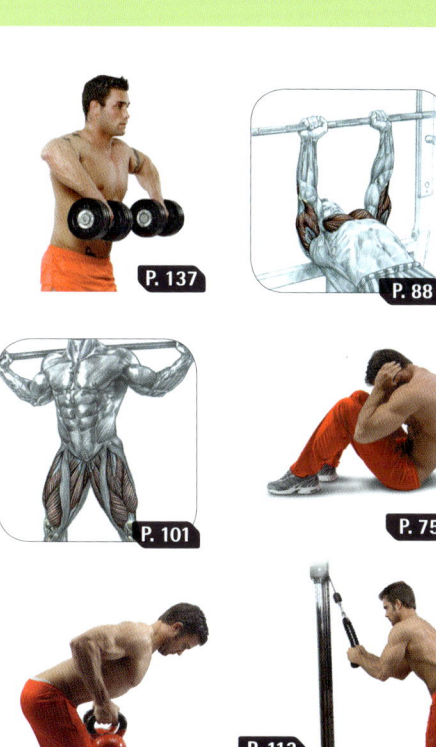

격투기에 특화된 프로그램

초보자용 프로그램을 몇 개월간 실시했다면 이제 격투기에 특화된 프로그램에 도전해 보자. 매주 격투기 특화 프로그램과 서킷 프로그램(151쪽 참조)을 각각 최소 1회씩은 실시해야 한다(별개의 날에).

기초적인 특화 프로그램

1. **풀리를 사용한 펀치** p.92
   4~8회씩 × 3세트
2. **스트레이트-레그 데드리프트** p.135
   6~10회씩 × 3세트
3. **메디신 볼 던지기** p.95
   20회씩 × 3세트
4. **부분반복 스쿼트** p.101
   6~10회씩 × 3세트
5. **리스트 익스텐션** p.97
   12~20회씩 × 2세트
6. **트위스트 크런치** p.80
   8~12회씩 × 2세트

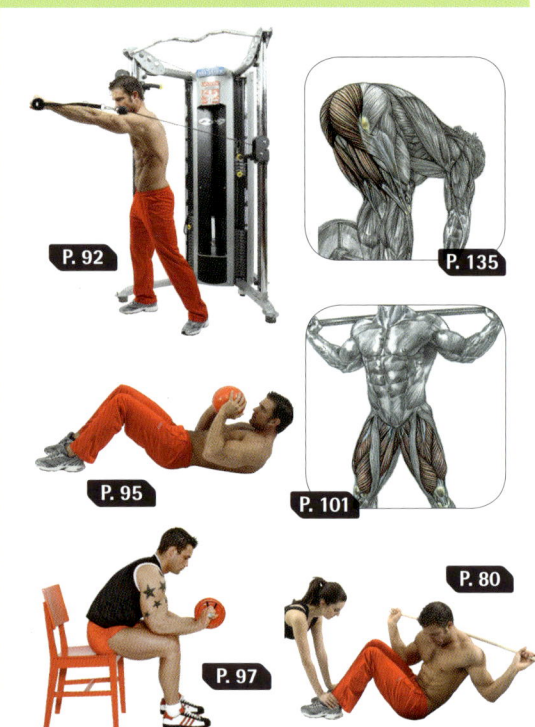

중급자를 위한 특화 프로그램

1. **풀리를 사용한 펀치** p.92
   4~8회씩 × 3세트
2. **스트레이트-레그 데드리프트** p.135
   6~10회씩 × 2세트
3. **메디신 볼 던지기** p.95
   20회씩 × 3세트
4. **부분반복 스쿼트** p.101
   6~10회씩 × 2세트

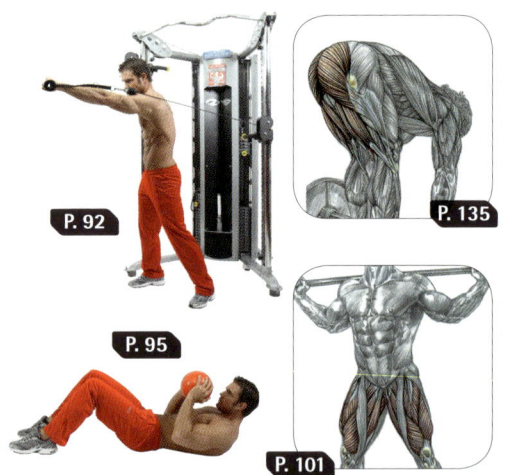

5 트위스트 크런치	p.80
8~12회씩 × 2세트	
6 로우	p.139
8~12회씩 × 2세트	
7 리스트 익스텐션	p.97
12~20회씩 × 2세트	
8 풀업 바에 매달리기	p.114
20~30회씩 × 2세트	
9 아이소메트릭 어덕션	p.119
3~5회씩 × 1세트	
1회에 최소 30초 버티기	

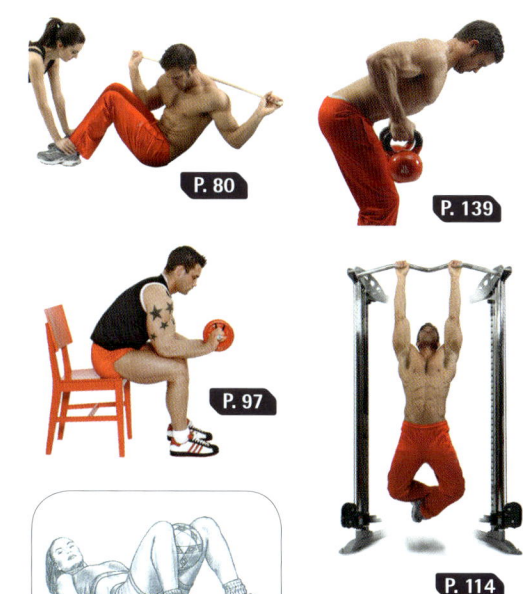

상급자를 위한 특화 프로그램

1 풀리를 사용한 펀치	p.92
4~8회씩 × 2세트	
2 스탠딩 레그 리프트	p.107
6~10회씩 × 2세트	
3 스트레이트-레그 데드리프트	p.135
6~10회씩 × 2세트	
4 메디신 볼 던지기	p.95
20회씩 × 2세트	
5 부분반복 스쿼트	p.101
6~10회씩 × 2세트	
6 트위스트 크런치	p.80
8~12회씩 × 2세트	

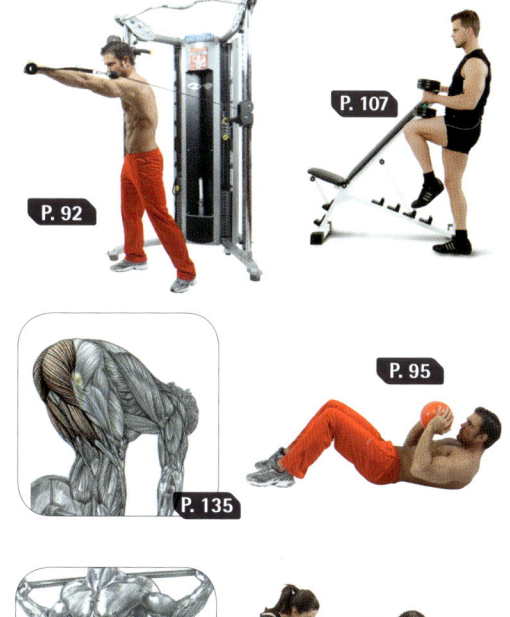
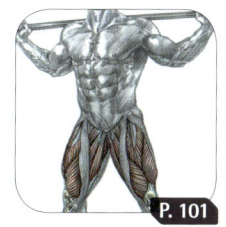
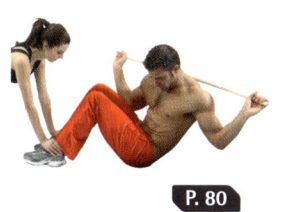

7 로우 p.139
8～12 회씩 × 2세트

8 아이소메트릭 어덕션 p.119
3～6 회씩 × 1세트
1회에 최소 30초 버티기

9 쉬러그 p.71
6～10 회씩 × 2세트

10 풀업 바에 매달리기 p.114
20～30회씩 × 2세트

11 리버스 카프 레이즈 p.125
4～6회씩 × 1세트
1회에 최소 30초 버티기

P. 139

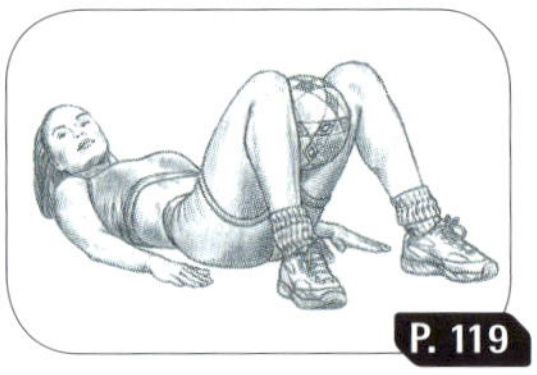
P. 119

P. 71

P. 114

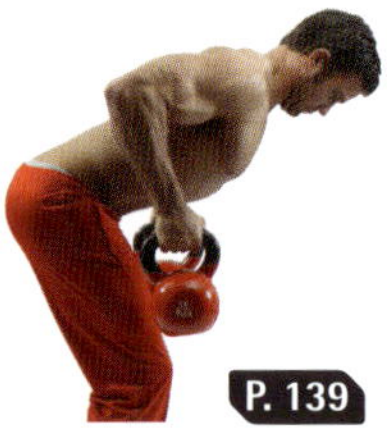

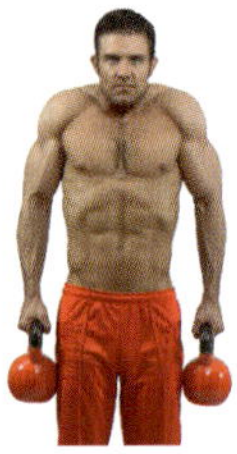

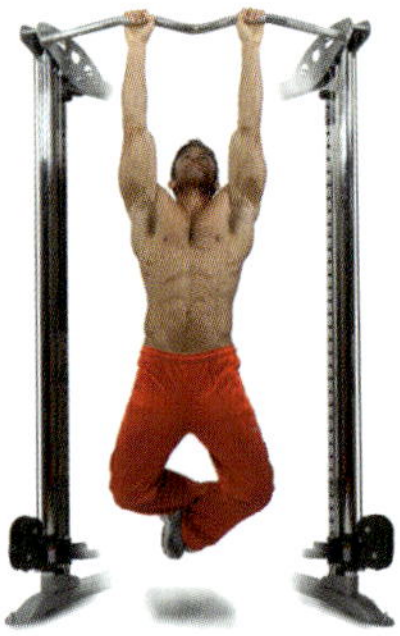

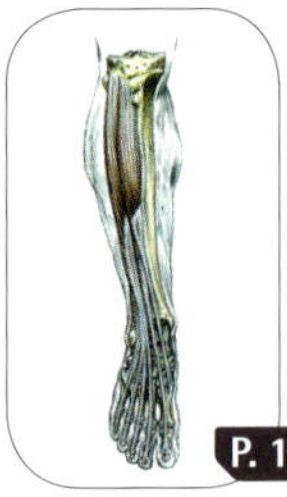
P. 125

세분화된 프로그램

특정한 격투 기술 향상을 원한다면 더 세분화된 프로그램이 필요하다. 세분화된 프로그램 최소 2개와 서킷 프로그램(153쪽 참조) 1개를 매주 실시하는 게 좋다(별개의 날에).

복싱 프로그램

1 풀리를 사용한 펀치 p.92
8～12 회씩 × 5세트

2 부분반복 스쿼트 p.101
6～10 회씩 × 3세트

3 메디신 볼 던지기 p.95
15 회씩 × 3세트

4 스탠딩 카프 레이즈 p.103
10～20회씩 × 3세트

P. 92

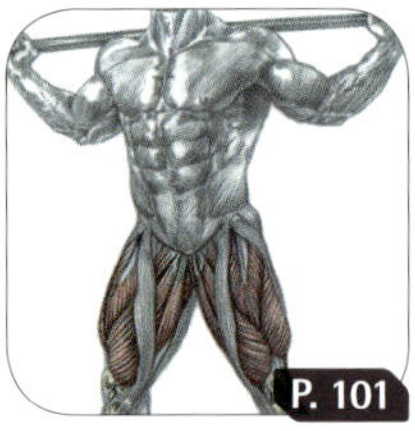
P. 101

P. 95

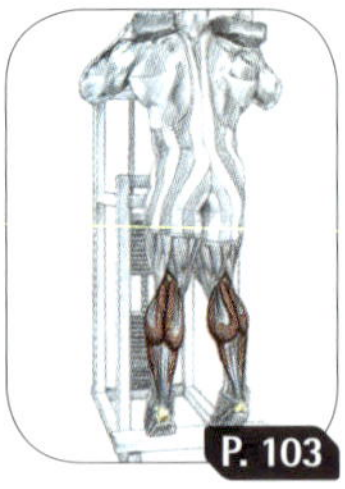
P. 103

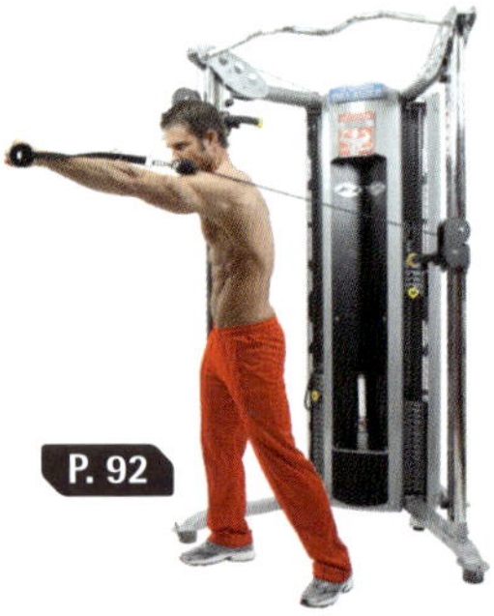

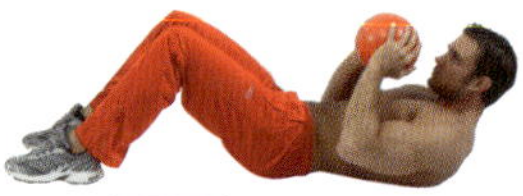

5 쉬지 않고 실시하는 리스트 익스텐션
6 슈퍼세트로 리스트 컬   p.97 & p.99
　 15~20회씩 × 3슈퍼세트

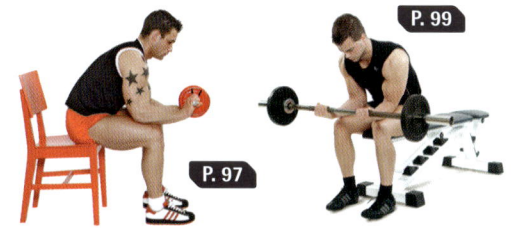

킥 프로그램

1 스탠딩 레그 리프트   p.107
　 4~8회씩 × 4세트
2 부분반복 스쿼트   p.101
　 6~10회씩 × 3세트
3 풀업 바에서 실시하는 레그 리프트   p.109
　 10~20회씩 × 3세트
4 그라운드 니킥   p.110
　 6~10회씩 × 4세트
5 싯업   p.75
　 12~25회씩 × 3세트

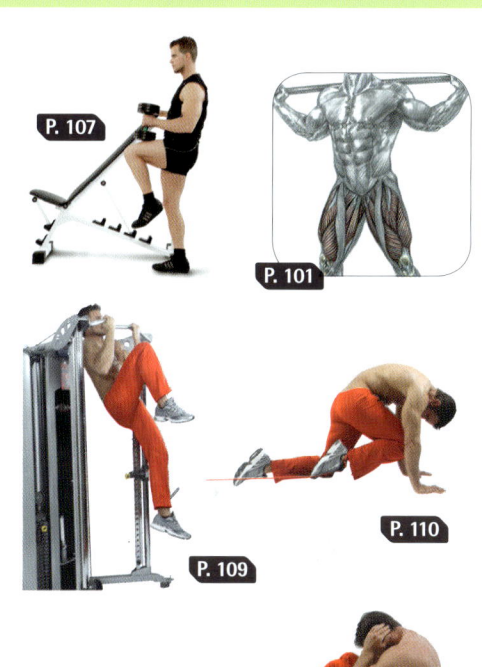

그라운드 파이팅 프로그램

1 전체 가동범위를 사용한 레그프레스   p.121
　 6~10회씩 × 3세트
2 스트랩에 매달리기   p.117
　 3~6회씩 × 1세트
　 1회에 최소 30초 버티기

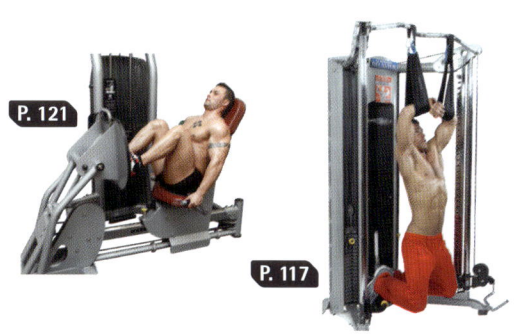

3 아이소메트릭 어덕션 　　　　p.119
　3～6회씩 × 1세트
　1회에 최소 30초 버티기

4 리버스 카프 레이즈 　　　　p.125
　3～6회씩 × 1세트
　1회에 최소 30초 버티기

5 무릎 꿇고 데드리프트 　　　　p.134
　12～20회씩 × 3세트

6 트위스트 크런치 　　　　p.80
　12～25회씩 × 3세트

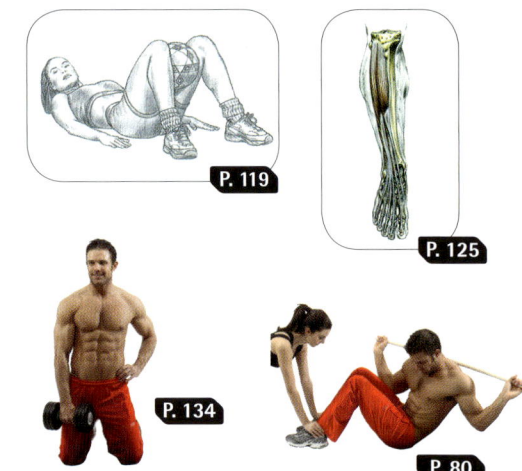

근접전 프로그램

1 부분반복 스쿼트 　　　　p.101
　6～10회씩 × 4세트

2 내로우 그립 벤치 프레스 　　　　p.88
　6～10회씩 × 4세트

3 무릎 꿇고 데드리프트 　　　　p.134
　12～20회씩 × 3세트

4 스트랩에 매달리기 　　　　p.117
　3～6회씩 × 1세트
　1회에 최소 30초 버티기

5 쉬러그 　　　　p.71
　6～8회씩 × 3세트

6 스탠딩 카프 레이즈 　　　　p.103
　10～20회씩 × 3세트

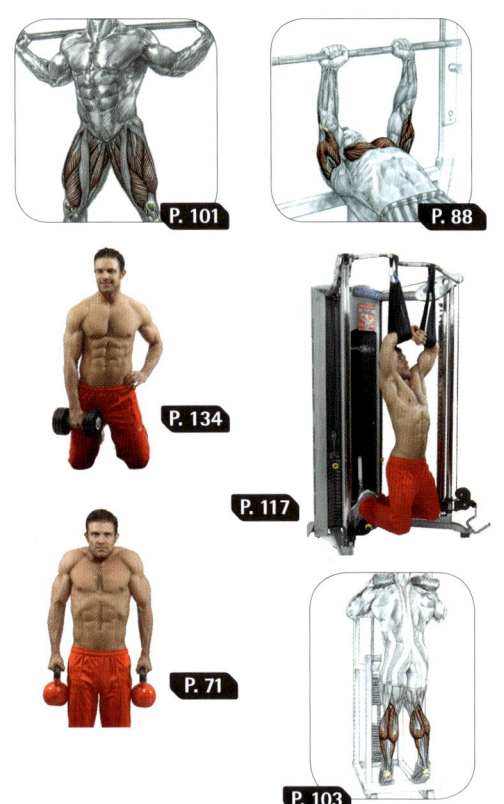

150

컨디셔닝 서킷

심폐지구력을 향상시키려면 서킷 트레이닝을 실시해야 한다. 단, 기초적인 근력 트레이닝을 1~2개월 실시한 후에 도전해야 한다.

초보자용 서킷

➡ 각 운동을 15~20회씩 쉬지 않고 이어서 실시한다. 이 서킷을 총 2~3회 반복하면 된다. 매주 최소한 번은 실시하자.

1 덤벨 클린　　　　　　　　　p.137
　　15~20회씩

2 내로우 그립 벤치 프레스　　　p.88
　　15~20회씩

3 부분반복 스쿼트　　　　　　　p.101
　　15~20회씩

4 싯업　　　　　　　　　　　　p.75
　　15~20회씩

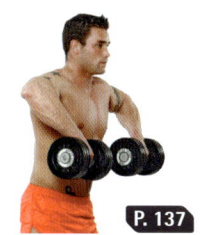
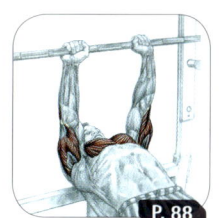
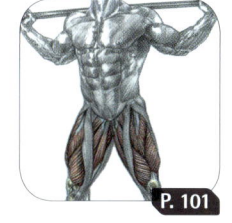
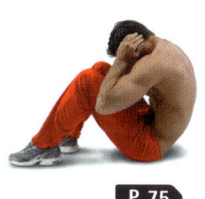

중급자용 서킷

➡ 각 운동을 15~20회씩 쉬지 않고 이어서 실시한다. 이 서킷을 총 3~4회 반복하면 된다. 매주 최소한 번은 실시하자.

1 덤벨 클린　　　　　　　　　p.137
　　15~20회씩

2 내로우 그립 벤치 프레스　　　p.88
　　15~20회씩

3 트위스트 크런치　　　　　　　p.80
　　15~20회씩

4 부분반복 스쿼트　　　　　　　p.101
　　15~20회씩

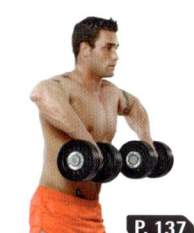
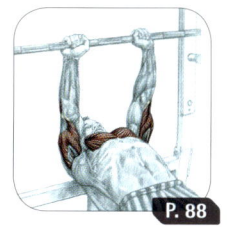
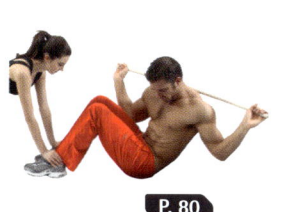
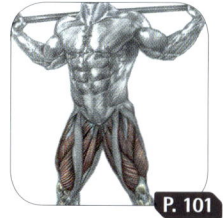

5 싯업   p.75
15~20회씩

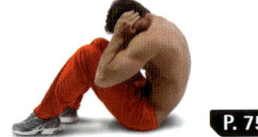

> **NOTE** 서킷 몇 회는 마우스피스를 끼고 실시해 보자.
> 실전에서처럼 호흡이 거칠어질 것이다.

상급자용 서킷

➡ 각 운동을 15~20회씩 쉬지 않고 이어서 실시한다. 이 서킷을 총 3~4회 반복하면 된다. 매주 최소 2회 실시하자.

1 덤벨 클린   p.137
15~20회씩

2 내로우 그립 벤치 프레스   p.88
15~20회씩

3 부분반복 스쿼트   p.101
15~20회씩

4 싯업   p.75
15~20회씩

5 로우   p.139
15~20회씩

6 라잉 립 케이지 익스팬션   p.129
최소 50회씩

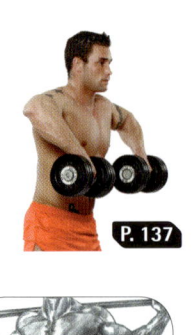
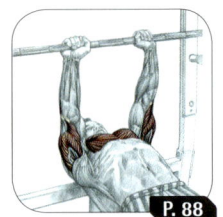
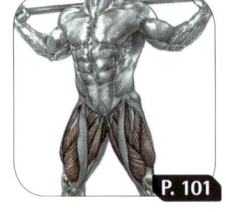
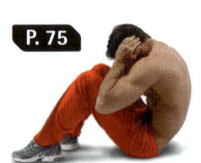
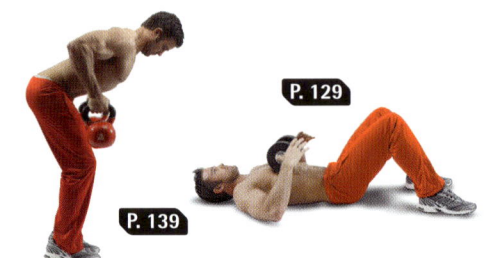

세분화된 서킷

지구력과 타격 테크닉 향상을 위해서는 조금 더 세분화된 서킷이 필요하다.

복싱 서킷

1 풀리를 사용한 펀치 　　p.92
　　15~20회씩

2 부분반복 스쿼트 　　p.101
　　15~20회씩

3 메디신 볼 던지기 　　p.95
　　15~20회씩

4 리스트 익스텐션 　　p.97
　　15~20회씩

5 라잉 립 케이지 익스팬션 　　p.129
　　최소 50회씩

킥 서킷

➡ 각 운동을 15~20회씩 쉬지 않고 이어서 실시한다. 이 서킷을 총 3~5회 반복하면 된다. 매주 최소 한 번은 실시하자.

1 스탠딩 레그 리프트 　　p.107
　　15~20회씩

2 부분반복 스쿼트 　　p.101
　　15~20회씩

3 싯업 　　p.75
　　15~20회씩

4 그라운드 니킥 　　p.110
　　15~20회씩

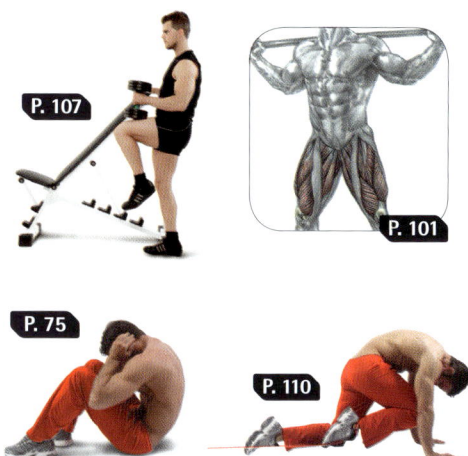

5 라잉 립 케이지 익스팬션　　　p.129
최소 50회씩

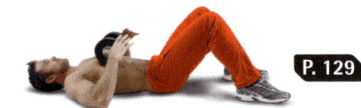

그라운드 파이팅 서킷

➡ 각 운동을 15~20회씩 쉬지 않고 이어서 실시한다. 이 서킷을 총 3~4회 반복하면 된다. 매주 최소한 번은 실시하자.

1 전체 가동범위를 사용한 레그프레스　p.121
15~20회씩

2 스트랩에 매달리기　p.117
15~20회씩

3 아이소메트릭 어덕션　p.119
3회씩, 1회에 최소 30초 버티기

4 트위스트 크런치　p.80
15~20회씩

5 무릎 꿇고 데드리프트　p.134
15~20회씩

6 라잉 립 케이지 익스팬션　p.129
최소 50회씩

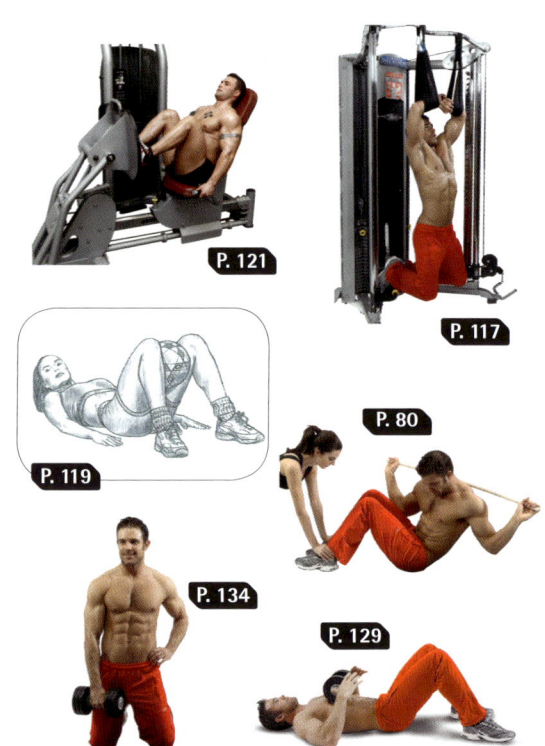

근접전 서킷

➡ 각 운동을 15~20회씩 쉬지 않고 이어서 실시한다. 이 서킷을 총 3~4회 반복하면 된다. 매주 최소한 번은 실시하자.

1 부분반복 스쿼트　p.101
12~15회씩

2 쉬러그　p.71
12~15회씩

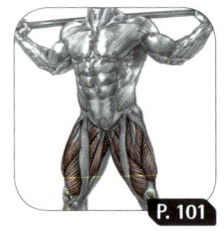
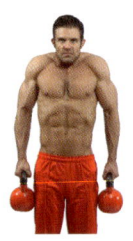

3 스트랩에 매달리기	p.117
3회씩, 1회에 최소 30초 버티기	
4 내로우 그립 벤치 프레스	p.88
15~20회씩	
5 무릎 꿇고 데드리프트	p.134
15~20회씩	
6 라잉 립 케이지 익스팬션	p.129
최소 50회씩	

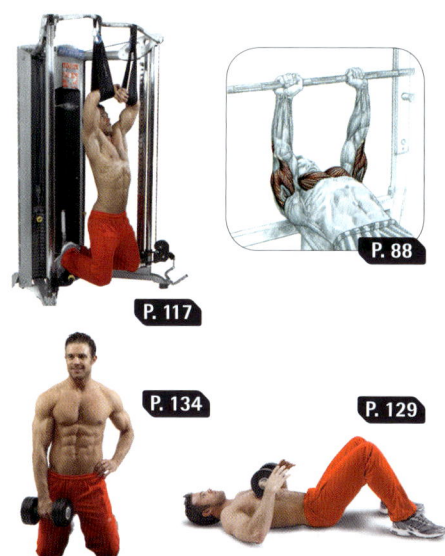

집에서 실시할 수 있는 서킷

목과 복벽은 별다른 도구 없이 집에서도 등척성으로 단련할 수 있다. 그러면 시간이 절약된다.

목 보호를 위한 서킷

➡ 각 운동을 20~30회씩 쉬지 않고 이어서 실시한다. 이 서킷을 총 3~5회 반복하면 된다. 매주 2~3회 실시하자.

1 넥 플렉션	p.64
20~30회씩	
2 넥 익스텐션	p.66
20~30회씩	
3 레터럴 넥 플렉션	p.68
20~30회씩	

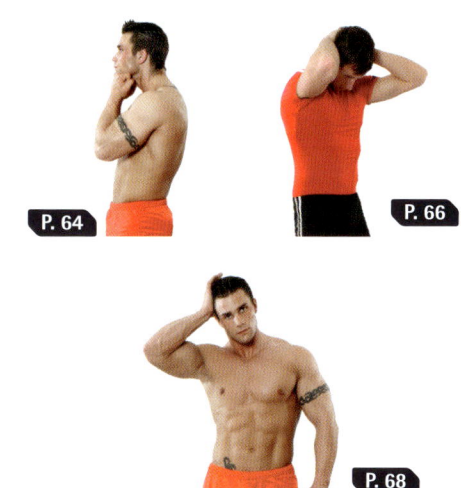

복벽 강화를 위한 서킷

➡ 쉬지 않고 서킷을 총 4~6회 반복하면 된다.
매주 2~3회 실시한다.

1 싯업 p.75
   30~50회씩

2 플랭크 p.85
   1회에 최소 30초 버티기

3 트위스트 크런치 p.80
   양쪽으로 각각 15~30회

4 플랭크 p.85
   1회에 최소 30초 버티기

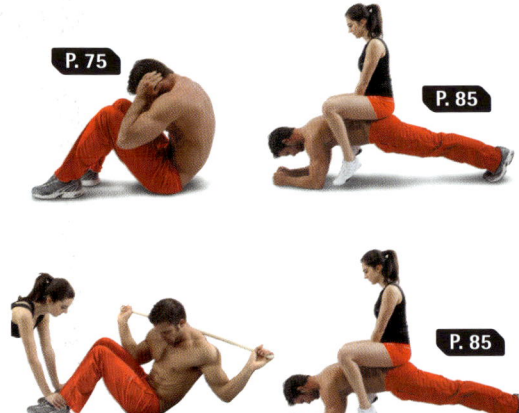

부상 예방을 위한 서킷

관절이 조금만 아파도 운동수행능력은 크게 저하된다. 부상 예방을 위한 프로그램을 실시하면 격투기 선수에게 흔한 부상들을 예방할 수 있다. 이 프로그램은 부상에 취약한 관절들을 강화하는 것이 목표다.

어깨 통증 예방하기

격투기 선수는 어깨를 많이 사용하기 때문에 삼각근에 통증을 자주 느낀다. 이를 예방하려면 주변 근육을 강화해서 관절을 보호해야 한다. 여기에서 말하는 주변 근육이란 어깨 후면과 극하근, 하부 승모근을 말한다(70쪽 참조).

➡ 각 운동을 15~25회씩 쉬지 않고 이어서 실시한다. 이 서킷을 총 3~5회 반복하면 된다. 매주 최소 2번 실시한다. 근력 트레이닝이나 격투기 훈련을 하기 전에 웜업으로 실시하면 좋다.

1 풀리를 사용한 숄더 로테이션 p.92
   15~25회씩

2 로우 p.139
   15~25회씩

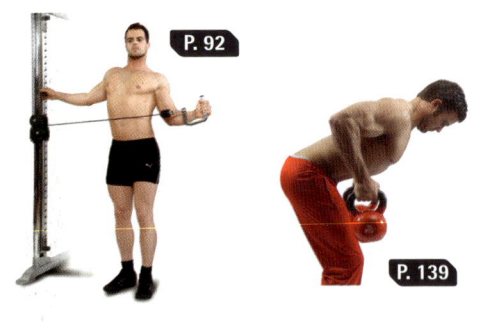

허리 통증 예방하기

허리도 격투기 선수가 많이 사용하는 부위다. 허리 통증을 방지하려면 척추를 지탱하는 근육인 복근(특히 하복부)과 복사근, 등 근육을 강화해야 한다.

➡ 각 운동을 15~25회씩 쉬지 않고 이어서 실시한다. 이 서킷을 총 2~4회 반복하면 된다. 매주 최소 한 번 실시한다. 근력 트레이닝이나 격투기 훈련을 마치고 나서 실시하면 좋다.

1 스트레이트-레그 데드리프트   p.135
   15~25회씩

2 풀업 바에서 실시하는 레그 리프트   p.109
   15~25회씩

3 트위스트 크런치   p.80
   15~25회씩

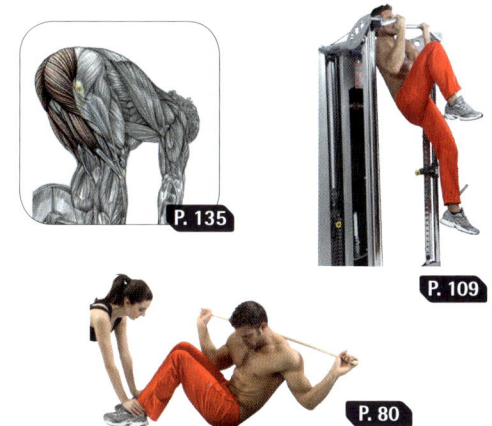

목 통증 예방하기

목은 조금만 충격이 가해져도 엄청나게 아프다. 목 부상을 방지하려면 목을 보호하는 근육과 상부 승모근을 단련해야 한다.

➡ 아래의 운동을 쉬지 않고 이어서 실시하자. 매주 최소 2회 하면 된다. 근력 트레이닝이나 격투기 훈련을 마치고 나서 하면 좋다.

1 쉬러그   p.71
   8~12회씩

2 넥 익스텐션   p.66
   20~30회씩

3 넥 플렉션   p.64
   20~30회씩

4 덤벨 클린   p.137
   8~12회씩

5 레터럴 넥 플렉션   p.68
   20~30회씩

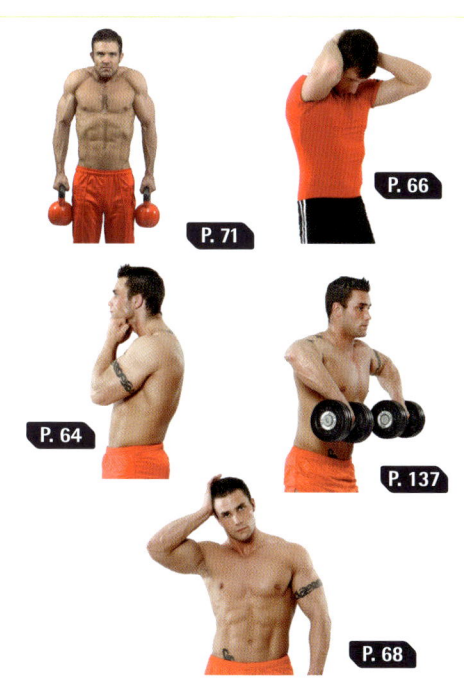

골반 통증 예방하기

골반을 갑자기 비틀면 넓적다리의 운동을 관장하는 작은 근육들을 다칠 수 있다. 따라서 이 근육들을 스트레칭하고 강화해야 한다.

➡ 각 운동을 10~20회씩 실시한다. 이 서킷을 총 2~3회 반복하면 된다. 매주 최소 2번 실시한다. 모든 운동을 이어서 실시하는 대신에 운동 사이에 30초씩 휴식하며 스트레칭하자. 근력 트레이닝 직전이나 직후에 실시하면 좋다.

1. **아이소메트릭 어덕션**   p.119
   10~20회씩
   1회에 최소 30초 버티기

2. **고관절회전근 스트레칭**   p.130
   양쪽으로 최소 30번씩

3. **라잉 레그 컬**   p.123
   10~20회씩

4. **고관절회전근 스트레칭**   p.130
   양쪽으로 최소 30번씩

5. **스트레이트-레그 데드리프트**   p.135
   10~20회씩

6. **고관절회전근 스트레칭**   p.130
   양쪽으로 최소 30번씩

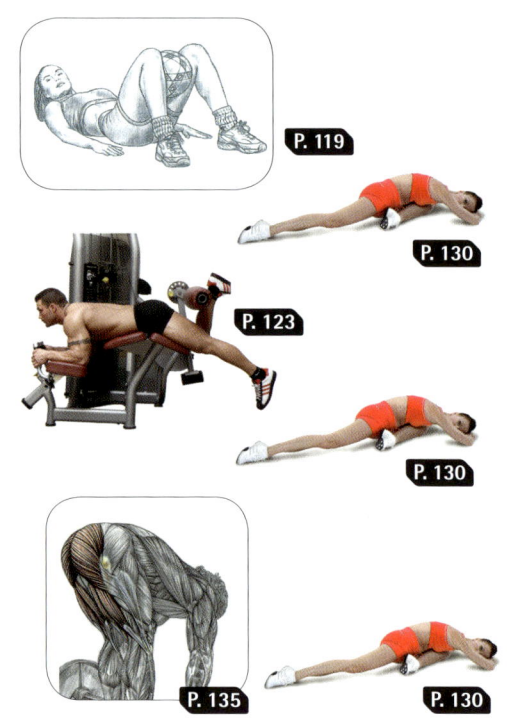

무릎 통증과 슬굴곡근 파열 예방하기

격투기 선수들은 무릎 부상을 당하기 쉽다. 슬굴곡근과 대퇴사두근의 근력 불균형이 부상의 주된 원인이다. 근력 트레이닝 프로그램은 주로 대퇴사두근에만 집중하는 경향이 있고 슬굴곡근은 간과하곤 하지만, 슬굴곡근은 격투기에서 더 중요한 근육이다.

이처럼 길항근의 근력이 불균형하면 무릎 관절이 부상에 쉽게 노출되기 때문에 근력 트레이닝 프로그램을 통해 불균형을 바로잡아야 한다. 또한 슬굴곡근을 강화하면 슬굴곡근 파열도 예방된다.

➡ 각 운동을 10~25회씩 쉬지 않고 이어서 실시한다. 이 서킷을 총 2~3회 반복하면 된다. 매주 최소 2회 실시한다. 근력 트레이닝 직전에 웜업으로 실시하면 좋다.

1. **컨벤셔널 데드리프트**   p.132
   10~25회씩

2. **고관절회전근 스트레칭**   p.130
   양쪽으로 최소 30번씩

3. **전체 가동범위를 사용한 레그프레스**   p.121
   10~25회씩

4. **고관절회전근 스트레칭**   p.130
   양쪽으로 최소 30번씩

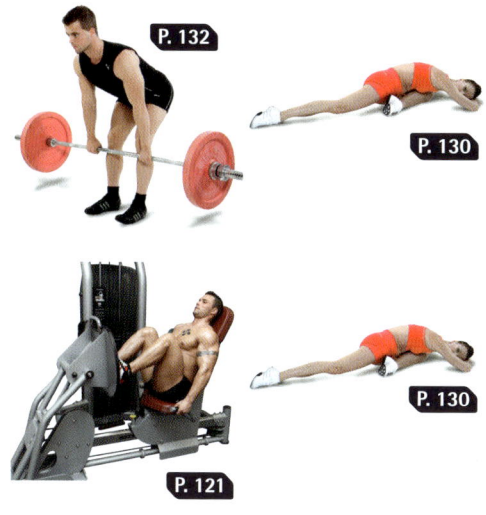

**아나토미
종합격투기 운동 가이드**

1판 7쇄 | 2025년 12월 29일
지 은 이 | 프레데릭 데라비에 · 마이클 건딜
감　　수 | 정구중
옮 긴 이 | 정구중 · 이창섭
발 행 인 | 김인태
발 행 처 | 삼호미디어
등　　록 | 1993년 10월 12일 제21-494호
주　　소 | 서울특별시 서초구 강남대로 545-21 거림빌딩 4층
　　　　　www.samhomedia.com
전　　화 | (02)544-9456
팩　　스 | (02)512-3593

ISBN 978-89-7849-542-4 (13510)

Copyright 2016 by SAMHO MEDIA PUBLISHING CO.

출판사의 허락 없이 무단 복제와 무단 전재를 금합니다.
잘못된 책은 구입처에서 교환해 드립니다.